Monika Layer (Hrsg.)
Praxishandbuch Rhythmische Einreibungen nach Wegman/Hauschka

Verlag Hans Huber
Programmbereich Pflege

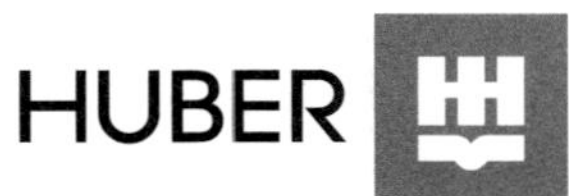

Monika Layer (Hrsg.)

Praxishandbuch Rhythmische Einreibungen nach Wegman/Hauschka

2., überarbeitete und erweiterte Auflage

Unter Mitarbeit von

Mathias Bertram
Monika Fingado
Hermann Glaser
Edelgard Große-Brauckmann
Rolf Heine
Thomas Ostermann

Verlag Hans Huber

Monika Layer (Hrsg.). dipl. Pflegefachfrau, Lehrerin für Pflegeberufe,
Expertin für Anthroposophische Pflege und für Rhythmische Einreibungen IFAN.
Anetswilerstr. 16, CH-9545 Wängi
E-Mail: info@pflegeintegrativ.ch

Lektorat: Jürgen Georg, Gaby Burgermeister
Herstellung: Daniel Berger
Illustration: Angelika Kramer, Grafikdésign, Stuttgart
Titelillustration: Monika Layer
Satz: punktgenau gmbh, Bühl
Druck und buchbinderische Verarbeitung: AALEXX Buchproduktion GmbH, Großburgwedel
Printed in Germany

Bibliografische Information der Deutschen Nationalbibliothek
Die Deutsche Nationalbibliothek verzeichnet diese Publikation in der Deutschen Nationalbibliografie; detaillierte bibliografische Angaben sind im Internet über http://dnb.d-nb.de abrufbar.

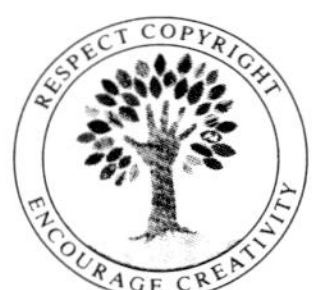

Anregungen und Zuschriften bitte an:
Verlag Hans Huber
Lektorat: Pflege
Länggass-Strasse 76
CH-3000 Bern 9
Tel: 0041 (0)31 300 45 00
Fax: 0041 (0)31 300 45 93
verlag@hanshuber.com
www.verlag-hanshuber.com

2. überarb. u. erw. Auflage 2014

(E-Book-ISBN [PDF] 978-3-456-94652-8)
(E-Book-ISBN [EPUB] 978-3-456-74652-4)
ISBN 978-3-456-84652-1

Inhaltsverzeichnis

Dank

Ein ganz herzlicher Dank gilt allen, die Anteil hatten am Entstehen dieses Buches. In erster Linie geht er an diejenigen Kolleginnen und Kollegen, die während all der Jahre, in denen die Rhythmischen Einreibungen unterrichtet und praktiziert worden sind, durch ihr Engagement einen Beitrag zu deren Anwendung, Verständnis und Weiterentwicklung geleistet haben. Neben der praktischen Tätigkeit denke ich dabei auch an die zahlreichen und intensiven Diskussionen in Arbeitsgruppentreffen oder in Fort- und Weiterbildungen. Alle diese Gespräche dienten der Klärung und Weiterentwicklung der Theorie und Praxis der Rhythmischen Einreibungen. Die Praxis der Organ-Einreibungen wird in dieser 2. Auflage auf besonderen Wunsch von Absolventinnen der Einreibungskurse detailliert beschrieben. Ihnen gebührt Dank für ihr Engagement, mit dem sie ihrem Anliegen der Verschriftlichung Nachdruck verliehen haben.

Ein ganz besonderer Dank geht an die vielen hier nicht namentlich genannten Kolleginnen und Kollegen, Freundinnen und Freunde, die durch ihre intensive Auseinandersetzung mit den Textentwürfen und ihre kritischen Bemerkungen wertvolle Anregungen gegeben haben. Erst durch die Beteiligung so vieler Menschen ist es möglich geworden, all dasjenige, was die «großen Frauen» Dr. Ita Wegman und Dr. Margarethe Hauschka mit den Rhythmischen Einreibungen in die Welt gebracht haben, in geschriebene Worte zu fassen und damit einen weiteren Impuls für die Entwicklung dieser Anwendungen zu geben.

Monika Layer

CH-Wängi, im Juli 2013

Widmung

Meinen Lehrerinnen und Lehrern

Geleitwort

Es freut mich sehr, zum Praxishandbuch Rhythmische Einreibungen nach Wegman/Hauschka ein Geleitwort schreiben zu dürfen. Denn es handelt sich dabei um eine Form therapeutischer Arbeit, die entscheidend beitragen kann, die Medizin als Wissenschaft vom guten Be-Handeln zu bereichern. So können nicht nur Angehörige der Pflegeberufe, alter und neuer körperzentrierter Therapien, Hebammen und Physiotherapeuten vieles lernen, was einen einfühlsamen und doch respektvoll-reinen, und bewussten Umgang mit dem menschlichen Körper ausmacht. Schon die Lektüre dieses lesenswerten Buches kann auch dem Arzt wieder deutlich vor Augen führen, was therapeutisches Handanlegen ist und wie es gelernt werden kann. Ich hatte als Medizinstudentin das Glück, die Mitbegründerin dieser Technik, Frau Dr. med. Margarethe Hauschka, noch als Lehrerin für die Rhythmische Massage und die Rhythmischen Einreibungen nach Wegman zu erleben. Sie hatte als Ärztin die Kunst der Rhythmischen Massage und Einreibungen so weit entwickelt, dass man – wenn sie bei einem selbst zu Demonstrationszwecken Hand anlegte – jede Berührung als eine Stärkung der eigenen Lebenskräfte empfand. Sie konnte einem dieses uns eingeborene Kräftesystem der Regeneration und Selbstheilung – in der Anthroposophischen Medizin Ätherische Organisation genannt – dadurch zum Bewusstsein bringen, dass sie durch die selbstlose und doch so sensibel-empathische Art des Handauflegens diese Kräfte unmittelbar ansprach. Und so bin ich Monika Layer und ihren Co-Autorinnen und -Autoren besonders dankbar dafür, dass vieles von dieser speziellätherischen Arbeitsqualität in Wort und Bild in dem jetzt schon in der zweiten Auflage vorgelegten Buch so gut zum Ausdruck kommt, dass man es verstehend nachvollziehen kann und angeregt wird, sich dieser Kunst des heilenden Einreibens zu widmen. Wer es tut, wird nicht nur neue therapeutische Techniken lernen – er gewinnt dadurch vor allem ein bewussteres Verhältnis zu den ätherischen Kräften und zu der moralischen Haltung und Handhabe, durch die man den Zugang zu ihnen erlangt.

Ich wünsche diesem Buch viele motivierte Leserinnen und Leser!

Dr. med. Michaela Glöckler

Medizinische Sektion am Goetheanum
Dornach, im Mai 2013

Vorwort zur 2. Auflage

Gut zehn Jahre nach dem Erscheinen der 1. Auflage ist es gelungen, mit der Neuauflage dieses Buches ein aktualisiertes und um wesentliche Aspekte erweitertes Werk zu den Rhythmischen Einreibungen herausgeben zu können.

Viele Anregungen und Anliegen der Leserschaft sowie aktuelle fachliche Entwicklungen in den Rhythmischen Einreibungen konnten in der 2. Auflage aufgenommen werden: Die Erweiterung des Kapitels zu den Organ-Einreibungen sowie die Beschreibung der Ganzkörper-Einreibung kommen dem dringenden Wunsch vieler Einreibenden entgegen. Grundlegende Forschungsergebnisse zum Verständnis der Einreibungen konnten integriert werden. An Qualität viel gewonnen hat die Neuauflage auch durch die komplette Neugestaltung der Abbildungen.

Herausgeberin sowie Autorinnen/Autoren wünschen der Leserschaft ein angeregtes Arbeiten mit der überarbeiteten und erweiterten Auflage sowie Kraft und Freude für die berufliche Praxis.

Monika Layer

Wängi, Oktober 2013

Vorwort zur 1. Auflage

Die Rhythmischen Einreibungen nach Wegman/Hauschka, die im weiteren Textverlauf im Sinne der besseren Lesbarkeit «Rhythmische Einreibungen» genannt werden, sind Anfang des 20. Jahrhunderts als eine Methode der durch Anthroposophie erweiterten Medizin und Pflege entwickelt worden. Sie werden seither als ein wesentliches Element diesen Ansatzes in Spitälern, Alten- und Pflegeheimen, heilpädagogischen und sozialtherapeutischen Einrichtungen und in der ambulanten Pflege praktiziert.

Wegweisend für die Entwicklung waren die beiden anthroposophischen Ärztinnen Dr. Ita Wegman und Dr. Margarethe Hauschka, nach denen die Rhythmischen Einreibungen heute benannt sind. Ursprünglich wurden vor allem Organ- und Ganzkörpereinreibungen von Ärzten als therapeutische Maßnahmen verordnet und zum Teil sogar auch von ihnen an Patienten durchgeführt. Allmählich gingen die Rhythmischen Einreibungen in den Verantwortungsbereich der medizinischen Masseure und dann erst zu den Pflegenden über. Lange Zeit wurden die Rhythmischen Einreibungen von medizinischen Masseuren unterrichtet. Erst im Verlaufe der siebziger Jahre des 20. Jahrhunderts haben sich zunehmend Pflegende dieser Thematik angenommen. Seither liegt die Praxis, der Unterricht und die Erforschung dieses Gebietes hauptsächlich bei den Pflegenden.

Das Feld der Rhythmischen Einreibungen hat sich im Verlaufe seiner Geschichte auf das Anwendungsgebiet der Prophylaxe ausgedehnt. Auf diesem Gebiet haben Pflegende heute in Bezug auf Indikationsstellung und Substanzwahl weitgehend Autonomie, während die Rhythmischen Einreibungen im therapeutischen Kontext von Ärzten gezielt mit den entsprechenden Substanzen verordnet werden.

Wie bei jeder körperorientierten Anwendung spielen Fragen einer exakten und sachgerechten Durchführung eine zentrale Rolle. Man würde dem Wesen der Rhythmischen Einreibungen jedoch nicht gerecht werden, wollte man sie ausschließlich als eine interessante Pflege-Technik verstehen. Neben klaren Zielsetzungen und der rhythmischen Griffqualität sind die Kreativität und Spontaneität jeder Einreibenden gefragt, damit diese Anwendungen kunstgerecht, sprich situativ-individuell, zur Anwendung kommen.

Bei einer Rhythmischen Einreibung ist immer die ganze Person der Behandlerin gefordert. Es wirkt sich beispielsweise auf die Anwendungsqualität aus, in welchem Umfang die Pflegende ihren eigenen Körper (Hände, Körperhaltung) so beweglich machen kann, dass er ihren Intentionen folgt. Weiterhin spielt es für die Wirksamkeit einer Rhythmischen Einreibung eine spürbare Rolle, inwieweit die Pflegende vermag, in sich und in ihrem Umfeld eine Atmosphäre der Ruhe und Konzentration herzustellen und Kontakt mit ihrem Gegenüber aufzunehmen. Nicht zuletzt ist die (einfache) Tatsache warmer oder kalter Hände ein Faktor, der die Wirksamkeit einer Rhythmischen Einreibung wesentlich beeinflusst.

Körperliche Konstitution, Beziehungsfähigkeit, Fachkenntnis, Einhalten der Qualitätskriterien und damit verbunden eine sorgfältige Technik sind also Anforderungen an eine Einreibende, damit sie diese auch tatsächlich kunstgerecht einsetzen kann. Insofern können die Rhythmischen Einreibungen für die Pflegenden durchaus als ein Schulungsbeitrag zur Entwicklung der eigenen Persönlichkeit und Professionalität verstanden werden. Es sind Kompetenzen im fachlichen, im persönlichen und im sozial-kommunikativen Bereich gefordert, welche die Pflegenden durch Überwindung von Denkgewohnheiten und von zum Teil schon zur Routine gewordenen körperlichen und verhaltensmäßigen Einseitigkeiten ausbilden bzw. weiter entwickeln können.

Dieses Buch beansprucht für sich nicht, einen repräsentativen Überblick über die «Landschaft» der Rhythmischen Einreibungen zu geben. Diese haben sich seit ihrer ersten Anwendung in den zwanziger Jahren des 20. Jahrhunderts unterschiedlich weiter entwickelt und werden entsprechend in Varianten praktiziert. Dabei ringt jede «Richtung» um die bestmögliche Form der Umsetzung des rhythmischen Elements in der Einreibung. Insofern sind die Aufzeichnungen und Anleitungen in diesem Buch als eine Art Momentaufnahme zu verstehen.

Das Buch hat zum Ziel, eine Unterstützung beim Erlernen und Unterrichten der Rhythmischen Einreibungen zu geben. Daher wendet es sich an alle diejenigen,

- welche die Rhythmischen Einreibungen in ihrer Berufspraxis anwenden und ihre Kenntnisse überprüfen, erweitern oder vertiefen möchten
- welche Einführungskurse besucht haben und eine Gelegenheit suchen, bestimmte Themen nachzulesen oder sich Anregungen für eine Vertiefung zu holen
- die Rhythmischen Einreibungen unterrichten und dazu Anregungen oder Ergänzungen suchen.

Für Lehrende auf dem Gebiet der Rhythmischen Einreibungen ist von der internationalen Fortbildungskonferenz der anthroposophischen Pflegeberufe im Zuge der Qualitätssicherung ein verbindliches und gültiges Anforderungsprofil aufgestellt worden.

Zum Aufbau des Buches:

Eine eigenständige und professionelle Handhabung der Rhythmischen Einreibungen nach Wegman/Hauschka setzt Grundlagenwissen voraus. Das erste Kapitel beschreibt daher kurz die in diesem Zusammenhang wichtigsten Aspekte des anthroposophischen Menschenbildes. Es werden Begriffe eingeführt und erläutert, die im Zusammenhang mit der *Durchführung* und der *Wirksamkeit* der Rhythmischen Einreibungen wesentlich sind. Aus der Fülle und Komplexität der relevanten Themen sind einzelne Aspekte herausgegriffen und in knappen Umrissen dargestellt.

Im zweiten Kapitel wird zunächst der Zusammenhang bzw. die Abgrenzung von Rhythmischer Massage und Rhythmischer Einreibung erläutert. Es wird detailliert beschrieben, auf welche Art und Weise die rhythmische Qualität in der Einreibung hergestellt wird. Allgemeine Gesichtspunkte zum Einsatz von verschiedenen Substanzen und die Anwendungsbereiche der Einreibungen runden dieses Kapitel ab.

Im dritten Kapitel werden die für die Pflege wichtigsten Teilkörper-, Ganzkörper- und Organeinreibungen in ihrer «Technik» beschrieben. Die Gesichtspunkte aus dem zweiten Kapitel werden dabei vorausgesetzt und nicht mehr speziell erwähnt. Eine besondere Variante der Rhythmischen Einreibung ist die Pentagramm-Einreibung, daher sind für diese spezielle Variante allgemeine, bisher noch nicht erwähnte, Grundlagen ausgeführt.

Ein weiteres Kapitel beschreibt spezifische Übungsmöglichkeiten. Anhand dieser kann man eigenständig die für die Rhythmischen Einreibungen geforderten Fähigkeiten entwickeln. Die Übungen können auch im Unterricht eingesetzt werden.

Im letzten Kapitel finden sich grundlegende Forschungsergebnisse zu den Einreibungen.

Teil 1: Grundlagen

Monika Layer

Rudolf Steiner begründete die Anthroposophie (die Weisheit vom Menschen) Ende des 19./Anfang des 20. Jahrhunderts im Sinne einer Geistes*wissenschaft*. Diese beschäftigt sich mit dem Immateriellen in Mensch und Natur auf eine vergleichbare wissenschaftliche Art wie die Naturwissenschaft mit dem Materiellen. In seinen erkenntnistheoretischen Grundschriften erläutert Steiner seinen Wissenschaftsbegriff bzw. sein Verständnis der wissenschaftlichen Methode. Diese unterscheidet sich nicht von der naturwissenschaftlichen Methode, es wird jedoch das Forschungsfeld auf das Gebiet des Immateriellen erweitert.

In zahlreichen Veröffentlichungen und Vorträgen beschreibt Steiner das Gebiet des Immateriellen und dessen Gesetzmäßigkeiten sehr detailliert. Verschiedene Schulungsmöglichkeiten und -anleitungen zeigen darüber hinaus auf, wie jeder moderne Mensch auf der Grundlage dieser Studien zu eigenen Erkenntnissen des Immateriellen kommen kann.

Um von einer nachahmenden zu einer verstehenden Praxis der Rhythmischen Einreibungen zu kommen, ist eine Auseinandersetzung mit den Wurzeln dieser Anwendungen, dem anthroposophischen Menschenbild, unausweichlich. Daher werden die wichtigsten Grundlagen in diesem Teil 1 kurz erläutert.

Die Inhalte des anthroposophischen Menschen- und Weltbildes sind vielleicht für manche Leserin/manchen Leser ungewohnt. Daher seien an dieser Stelle noch einige prinzipielle Anmerkungen zum Umgang damit erlaubt. So lange man diese Inhalte noch nicht mit eigenen Erfahrungen verknüpfen kann, ist der Prozess des Kennenlernens vergleichbar mit der Lektüre eines Reiseberichtes über ein Land, das man gerne bereisen möchte: Das Interesse an dem Land ist groß, es fehlt jedoch die eigene Anschauung. Trotzdem ist man als Leserin/als Leser durchaus in der Lage, den Bericht zu verstehen und auf seinen Realitäts- bzw. Wahrscheinlichkeitsgehalt hin kritisch zu überdenken. Vielleicht verstärkt die Lektüre sogar den Wunsch, das Gelesene mit eigenen Wahrnehmungen und Erkenntnissen durch die Reise zu bereichern. – Ich möchte die Empfehlung aussprechen, in diesem eben geschilderten Sinne den Umgang mit den Forschungsergebnissen Steiners zu pflegen. Auch wenn (noch) keine eigenen Erfahrungen auf dem Gebiet des Immateriellen vorliegen, so wird doch an das vorurteilsfreie Denken und das unbefangene Beobachtungsvermögen der Leserschaft bzw. der Pflegenden im Umgang mit diesen Inhalten appelliert. Auf diese Weise können sich alle ein kritisches Urteil über die geschilderten Sachverhalte selbst bilden und erhalten vielleicht sogar Anregungen zu eigenen Forschungen.

In diesem Teil 1 wird inhaltlich nur ein knapper Bezug zu den Rhythmischen Einreibungen hergestellt, da in Teil 2 eine ausführliche Darstellung der allgemeinen Anwendungs- und Durchführungskriterien auf der Grundlage dieses Teils erfolgt. Die allgemeinen Erläuterungen der menschenkundlichen Themen werden also im weiteren Verlauf des Buches im Hinblick auf die Rhythmischen Einreibungen konkretisiert werden.

Es ist mir bewusst, dass eine vertiefte Auseinandersetzung mit dem anthroposophischen Menschenbild auf der Grundlage dieser Einführungen nicht möglich ist. Daher wird am Ende eines jeden Kapitels eine Auswahl weiterführender Literatur zur Anregung und Vertiefung angegeben.

1. Einführung

Die Anthroposophie versteht den Menschen als eine Einheit aus Leib, Seele und Geist mit einer durch die Evolution gegebenen wechselseitigen Beziehung zu der ihn umgebenden Natur und zum Kosmos. Diese Einheit ist in sich differenziert und hat einen inneren Zusammenhang.

Der sogenannte Leib (= lebendiger Körper) dient dabei dem Seelisch-Geistigen des Menschen als Instrument und Ausdrucksorgan. Der physische, materielle Körper wird durch eine eigene Kräfteorganisation, den «Äther-» oder «Lebensleib» lebendig erhalten. Dieser sorgt für Regeneration und Wachstum des Körpers. In Kapitel 2 «Die vier Wesensglieder» wird der Zusammenhang zwischen physischem Körper und Ätherleib ausführlich beschrieben, da er für das Verständnis und die Praxis der Rhythmischen Einreibungen eine wichtige Bedeutung hat.

In der Seele lebt die innere Welt eines Menschen. Sie umfasst alle Gefühle, Triebe, Instinkte und Leidenschaften, Gedanken und Willensimpulse. Die Seele vermittelt zwischen dem Menschen und der ihn umgebenden Welt, da durch ihre Fähigkeiten von Denken, Fühlen und Wollen der erkennende, erlebnismäßige und handlungsorientierte Bezug zwischen Innenwelt und Außenwelt hergestellt wird.

Ähnlich wie die Seele Impulse aus dem Körper aufnimmt und darauf reagiert (bekannt aus der Psychosomatik), so nimmt sie auch Impulse aus dem Geistigen des Menschen auf und reagiert darauf. Sie steht somit in einer mittleren Position zwischen Geist und Körper und vermittelt zwischen diesen beiden Ebenen.

Der geistige Anteil des Menschen stellt alle körperlichen Vorgänge und seelischen Entwicklungen während des Lebens in seinen Dienst. Ihm sind alle Funktionen untergeordnet, auf ihm gründet die menschliche Würde. Unter «Geist» versteht man im Zusammenhang mit dem Menschen das «Ich», das «Individuum», den unverwechselbaren Kern, der jeden Menschen zu einer eigenen Persönlichkeit macht. Dieses Individuum ist ewig, lebt während des Lebens auf der Erde im Körper, verlässt ihn im Tod und kehrt nach einer Zeit in der geistigen Welt wieder zurück auf die Erde.

Während des Erdenlebens strebt das Individuum danach, seine Intentionen, die es aus der geistigen Welt mitgebracht hat, zur Entfaltung zu bringen. J. W. Goethe hat in den «Urworten, orphisch» diesen Gedanken aufgenommen und ihn in folgende dichterische Worte gekleidet:

> Wie an dem Tag, der dich der Welt verliehn
> Die Sonne stand zum Gruße der Planeten
> Bist alsobald und fort und fort gediehn
> Nach dem Gesetz, wonach du angetreten.
> So musst du sein, dir kannst du nicht entfliehn
> so sprachen schon Sibyllen und Propheten
> und keine Zeit und keine Macht zerstückelt
> geprägte Form, die lebend sich entwickelt.

Das Ich, das sich auf der Erde verkörpert und sich des Leibes und der Seele bedient, offenbart sich nach den ihm eigenen Gesetzmäßigkeiten, die in der menschlichen Biografie sichtbar werden. Die darin erfolgenden Entwicklungsschritte hängen im Verständnis der anthroposophischen Menschenkunde jedoch nicht nur mit den Erbanlagen und den sozialen Prägungen zusammen. Vielmehr wirken Körper, Seele und Geist wechselseitig aufeinander und ermöglichen genau abgestimmte körperliche und seelische Entwicklungsschritte in den verschiedenen Lebensaltern (siehe Kapitel 2, «Die vier Wesensglieder»).

Entwicklungsschritte können neben der «normalen» biografischen Entwicklung unter anderem auch durch Schicksalsschläge, Krankheiten, Unfälle, soziale Konflikte oder tiefe menschliche Begegnungen ausgelöst werden. In diesem Sinne sind solche Krisen eine Hilfe, um festgefahrene Ansichten, Gewohnheiten und Werte in Frage zu stellen und dadurch Möglichkeiten zu Neubeginn und Veränderung zu eröffnen. Entwicklungsschritte, ob im «normalen» biografischen Verlauf oder krisenbedingt, sind notwendig, damit sich der Mensch (bei Goethe: «das Gesetz, wonach du angetreten») im Verlaufe seines Lebens immer mehr im Sinne der Intentionen seines Ich verwirklicht («So musst du sein, dir kannst du nicht entfliehn»). Dazu sucht und schafft sich das Ich die notwendigen körperlichen, seelischen und sozialen Bedingungen.

Zu diesen Bedingungen gehören

- die Eltern, welche durch Vererbung die körperlichen Voraussetzungen schenken
- das soziale Umfeld (Familie, Lehrer, Freunde etc.) mit der Möglichkeit zu wichtigen zwischenmenschlichen Begegnungen
- der Kulturraum (Land, Sprache und Religion), in den man hineingeboren wird und
- die Zeitepoche, in der man lebt.

Innerhalb dieses geschaffenen Rahmens steht es dann jedem Individuum frei, seine eigenen Entscheidungen zu treffen. Diese können dabei durchaus von den im Vorgeburtlichen gebahnten Wegen abweichen. Daher ist der Mensch nicht unfrei und gezwungen, sich den vorgeburtlichen «Vorgaben» zu unterwerfen und sein Leben entsprechend zu gestalten. Vielmehr ist der Mensch zur Freiheit veranlagt, und es liegt in seiner eigenen Entscheidung, in welchem Grad er diese ergreift.

Nach dem Tode lebt das Ich weiter in der geistigen Welt und durchläuft dort eine längere Entwicklungsperiode. Darin wird das vergangene Leben auf der Erde angeschaut, ausgewertet und auf dieser Grundlage mit Hilfe geistiger Wesen ein neues Leben «konzipiert». Danach beginnt die Individualität, sich auf einen weiteren Lebenszyklus auf der Erde zu vorzubereiten und sich wieder zu verkörpern (zu inkarnieren).

Steiner gibt sehr exakte Schilderungen dieser nachtodlichen bzw. vorgeburtlichen Entwicklung. Er beschreibt, wie sich Schicksal bildet und welche Rolle das Leben des Menschen auf der Erde in diesem Prozess einnimmt. Er zeigt auf, wie die Konsequenzen aller Taten auf einen Menschen in einem nächsten Leben zurückfallen. Daher ist es für die menschliche Entwicklung entscheidend, was während eines Lebens geschieht, wie sich der Mensch zu seinen Aufgaben stellt und wie er mit sich und seinen Mitmenschen umgeht. Der Gedanke der Reinkarnation (Wiederverkörperung) ist in der Anthroposophie zentral für das Verständnis des Menschen und seines Lebens.

1.1 Die Haltung der Pflegenden

Das hier nur skizzenhaft angedeutete Menschenbild ist eine Grundlage, auf der neue Antworten zu wesentlichen Lebensfragen wie Umgang mit Krankheit, Schicksalsschlägen und Behinderungen oder zu Themen wie Abtreibung, Gentechnologie und aktive Sterbehilfe gefunden werden können. Der Gedanke der Reinkarnation kann für Pflegende/Ärzte/Therapeuten und direkt Betroffene eine neue Dimension eröffnen, aus der heraus vielleicht neue Wege gefunden werden können im Umgang mit Krankheit, Behinderung und Tod.

Pflegende sind Begleiterinnen und Begleiter auf der körperlichen und auf der seelisch-geistigen Ebene. Auf der Basis des anthroposophischen Menschenbildes wird das Ziel in der Betreuung der Pflegebedürftigen sein, in Zusammenarbeit mit dem gesamten therapeutischen Team alles in den Kräften Stehende zu unternehmen, um dem Menschen Unterstützung zu geben und Lebensqualität zu erhalten, damit er seinen Weg in Würde gehen kann.

Die Pflegende, die einen kranken, behinderten, alten oder sterbenden Menschen betreut, begleitet diesen ein Stück auf dessen Weg. Jede Handlung, die sie verrichtet, jede Geste, jedes Gespräch, also alles, was die Pflege umfasst, stellt sie in den Dienst dieses Menschen. Mit dieser Grundhaltung wird die Pflegende zu einem Gefäß, durch das der Betreute einen gesundenden, einen lebendigen Impuls aus der geistigen Welt erfährt.

Ein bewusster Umgang mit dem Lebendigen, der Respekt vor der Individualität und der Freiheit des Anderen und das Wissen um die Zusammenhänge von Mensch und Natur sind also zentrale Aspekte dieses Pflegeverständnisses. Es erweitert die bekannten Ansätze von Ganzheitlichkeit um eine spirituelle Dimension.

Diese Ganzheitlichkeit umfasst auch ganz praktische Aspekte, weil sie sichtbare Konsequenzen im pflegerischen Alltag hat. Diese beginnen bei der Körperpflege, gehen über die äußeren Anwendungen und das Gespräch bis hin zum zwischenmenschlichen Umgang mit den Patienten und der Art der Zusammenarbeit innerhalb einer Organisation. Mit dieser «praktischen Ganzheitlichkeit» sind Pflegenden konkrete Instrumente und Methoden in die Hand gegeben, die sie in ihre tägliche Arbeit einfließen lassen können.

Eines dieser Instrumente bzw. Methoden sind die Rhythmischen Einreibungen nach Wegman/Hauschka. In den folgenden Kapiteln wird nun erläutert, wie diese Aspekte in eine konkrete Handlung überführt werden.

Verwendete Literatur

Heine, R.; Bay, F. (Hrsg.): Anthroposophische Pflegepraxis. 2. Aufl. Hippokrates, Stuttgart 2001

Steiner, R.: Theosophie. Einführung in übersinnliche Welterkenntnis und Menschenbestimmung. 31. Aufl. Rudolf Steiner Verlag, Dornach 1987

Steiner, R.: Die Offenbarungen des Karma. 7. Aufl. Rudolf Steiner Verlag, Dornach 1975

Weiterführende Literatur

Lievegoed, B.: Der Mensch an der Schwelle. Biographische Krisen und Entwicklungsmöglichkeiten. 2. Aufl. Freies Geistesleben, Stuttgart 1986

Lievegoed, B.: Lebenskrisen Lebenschancen. Die Entwicklung des Menschen zwischen Kindheit und Alter. 5. Aufl. Kösel, München 1986

Steiner, R.: Die Philosophie der Freiheit. Grundzüge einer modernen Weltanschauung. 14. Aufl. Rudolf Steiner Verlag, Dornach 1978

Steiner, R.: Die Geheimwissenschaft im Umriss. 30. Aufl. Rudolf Steiner Verlag, Dornach 1989

Steiner, R.: Schicksalsbildung und Leben nach dem Tode. 3. Aufl. Rudolf Steiner Verlag, Dornach 1981

Steiner, R.: Von Seelenrätseln. Rudolf Steiner Verlag, Dornach 1983

Treichler, R.: Die Entwicklung der Seele im Lebenslauf. 3. Aufl. Verlag Freies Geistesleben, Stuttgart 1990

2. Die vier Wesensglieder

2.1 Übersicht

Rudolf Steiner beschreibt in der anthroposophischen Menschenkunde den Menschen als eine Einheit aus materiellen und immateriellen Elementen von Körper, Leben, Seele und Geist. Im Unterschied zur naturwissenschaftlichen Betrachtungsweise geht die anthroposophische Betrachtungsweise davon aus, dass zum menschlichen *Körper* nicht nur materielle, sondern ebenso nichtmaterielle Anteile gehören. Diese sind die Brücke, damit die Seele und das Ich/die Individualität in einem irdischen Körper anwesend sein und auf der Erde leben können.

Wäre der Mensch ein Konglomerat ausschließlich materieller Bestandteile, so wäre er eine leblose Maschine. Doch weist der Mensch wie die Pflanze die typischen Eigenschaften des Lebens auf: Wachstum, Selbstheilung und Reproduktion. Beim Eintritt des Todes verschwinden diese Eigenschaften, und der leblose mineralische Körper folgt den Gesetzmäßigkeiten der Stoffe, aus welchen er gebildet ist: Er löst sich auf. Während des Lebens wird diese Auflösung fortwährend verhindert durch die Tätigkeit spezifischer Lebenskräfte, welche die materiellen Stoffe in die für Lebewesen typischen hochkomplexen räumlichen und zeitlichen Organisationen ordnet. Diese spezifischen Lebenskräfte werden als *Ätherleib bzw. Lebensleib* bezeichnet.

Im Unterschied zur Pflanze sind Mensch und Tier nicht nur belebt, sondern verfügen auch über Bewusstsein. Ein beseeltes Wesen erlebt darüber hinaus in einem eigenen Innenleben als Reaktion auf die Eindrücke der Außenwelt Empfindung, Schmerz, Freude, Lust, Unlust, Begierde, Leidenschaften usw. und kann diesen Empfindungen bzw. Gefühlen durch Handlungen und Verhalten nach außen hin sichtbar Ausdruck verleihen. Diese spezifische Kräfteorganisation, welche die Grundlage schafft für das Bewusstsein und das seelische Erleben, wird als *Astralleib* bezeichnet.

Im Unterschied zum Tier kann der Mensch nicht nur Bewusstsein, sondern auch Selbstbewusstsein entwickeln. Er ist seinen gefühlsmäßigen Erlebnissen und Erfahrungen nicht hilflos ausgeliefert, sondern kann sie zu (Selbst-)Bewusstsein bringen, ihnen Vernunft entgegensetzen und sie so lenken und gestalten. Das ist ihm möglich durch die Tätigkeit seines selbstbewussten Geistes, seines Ich. Dieses verfügt über eine Kräfteorganisation, die *Ich-Organisation*, die ihm ein Wirksamwerden im Körper ermöglicht.

Diese hier kurz skizzierten «Leiber» des Menschen werden die «vier Wesensglieder» genannt. Sie stehen untereinander in einer hierarchischen Ordnung: Die Ich-Organisation ist der «Bauherr», die oberste steuernde Instanz für alle Prozesse. Ihr untergeordnet sind die drei anderen Wesensglieder, deren sie sich bedient.

Als Brücke zum Verständnis der vier Wesensglieder werden nachfolgend ihre charakteristischen Eigenschaften beschrieben in Anlehnung an die «Elemente», so wie sie die alten Griechen kannten. Für sie waren die Elemente göttlicher Herkunft und Mittler zwischen der geistigen und der irdischen Welt. Naturphilosophen wie Heraklit oder Thales von Milet bezeichneten sie als die «Ursubstanz», aus der die Erde gebildet wird und auf die alle Naturphänomene zurückzuführen waren. Sie betrachteten die Elemente

Tabelle 2-1: Wesensglieder und Natur

Wesensglied	Grundlage für	Naturreich	Element	Qualität
Ich-Organisation	Selbstbewusstsein	Mensch	Feuer	Verwandelnde Wärme
Astralleib	Bewusstsein	Tier	Luft	Formende Dynamik
Ätherleib	Leben	Pflanze	Wasser	Strömende Bewegung
Physischer Leib/Körper	Materie	Mineral	Erde	Ruhende Festigkeit

daher nicht im heutigen physikalischen oder chemischen Sinne, sondern erlebten sie verbunden mit seelischen und geistigen Eigenschaften.

In unserem heutigen Verständnis nähern wir uns demjenigen der Griechen am ehesten, wenn wir die Eigenschaften der Elemente in uns lebendig werden lassen und diese auch auf die seelisch-geistige Ebene anwenden. Es handelt sich um vier Grundbeschaffenheiten, die sich einer unbefangenen Beobachtung ergeben und vor allem in der Natur erlebbar sind (s. **Tab. 1-1**).

In den nächsten Abschnitten werden zu Beginn der Beschreibung eines Wesensgliedes die Eigenschaften der Elemente charakterisiert. Versuchen Sie, diese Qualitäten vor Ihrem inneren Auge lebendig werden zu lassen, indem Sie sich hineinversetzen in beobachtete Naturvorgänge, in Stimmungen oder Erlebnisse, die den Qualitäten der Elemente nahekommen oder ihnen entsprechen. Stellen Sie sich diese Vorgänge am besten möglichst bildhaft und detailgetreu vor. Versuchen Sie, sich Ihre mit den Bildern aufsteigenden Gefühle bewusst zu machen, denn diese geben Ihnen einen Eindruck der inneren Qualitäten der Elemente. Von hier aus können Sie dann eine erlebnismäßige Brücke schlagen zu den Qualitäten der Wesensglieder.

2.2 Der physische Leib

2.2.1 Das Element Erde

Die Qualitäten des physischen Leibes werden im Vergleich mit dem Element «Erde» bzw. am Aggregatzustand des Festen am Beispiel des Kristalls sehr gut deutlich: Ein Kristall um-

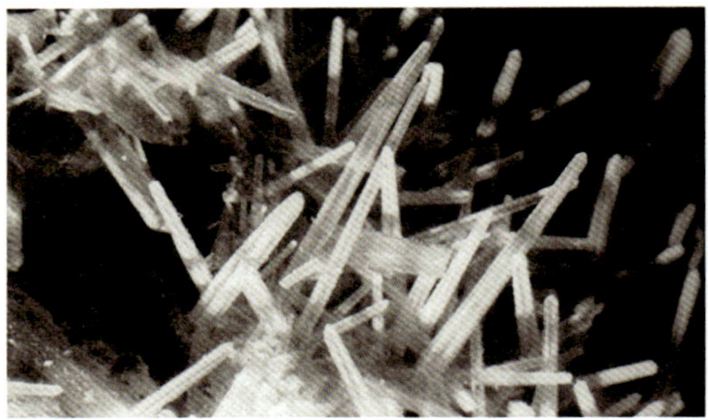

Abbildung 2-1: Bergkristall. (aus: Kniebe, G.: Die vier Elemente, Verlag Freies Geistesleben, Stuttgart, 1993)

schreibt einen begrenzten Raum, ist starr, unbeweglich und kann von sich aus seine festgelegte Gestalt nicht verändern. Er unterliegt in erster Linie mechanischen Gesetzmäßigkeiten. Ein Kristall kann nur durch Anlagerung von außen größer werden, nicht durch aktives Wachstum. Er ist in seiner Form festgelegt und kann sich nur verändern, wenn die Lösung, in der er wächst, ihre Konsistenz bzw. ihre Konzentration verändert. Am Kristall werden die Eigenschaften des Unlebendigen deutlich.

Das Element Erde vermittelt durch seine Eigenschaften Sicherheit und Halt, wirkt stützend und festigend.

> «Erde sie steht so fest!
> Wie sie sich quälen lässt!
> Wie man sie scharrt und plackt!
> Wie man sie ritzt und hackt!
> Da soll's heraus.
> Furchen und Striemen ziehn
> Ihr auf den Rücken hin
> Knechte mit Schweißbemühn;
> Und wo nicht Blumen blühn,
> Schilt man sie aus.»
>
> Aus «Pandora», J. W. Goethe

2.2.2
Der physische Leib

Als physischen Leib bezeichnet man die «Formgestalt» des Menschen. Er gehorcht den physischen Gesetzen, ist eine mit gewöhnlichen Sinnesorganen nicht wahrnehmbare Kräfteorganisation und darf nicht verwechselt werden mit dem stofflichen bzw. materiellen Leib des Menschen.

Wie kann man sich nun dem physischen Leib gedanklich nähern? – Wenn ein Mensch gestorben ist, so bleibt der Leichnam zurück, der keine Lebensregungen, Empfindungen oder sprachlichen Äußerungen mehr zeigt. Alles das, was einen Menschen als Individuum kennzeichnet, ist nicht mehr sichtbar vorhanden. Auf der materiellen Ebene beginnt bereits bei Eintritt des Todes ein Zerfallsprozess der Substanzen, die im lebendigen Körper geordnet den verschiedenen Funktionen (Verdauung, Nerven-Sinnes-Tätigkeit etc.) dienten. Am Ende dieses Zerfallsprozesses steht die völlige Auflösung der menschlichen Gestalt bzw. der *Form* der menschlichen Gestalt. Der physische Leib hat während des Lebens die Aufgabe, diese menschliche Form aufrechtzuerhalten. Er ordnet die Stoffe (Mineralien, Kohlenstoff, Sauerstoff etc.) in sich hinein nach Maßgabe der menschlichen Gestalt, und sobald der Tod eintritt, lässt er diese ohne seine formgebende Kraft hinter sich.

Der physische Leib hat eine besondere Verwandtschaft mit dem Mineralreich bzw. dem Element der Erde und damit eine Tendenz zur Dauerhaftigkeit. Bestimmte Organstrukturen sind in besonderem Maße Ausdruck des physischen Leibes. Nach Fintelmann [1987] «[…] müssen wir alle festen Gewebe- oder Organstrukturen [zum physischen Leib] zugehörig denken, vor allem das Nerven-, Sinnes-, Knochengewebe, aber auch das gesamte Binde- und Stützgewebe».

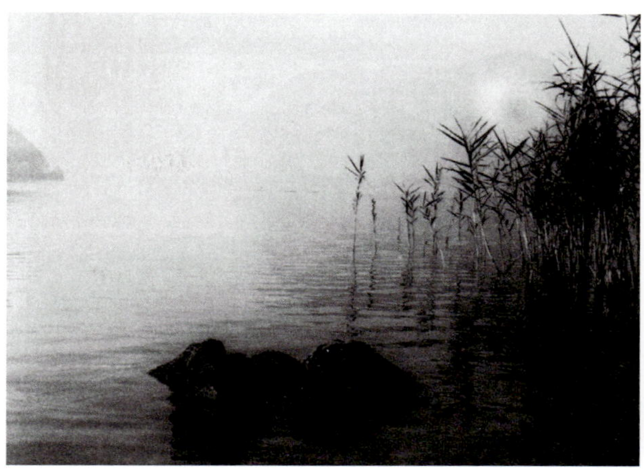

Abbildung 2-2: Wasser.

2.3
Der Ätherleib

2.3.1
Das Element Wasser

Wasser hat seit Urzeiten als Träger des Lebens gegolten. In allen alten Kulturen wurde es verehrt und eingesetzt für religiöse Rituale. Die antiken Völker lebten mit der Vorstellung, dass sich im Wasser die heiligen Kräfte des Himmels auf der Erde fortsetzen. Es galt als das Leben spendende Element, das in sich die Eigenschaften des fließenden Strömens trägt.

Die physikalischen und chemischen Eigenschaften des Wassers zeigen sich in den vielfältigsten Naturphänomenen: Es hat die Fähigkeit zur Verwandlung und zum rhythmischen Ausgleich zwischen Kristallbildung und Auflösung. Es kann das Salz der Erde lösen und die Kräfte von Licht und Wärme aufnehmen. Im Zusammenspiel mit Erde und Wind und den kosmischen Kräften von Sonne und Mond werden Rhythmen sichtbar. Dem Wasser verdanken wir zum Beispiel das Wellenspiel, die Mäander eines Flusses, Ebbe und Flut, den Wechsel von Verdunstung und Niederschlag.

Das Element Wasser ist ausgesprochen beweglich und verwandlungsfähig im Zusammenspiel mit den anderen Elementen. Es erfrischt und belebt und bildet die Voraussetzung für alles organische Leben.

«Wasser es fließe nur!
Fließet es von Natur
Felsenab durch die Flur,
Zieht es auf seine Spur
Menschen und Vieh.
Fische sie wimmeln da,
Vögel sie himmeln da,
Ihr' ist die Flut.
Die unbeständige
Stürmisch lebendige,
Dass der Verständige
Manchmal sie bändige,
Finden wir gut.»

Aus «Pandora», J. W. Goethe

2.3.2 Der Ätherleib

Der Äther- oder Lebensleib vollzieht, wie der Name schon sagt, die Prozesse des Lebendigen. Er durchdringt und durchpulst den physischen Leib, baut dessen Stoffe auf, hält ihn am Leben, sorgt für Wachstum, Regeneration und Fortpflanzung. Es handelt sich um diejenigen Kräfte, die den Menschen gesund machen bzw. gesund erhalten.

Der Ätherleib ist ein eigenständiger, spezifischer Kräftezusammenhang, der mit unseren Sinnesorganen nicht wahrnehmbar ist. Er kann jedoch in seinen Auswirkungen beobachtet werden. Über das Element des Wässrigen hat der Ätherleib die Möglichkeit, im Organismus wirksam zu sein, denn die Gesamtheit seiner Eigenschaften machen das wässrige Element zum idealen Träger von lebendigen Prozessen.

Die ätherischen Kräfte sind aufbauender Natur, gestalten und bilden den Körper. Sie gelten als der «Architekt» und «Plastiker» des Leibes. Alle lebendigen Wesen, auch Pflanzen und Tiere, verfügen über einen Ätherleib.

Beim Menschen haben die ätherischen Kräfte neben der leibbildenden Funktion in Verbindung mit den anderen Wesensgliedern noch weitere Aufgaben. So sind sie Träger des Gedächtnisses: Alles Erlebte und Erfahrene prägt sich im Ätherleib ein. Darüber hinaus ist der Ätherleib der Träger der Gewohnheiten. Wie schwierig es ist, eine eingefahrene Gewohnheit zu ändern, weiß jeder, der es schon einmal versucht hat. Diese Schwierigkeit hängt mit der Tatsache zusammen, dass die Gewohnheiten im Ätherleib wie eingeschrieben sind und dort nur durch aktive Bewusstseinsprozesse «umgeschrieben» werden können. Erst wenn das erfolgt ist, können Gewohnheiten erfolgreich verändert werden.

Die Kräfte des Ätherleibs

- beleben den physischen Leib
- sorgen für Ernährung, Wachstum und Regeneration
- sind Träger der Gewohnheiten und des Gedächtnisses und
- sind am intensivsten im Stoffwechselbereich tätig.

Schwere und Leichte

Der stoffliche Leib unterliegt wie alle mineralischen Körper der Schwerkraft. Im Wasser wird diese durch den Auftrieb ein Stück weit aufgehoben, sodass die Leichte als eine der Schwerkraft entgegenwirkende Kraft zur Qualität bzw. zur Wirksamkeit des Wassers gehört. Im gesamten Wasserorganismus des Menschen herrscht Auftrieb, sodass also die Schwerkraft ein gutes Stück überwunden wird. Eindrücklich sieht man das am Gehirn, das vollständig in den Liquor eingebettet ist und somit nahezu vollständig in die Leichte gehoben wird.

Bei Störungen im Verhältnis von Schwere und Leichte im menschlichen Organismus treten im Regelfall Beeinträchtigungen des Befindens auf, die sich bis zu Krankheiten steigern können. Wenn man morgens ausgeschlafen aufwacht – in der Nacht ist der Ätherleib besonders intensiv wirksam und sorgt so für Regeneration – fühlt man sich leicht und frisch. Nach einem anstrengenden Tag stellt sich abends Müdigkeit ein, und nicht selten klagt ein Erwachsener auch einmal über geschwollene Beine. Diese Schwellung und die Müdigkeit sind eine Folge davon, dass sich der Ätherleib ein Stück weit aus dem Körper zurückgezogen hat und die physischen Kräfte überwiegen. Als Konsequenz daraus fällt ein Teil der Körperflüssigkeiten in die Schwere.

Bei Gesunden ist diese Erscheinung nach einer guten Nachtruhe bald wieder verschwunden. Im Krankheitsfall kann die Regeneration über Nacht möglicherweise nicht oder nicht vollständig erfolgen. So klagen kranke Menschen morgens oft über Gliederschwere, fühlen sich unausgeschlafen oder haben noch immer geschwollene Beine. Dies sind alles Hinweise darauf, dass der Ätherleib seine vollständige regenerierende Funktion über Nacht nicht hat erfüllen können.

Der Ätherleib im Verlauf des Lebens

Im Laufe des Lebens sind die Ätherkräfte in unterschiedlicher Weise im menschlichen Organismus wirksam. In den ersten sieben Lebensjahren ist der Ätherleib ganz besonders aktiv im Aufbau und Wachstum des kindlichen Körpers. Mit der Bildung der zweiten Zähne kommen die Aufbauprozesse in dieser Intensität zu einem Ende. Die nun von der Körperarbeit befreiten Lebenskräfte gebraucht das Kind zur Entwicklung intellektueller Fähigkeiten. Es erreicht dadurch die Schulreife und beginnt, sich durch das Lernen von Lesen, Schreiben und Rechnen eine eigene gedankliche Innenwelt aufzubauen.

Das Interesse für Dinge außerhalb der eigenen Lebenswelt wird wach, und das Kind öffnet sich zunehmend anderen Lebensbereichen. Nach weiteren Entwicklungsschritten im seelischen Bereich, auf die später noch eingegangen wird,erreicht der jugendliche Mensch das Erwachsenenalter.

Der mittlere Lebensabschnitt des Erwachsenen ist eine Zeit des gesundheitlichen Gleichgewichts durch die Ausgeglichenheit im Verhältnis leibgebundener und leibfreier Ätherkräfte. So kommt es, dass der Erwachsene nach den heftig verlaufenden Kinderkrankheiten bis Anfang der vierziger Jahre eine Phase relativer Gesundheit durchlebt.

Mit zunehmendem Alter, ca. ab dem 40. Lebensjahr, ziehen sich die Lebenskräfte immer mehr aus dem stofflichen Leib zurück, und allmählich stellen sich dadurch die Altersbeschwerden ein. Diese Loslösung der Ätherkräfte gibt dem Menschen die Möglichkeit, einen weiteren großen Entwicklungsschritt zu gehen. Eine Intensivierung der bisherigen Interessen und Anliegen ist jetzt möglich, der Mensch kann sich auf ureigenste Lebensziele und existenzielle, wesentliche Bedürfnisse besinnen. Durch solch eine Neuorientierung wird im Idealfall das Leben mit zunehmendem Alter immer stärker von Weisheit und Güte durchzogen.

Der alternde/alte Mensch muss sich jedoch zunehmend mit den sich befreienden Ätherkräften auseinandersetzen. Neben den körperlichen Erscheinungen kann sich dies auch in einem nachlassenden Gedächtnis für das Alltagsgeschehen bis hin zur völligen Desorientierung äußern.

2.4 Der Astralleib

2.4.1 Das Element Luft

Das Element Luft hat die Eigenschaften von Elastizität und Dynamik. Luftiges kann andere Gase in sich aufnehmen, ohne dass dafür mehr Raum beansprucht wird. Gase können sich also räumlich enorm einschränken mit der Folge eines wachsenden Drucks. Zu hoher Druck kann sich dann schon mal in einer Explosion «Luft machen». Beweglichkeit und Durchmischung, Verdichtung und Verdünnung sind für dieses Element charakteristische Eigenschaften.

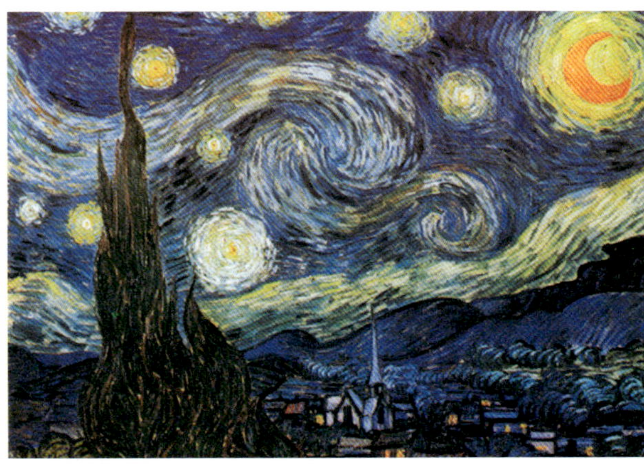

Abbildung 2-3: Luft (nach Vincent van Gogh).

Sie können als Bild genommen werden für seelische Prozesse, wie sie der Mensch ständig durchlebt. Der Wind wurde wegen seiner dynamischen Eigenschaften für viele Dichter zum Bilde für Wandlung und Aufbruch im Seelischen, da er die Verträumten aufweckt und von ihnen fordert, ihren Lebensweg neu zu ordnen und zu gestalten.

Das Element Luft bringt Dynamik und Spannung.

> «Wind, du mein Freund!
> Lang hielten Berge mich grämlich umzäunt.
> Nun wieder grüss ich dich, frei, dich,
> den Freien; nun gib mir, Himmelsspross,
> wieder die Weihen,
> Wecker zu sein wie du
> Aller Verschlafenen Ruh!
> Wind, du mein Freund!
> Du mein liebster Genoss!»
>
> Christian Morgenstern

2.4.2
Der Astralleib

Ein Verständnis für die astralische Kräfteorganisation zu entwickeln, ist schwieriger als das Erfassen des Ätherleibs. Im Gegensatz zum Ätherleib, der seine Wirksamkeit in der Gesamtheit der wässrig-belebten Organisation entfaltet, wird der Astralleib in verschiedenen Organen und -systemen in unterschiedlicher Weise wirksam. Diese Differenziertheit erfordert eine ebensolche differenzierte Betrachtungsweise. Wegen deren Komplexität kann hier nur kurz darauf hingewiesen werden.

Prinzipiell gilt, dass der Astralleib den fortwährend aufbauenden Kräften des Ätherleibs die gestaltbildenden und abbauenden Formkräfte entgegensetzt.

Die Tätigkeit des Astralleibes

- führt zur Entwicklung von Bewusstsein
- zur Eigenbewegung, welche sowohl das Tier wie auch den Menschen vom Pflanzenreich unterscheidet und
- bildet die Grundlage, auf der sich seelisches Leben abspielt.

Der Astralleib benötigt das Element des Luftigen für seine Wirksamkeit im menschlichen Organismus. Der Luftorganismus konzentriert sich vornehmlich auf Hohlräume, die das Atmungssystem ausmachen, umfasst jedoch auch die Stirn- und Nebenhöhlen im Kopfbereich und den vorderen Teil des Gehörsystems.

Der Astralleib im Verlauf des Lebens

Die Arbeit des Astralleibes in der Organbildung ist mit Eintreten der Geschlechtsreife weitgehend abgeschlossen. So wie nach ungefähr sieben Jahren die organbildende Funktion der ätherischen Kräfte vollzogen ist und diese frei werden zur Entwicklung eines gedanklichen Lebens, so werden die astralischen Kräfte nach ungefähr 14 Jahren aus ihrer organbildenden Aufgabe entlassen und stehen für die Entwicklung eines differenzierten seelischen Lebens zur Verfügung.

Die Tätigkeit des Astralleibs baut die ätherischen und physischen Kräfte ab bzw. verwandelt diese. Im frühen Erwachsenenleben tritt dieser Vorgang weniger in den Vordergrund, jedoch macht sich ab dem 40. Lebensjahr der Abbauprozess in den Alterserscheinungen zunehmend bemerkbar. Wie bereits beschrieben lockern sich die ätherischen Kräfte etwa zu diesem Zeitpunkt einer Entwicklungsgesetzmäßigkeit folgend aus dem stofflichen Leib. Es hängt nun von der Reife und den bisher durchlebten Erfahrungen eines Menschen ab, inwieweit er in der Lage ist, diese freiwerdenden Kräfte durch sein Ich zu ergreifen und in den Dienst seiner Lebensimpulse zu stellen. Die Möglichkeit dazu wäre allein aufgrund «physiologischer» Vorgänge in diesem Alter gegeben.

2.5
Die Ich-Organisation

2.5.1
Das Element Wärme

Die Wärme hat im Unterschied zu den anderen Elementen für die Entwicklung des kulturellen Lebens eine wesentliche Rolle gespielt. Erst durch den gezielten Umgang mit dem Feuer konnte sich der Mensch die Voraussetzungen zur Gestaltung der anderen Naturreiche schaffen.

Das Element der Wärme durchdringt alle Stoffe und überführt diese in andere Zustände. Wärme trägt Bewegung in sie hinein und wird so Verursacherin von Verwandlung: Sie bringt die Luft zum Strömen, lässt das Wasser verdunsten und veranlasst Metalle zu schmelzen. Im physikalischen Sinne veranlasst die Wärme also die anderen Elemente, vor allem das feste und das flüssige, in andere Aggregatzustände überzugehen.

Das Bild der Wärme wird im Hinblick auf den Menschen erst dann vollständig, wenn man sie auch in ihrer seelisch-geistigen Dimension erfasst. Wärme bringt Behaglichkeit und Wohlbefinden. Sowohl ihre Abwesenheit (Kälte – Frost) wie auch ihre Übersteigerung (Hitze – Glut) führen zu Zerstörung und Vernichtung von Lebendigem und bringen im Seelischen Unbehagen und Distanziertheit. Wenn wir uns für einen Gedanken begeistern, uns für ihn «erwärmen», dann hat das Gedankenleben Auswirkungen auf den Willen, und der Mensch vollzieht eine Handlung. Dasjenige, was uns «kalt» lässt oder nicht interessiert, wird für uns keine weiteren Konsequenzen haben. Interesse entwickeln, sich für etwas begeistern und sogar schon Staunen sind in das Seelische verwandelte Wärmeprozesse.

Ecce Homo
«Ja, ich weiß, woher ich stamme!
Ungesättigt gleich der Flamme
Glühe und verzehr ich mich.
Licht wird alles, was ich fasse,
Kohle alles, was ich lasse:
Flamme bin ich sicherlich!»

Friedrich Nietzsche

2.5.2 Die Ich-Organisation

Die Ich-Organisation ist die Grundlage und damit die Voraussetzung, damit ein Individuum überhaupt in einem (materiellen) Körper anwesend sein kann. Ihr ordnen sich alle anderen Prozesse unter mit dem Ziel, die seelisch-

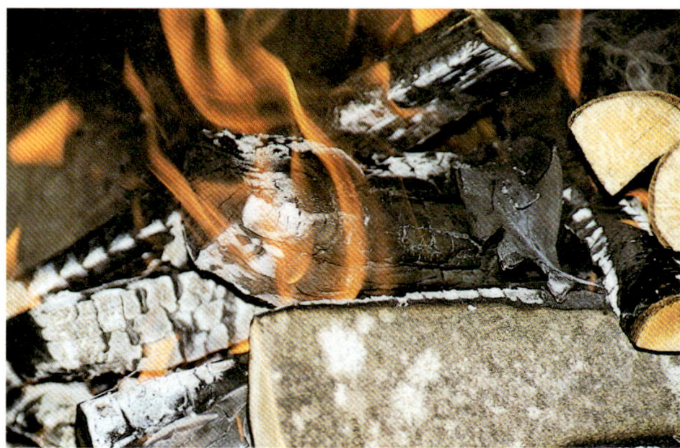

Abbildung 2-4: Feuer. (Foto: Jürgen Georg)

geistige Entwicklung des sich verkörpernden Individuums zu ermöglichen. Die Ich-Organisation bildet also die leibliche Seite des Ich und ist dabei sehr eng mit diesem verbunden.

Die körperliche Wirksamkeit entfaltet die Ich-Organisation in verschiedenen Organsystemen, von denen hier vor allem das Blut erwähnt werden soll. Im Blut als dem Zentralorgan des menschlichen Organismus treffen sämtliche körperlichen Prozesse zusammen. Die Ich-Organisation integriert diese zu einer Einheit, wodurch wiederum das Ich direkt im Blut leben kann.

Das Bindeglied für die Anwesenheit des Ichs im Blut ist das Element der Wärme.

Die Wärme ist im Menschen differenziert organisiert, weshalb man auch von einem Wärmeorganismus spricht. Diese Differenzierung der Wärmeorganisation erkennt man an unterschiedlichen Temperaturen der verschiedenen Organsysteme und in tageszeitlichen Temperaturschwankungen. Die Ich-Organisation vollzieht eine differenzierte Wärmeregulation, damit die Körpertemperatur in den verschiedenen Organen und Organsystemen im erforderlichen Maß aufrecht erhalten werden kann. Diese Regulation dient vor allem dem Ich, weil es für seine steuernden Funktionen auf eine konstante Körperkerntemperatur von 36,5 °C bis 37,5 °C angewiesen ist. Bereits geringfügige Über- oder Unterschreitungen haben Bewusstseinstrübungen zur Folge.

Die Bedeutung der Wärme für die (leibliche) Ich-Organisation und damit für die Anwesenheit des (geistigen) Ich im menschlichen Organismus kann gar nicht hoch genug eingeschätzt werden. Daher muss es ein zentrales pflegetherapeutisches Anliegen sein, den Wärmeorganismus, der während Krankheitsphasen meistens beeinträchtigt ist, durch geeignete Maßnahmen zu unterstützen.

Der Wärmeorganismus im Verlauf des Lebens

Beim menschlichen Säugling ist die Wärmeregulation nach der Geburt noch unvollkommen, weshalb er sich durch äußere Einflüsse leichter erwärmt bzw. leichter auskühlt als ein Erwachsener. Zur Pflege von Säuglingen und Kleinkindern gehört daher ein sorgfältiger Umgang mit der Wärme.

Im Verlaufe der Kindheit und der Jugend wird der Wärmeorganismus differenzierter, stabilisiert sich, und die heftig fieberhaft verlaufenden Krankheiten verlieren sich allmählich. Im Erwachsenenalter ist die Wärmeregulation zumeist ausgewogen.

Alte Menschen verlieren nach und nach die Fähigkeit, ausreichend Wärme zu bilden und diese im Körper zu «ordnen». Dieses Phänomen kann als ein Indiz dafür verstanden werden, dass sich im Alter auch die Ich-Organisation zunehmend vom Körper und dort vor allem aus dem Bereich des Stoffwechsels löst. Für die Altenpflege tut sich hier ein großes Feld pflegerischer Tätigkeiten auf, das es weiter zu entwickeln und zu vervollkommnen gilt. Auch Krankheitsprozesse im Alter haben eher einen «kalten» Charakter.

2.6 Die vier Wesensglieder und die Rhythmischen Einreibungen nach Wegman/Hauschka

Die vier Wesensglieder stehen untereinander in einem hierarchischen Verhältnis. So ist das jeweils «höhere» dem nächst «niedrigeren» übergeordnet. Krankheiten entstehen durch ein unharmonisches Verhältnis der Wesensglieder untereinander. Speziell in der Verbindung und dem Verhältnis zwischen Äther- und Astralleib liegen im Krankheitsfall Störungen vor.

Mit den Rhythmischen Einreibungen sind wir zwar am (materiellen) Körper des Menschen tätig, wir wirken jedoch mehr oder weniger direkt auch auf ätherische Prozesse, astralische Prozesse und Prozesse der Ich-Organisation.

Das Ziel der Rhythmischen Einreibungen ist das (Wieder-)Herstellen eines harmonischen Verhältnisses der Wesensglieder untereinander. Speziell gilt es, die gesundende Wirkung des Ätherleibes zu unterstützen, damit die Ich-Organisation wirksam sein kann. Dazu setzen wir in den Rhythmischen Einreibungen alle für die Wesensglieder charakteristischen Qualitäten der Elemente von fest, fließend, dynamisch und wärmend ein. Diese Qualitäten sind sowohl für die direkte Behandlung am Patienten wie auch für alle Prozesse rund um die Einreibungen (Vor- und Nachbereitung) leitend.

Verwendete Literatur

Fintelmann, V.: Intuitive Medizin. Einführung in eine anthroposophisch ergänzte Medizin. Hippokrates, Stuttgart 1987

Husemann, F.; Wolff, O.: Das Bild des Menschen als Grundlage der Heilkunst Bd. 1. 10. Aufl. Freies Geistesleben, Stuttgart 1991

Kniebe, G.: Die vier Elemente. Moderne Erfahrungen mit einer alten Wirklichkeit. Freies Geistesleben. Stuttgart 1993

Steiner, R.: Theosophie. Einführung in übersinnliche Welterkenntnis und Menschenbestimmung. 31. Aufl. Rudolf Steiner-Nachlassverwaltung. Dornach 1987

Steiner, R.: Geisteswissenschaft und Medizin. 3. Aufl. Rudolf Steiner-Nachlassverwaltung, Dornach 1961

Steiner, R.: Anthroposophische Menschenerkenntnis und Medizin. 3. Aufl. Rudolf Steiner-Nachlassverwaltung, Dornach 1994

Steiner, R.: Von Jesus zu Christus. 7. Aufl. Rudolf Steiner-Nachlassverwaltung, Dornach 1988

Weiterführende Literatur

Husemann, F.; Wolff, O.: Das Bild des Menschen als Grundlage der Heilkunst Bd. 2 und 3. Freies Geistesleben, Stuttgart 1991

Steiner, R.: Grundlegendes für eine Erweiterung der Heilkunst nach geisteswissenschaftlichen Erkenntnissen. 7. Aufl., Rudolf Steiner-Nachlassverwaltung, Dornach 1991

3. Die funktionelle Dreigliederung des menschlichen Organismus

Beim Betrachten der Funktionsweise des menschlichen Organismus kann man feststellen, dass im Grunde genommen nur drei elementare Prozesse auf den verschiedenen Ebenen – Zelle, Organ, Organsystem – ablaufen.

Bei der ersten Gruppe von Prozessen handelt es sich um die Fähigkeit des Organismus, Informationen (Sinneseindrücke, Reize etc.) über das Nerven-Sinnes-System aufzunehmen, zu verarbeiten und darauf zu reagieren. Diese Informationen haben den Charakter von «Signalen» und sind nicht stofflicher Natur.

Anders verhält es sich bei der zweiten Gruppe von Prozessen, den Stoffwechsel- bzw. Stoffumsatzprozessen. Im Stoffwechsel-System werden Substanzen in den Organismus aufgenommen, verarbeitet und wieder ausgeschieden. Das Ganze ist ausgesprochen dynamisch und unterliegt ständiger Veränderung und Verwandlung. Diese Prozesse sind denen des Nerven-Sinnes-Systems polar entgegengesetzt: «Ist Information gleich Ordnung, so Stoff gleich Energie. Stoffumsatz ist daher immer gleich Energieumsatz.» (Rohen, J.W.: Morphologie des menschlichen Organismus, 2000).

Die dritte Gruppe von Prozessen, die rhythmischen Prozesse, nehmen eine Zwischenstellung zwischen den Informations- und den Stoffwechselprozessen ein. Informations- und Stoffwechselprozesse treten in jedem Organ, in jeder Zelle gemeinsam auf, sind aber polar entgegengesetzt und benötigen daher einen harmonisierenden Ausgleich. Dies geschieht durch rhythmische oder periodische Geschehen. Nur durch den rhythmisch geordneten Wechsel von Schlafen und Wachen, Aufbau und Abbau, Ein- und Ausatmung usw. kann sich das organische Leben erhalten.

Jedem der drei Prozesse liegen Organstrukturen zugrunde, auf deren Grundlage sie stattfinden können. So haben die Informationsprozesse ihr Zentrum im Nerven-Sinnes-System, die rhythmischen Prozesse im Herz-Kreislauf-Atmungs-System und die Stoffwechselprozesse im Stoffwechsel-Gliedmaßen-System.

In der funktionellen Dreigliederung des menschlichen Organismus liegt somit eine weitere Betrachtungsmöglichkeit der Lebenserscheinungen bezogen auf organische Funktionen bzw. Prozesse des Menschen vor. Nach 30-jähriger geisteswissenschaftlicher Foschungstätigkeit beschreibt R. Steiner diese zum ersten Mal 1917 im Anhang seines Buches «Von Seelenrätseln». Neben der Beschreibung der drei erwähnten Prozesse wird darin weiterführend der Zusammenhang zwischen diesen und den Grundkräften der menschlichen Seele, dem Denken, dem Fühlen und dem Wollen, aufgezeigt.

3.1 Das Nerven-Sinnes-System

Im Nerven-Sinnes-System findet man wiederum drei sich unterscheidende Prozesse mit entsprechend zugehörenden organischen Strukturen: Die Sinnesorgane nehmen die Informatio-

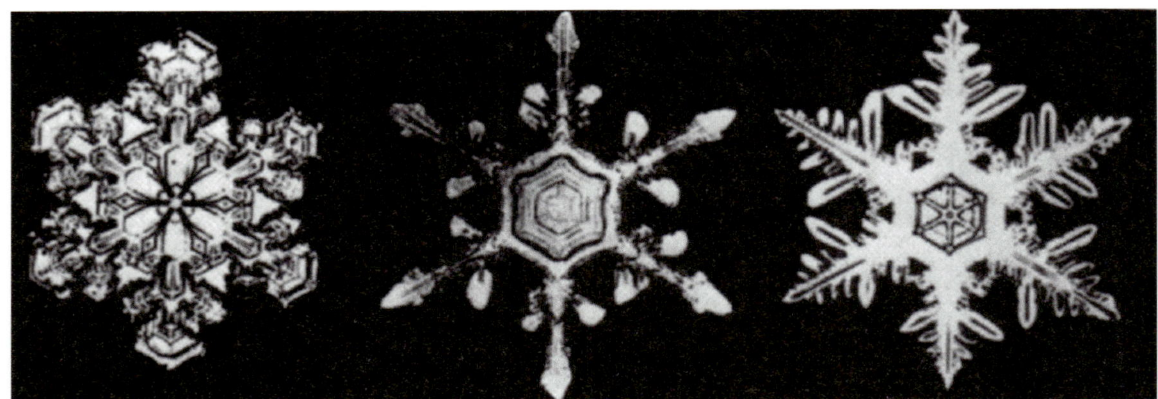

Abbildung 3-1: Schneekristall. (aus: Kniebe, G.: Die vier Elemente, Verlag Freies Geistesleben, Stuttgart, 1993)

nen auf, im Gehirn werden diese verarbeitet und mit Hilfe der Nervenfasern und Endorgane werden die Reize beantwortet, wodurch letztlich die nervöse Steuerung aller biologischen Prozesse erfolgt.

Der zentrale Bereich, der im Kopf konzentriert ist, ist die physische Grundlage für unser Alltagsbewusstsein. Die Vorgänge in den peripheren Nervengeflechten bleiben unbewusst.

In allen drei funktionellen System wirken bestimmte Prinzipien, welche die Systeme charakterisieren und für deren gesunde Funktionen wesentlich sind. Die für das Nerven-Sinnes-System wirksamen Prinzipien sind im Bild vom Schneekristall (s. **Abb. 3-1**) anschaulich vereinigt: die Ruhe, die Kühle und die symmetrisch geordnete, vielfältige und kunstvolle Formenvielfalt.

3.1.1 Prinzipien

Das Prinzip Ruhe

Ganz speziell am Gehirn lässt sich dieses Prinzip besonders gut veranschaulichen. Dieses Organ ruht in den knöchernen Strukturen des Schädels und wird von dessen sphärischer Form umschlossen. Es wird so in einen Zustand der Ruhe und (mittels des Liquors) der Schwerelosigkeit versetzt. Sobald die Ruhe gestört wird, z.B. durch eine Erschütterung, kommt es zu starken Beeinträchtigungen der Gehirnfunktion sowie der allgemeinen Befindlichkeit (z.B. bei einer Gehirnerschütterung).

Das Prinzip Kühle

Im Gehirn herrscht im Verhältnis zu anderen Organsystemen eine gewisse «Untertemperatur». So hat das Blut der aus dem Stoffwechselbereich heraufkommenden Vena cava inferior eine um 1,4–1,6 °C höhere Temperatur als das Blut von der aus dem Kopfbereich kommenden Vena cava superior (F. Huseman, O. Wolf: Das Bild des Menschen als Grundlage der Heilkunst, 1991). Wird diese Kühle durch eine gesteigerte Stoffwechseltätigkeit, wie wir sie zum Beispiel bei Fieber vorliegen haben, verdrängt, reagiert der Kopf relativ schnell mit Kopfschmerzen, Konzentrationsstörungen bis hin zur Benommenheit und Bewusstlosigkeit.

Das Prinzip Symmetrie

Beim Bau des Gehirns wie auch des rhythmisch gliederten Rückenmarks mit den austretenden Spinalnerven fällt die symmetrische Ordnung besonders auf. Diese spiegelbildliche Anordnung der Strukturen ist unter anderem eine wesentliche Voraussetzung dafür, dass im Nerven-Sinnes-System Bewusstseinsvorgänge ablaufen können.

Diese hier kurz angesprochenen drei Prinzipien ergeben ein Bild für die Morphologie und Funktion des Nerven-Sinnes-Systems. Sie charakterisieren den ruhenden und strukturierenden «Formpol» des menschlichen Organismus.

3.1.2 Seelisch-Geistiges

Durch das Nerven-Sinnes-System als leibliche Grundlage ist es uns möglich, Wachbewusstsein zu entwickeln und uns so Vorstellungen zu bilden. Wie bereits erwähnt, werden in diesem System (nicht stoffliche) Informationen in Form von Wahrnehmungen aufgenommen, mittels des Denkens verarbeitet, und die Endorgane reagieren darauf. Wir können uns damit ein konkretes Bild von uns selbst und der Welt machen, die Welt erkennen oder erforschen und uns darin orientieren.

3.1.3 Abbau

Die Funktionen des Nerven-Sinnes-Systems führen zu Abbau-Prozessen im Organismus, wie sie sich am Ende eines Tages oder nach einer konzentrierten Sitzung in Müdigkeit äußern können. Sie sind auf eine verstärkte Tätigkeit des Astralleibes in diesem System zurückzuführen, der die aufbauenden Kräfte des Ätherleibes umwandelt in Bewusstsein (siehe Kapitel 2.4)

Wenn die Abbauprozesse über einen längeren Zeitraum die aufbauenden Kräfte (des Stoff-wechsel-Gliedmaßen-Systems) in einem Übermaß überwältigen, so führt dies zu Verhärtungen und in der Steigerung davon zu Erstarrung. Diese Situation kann in allen Organsystemen auftreten. Viele Alterserscheinungen, die mit Verhärtungen und Erstarrung einhergehen (Beispiel Arthrose), können auf diese Prozesse zurückgeführt werden.

3.2 Das Stoffwechsel-Gliedmaßen-System

Dem Nerven-Sinnes-System polar gegenüber steht das Stoffwechsel-Gliedmaßen-System, dessen Prozesse wir wiederum in allen Organen und Zellen wiederfinden. Es handelt sich dabei

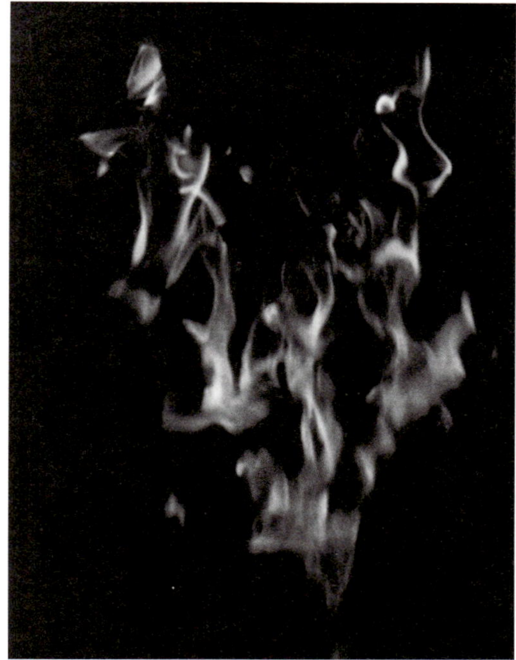

Abbildung 3-2: Flamme. (aus: Kniebe, G: Die vier Elemente, Verlag Freies Geistesleben, Stuttgart,

um Prozesse, welche Stoffe aufnehmen, in Energie umsetzen und wieder ausscheiden. In den Organen, die in der Bauchhöhle vom Peritoneum umschlossen sind, und in den Muskeln der Gliedmaßen finden wir die Repräsentanten des Stoffwechsel-Gliedmaßen-Systems. Im weitesten Sinne können auch die Nieren als wichtiges Ausscheidungsorgan zu diesem System gerechnet werden.

In diesem System gelten andere Prinzipien als im Nerven-Sinnes-System, denn es lebt in der Veränderung und der Wandlung. Das Bild der Flamme (s. **Abb. 3-2**) vereinigt in sich die für dieses System charakteristischen Prinzipien: die Bewegung, die Wärmung und die Asymmetrie.

3.2.1 Prinzipien

Das Prinzip Bewegung

Sowohl im Zentrum des Stoffwechsel-Gliedmaßen-Systems, dem Verdauungstrakt wie auch im Muskelsystem herrscht ständig Bewegung und Dynamik, indem Stoffe aufgenommen, umgeformt und in Energie umgesetzt, ausgetauscht und ausgeschieden werden. Sobald in diesem System Ruhe einkehrt, treten pathologische Zustände auf, z. B. beim Ileus.

Das Prinzip Wärmung

Bei der Stoffwechsel-Gliedmaßen-Tätigkeit fällt der Zusammenhang mit den Wärmeprozessen durch die Bildung und den Umsatz von Energie auf. Dies ist auf eine starke Wirksamkeit des Ätherleibes in diesem System zurückzuführen. Die Wärme wird durch die Ich-Organisation in den verschiedenen Organsystemen differenziert. Die Grundlage dafür liefert jedoch das Stoffwechsel-Gliedmaßen-System, indem es die Wärme überhaupt erst zur Verfügung stellt.

Das Prinzip Asymmetrie

Wir finden vorwiegend asymmetrische Bildungen bei vielen dem Stoffwechsel dienenden Organen: der Leber, dem Magen, dem Darm, dem Pancreas. Dieses System steht in seinen Bildetendenzen dem Nerven-Sinnes-System, welches sehr differenziert und symmetrisch aufgebaut ist, polar gegenüber. Es wurde schon erwähnt, dass die Symmetrie mit der Möglichkeit zur Bewusstseinsbildung zusammenhängt. Die im Unbewussten ablaufenden Vorgänge des Stoffwechsel-Gliedmaßen-Systems finden in der Asymmetrie der Organe ihre gestalterische Entsprechung.

3.2.2
Seelisch-Geistiges

Anders als im Nerven-Sinnes-System, welches Information wahrnehmend aufnimmt und denkend verarbeitet, findet im Stoffwechsel-Gliedmaßen-System eine Auseinandersetzung mit den *Stoffen* der Welt statt (Stoffpol). Auf dieser Grundlage kann sich der Mensch mit Hilfe der Gliedmaßen handelnd in die Welt einbringen.

So dient das Stoffwechsel-Gliedmaßen-System dem menschlichen Willen als dessen leibliche Grundlage. Diese Willens-Prozesse liegen, anders als die Denkprozesse, im Unbewussten und können auch nicht ins wache Bewusstsein gehoben werden.

3.2.3
Aufbau

Stoffwechselvorgänge sind aufbauende Lebensprozesse (siehe Kapitel 2.3). So lange sie in einem angemessenen Umfang auftreten, werden durch die Tätigkeit des Ätherleibes Wärmung, Erhaltung, Wachstum und Regeneration im gesamten Organismus möglich. Diese Prozesse dienen der Gesunderhaltung des Organismus.

Bei entzündlichen Prozessen liegt ein Überschuss von Aufbauprozessen vor (Wärmung, Rötung etc). Fieber ist ein klassisches Symptom, bei dem die erhöhte Körpertemperatur Ausdruck überschießender Stoffwechselvorgänge ist und bei dem es gleichzeitig zu Beeinträchtigungen im Nerven-Sinnes-Bereich kommt: übersteigerte Sinneswahrnehmungen, Konzentrationsstörungen, Kopfschmerzen, eventuell sogar Benommenheit oder Bewusstlosigkeit.

Stoffwechsel-Gliedmaßen- und Nerven-Sinnes-System sind also eine Art von Gegenspielern mit völlig entgegengesetzten Funktionen und Prinzipien. Ein unvermitteltes Aufeinandertreffen dieser beiden würde zu einem völlig chaotischen, nicht mit dem Leben vereinbaren Krankheitszustand führen, da sich beide Systeme gegenseitig behindern. Die Weisheit der Schöpfung hat daher ein drittes System gebildet, welches zwischen den beiden Gegenspielern vermittelt.

3.3
Das Rhythmische System

Zu den rhythmischen oder periodischen Prozessen gehören im Speziellen die Atmungs- und Zirkulationsvorgänge. Sie können wiederum in drei Grundvorgänge gegliedert werden: die Aufnahme der Atemgase, den «Umsatz» der Atemgase in den Lungen und den Körpergeweben sowie die Ausscheidung der Atemgase. Jedoch nicht nur im Respirations-, sondern auch im Zirkulationssystem, welches Verteilungs- und Transportaufgaben hat, lassen sich periodische Prozesse differenzieren. Das Herz ist dafür das Zentralorgan, das die Ordnung und Verteilung der Blutströme besorgt und damit auch die in den Kapillaren ablaufenden Funktionen regulativ beeinflusst.

Die rhythmischen Prozesse sind in sich polar gestaltet. Sie praktizieren damit auf gewisse Weise dasjenige, zwischen dem sie vermitteln (Form- und Stoffpol). Dies gibt dem rhythmischen System die Möglichkeit und die Berechtigung, an jedem Ort und in jedem Moment das erforderliche rechte Maß zwischen den Polaritäten herzustellen und zu halten. Damit stellt es sich in den Dienst der anderen beiden Systeme, ohne eigene «Interessen» zu vertreten.

Das Bild der Welle (s. **Abb. 3-3**) vereinigt in sich die für das rhythmische System charakteristischen Prinzipien: Polarität und Ausgleich, stetige Erneuerung und elastische Anpassung.

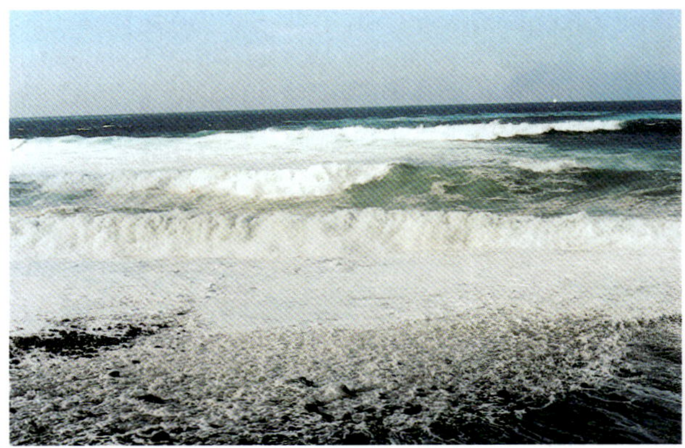

Abbildung 3-3: Welle.

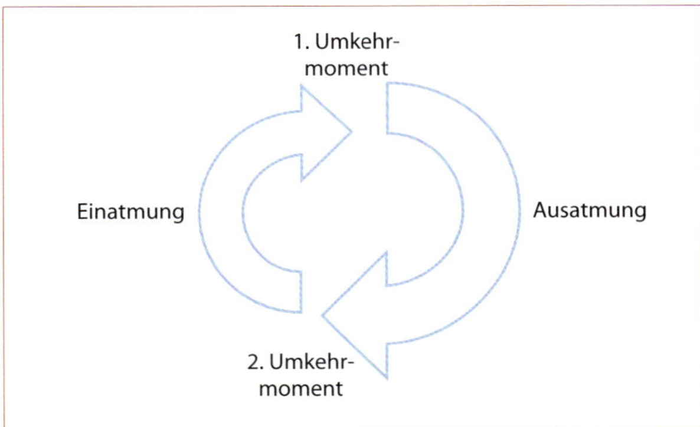

Abbildung 3-4: Polarität des Atemzugs.

3.3.1 Prinzipien

Ein rhythmischer «Urprozess» ist der Atemrhythmus. An ihm werden die Prinzipien des Rhythmus exemplarisch erläutert.

Das Prinzip Polarität und Ausgleich

In der Einatmung weitet sich der Brustkorb, die sauerstoffreiche Luft strömt in den erweiterten Lungeninnenraum, und der Sauerstoffaustausch im Blut vollzieht sich. Nach dem erreichten Höhepunkt erfolgt die Umkehr. In der Ausatmung fällt der Brustkorb zusammen, die sauerstoffarme Luft wird nach außen entlassen, bis es wieder nach einem Tiefpunkt zu einer Umkehr und zum Einströmen der Luft kommt.

Jeder Atemzug erscheint so als ein polares Geschehen, in welchem sich Extreme aufbauen und vergehen – und somit ausgeglichen werden. Polar ist dabei die Richtung des Atemstromes. In der Einatmung wird Spannung aufgebaut, und in der Ausatmung wieder abgebaut und abgegeben.

Das Prinzip «Stetige Erneuerung»

Dieses Anfangen und Zu-Ende-Kommen von Polarität und Ausgleich geschieht immer wieder. Ständig von Neuem wiederholt sich dieser Prozess. Doch im Unterschied zu einer Maschine, die für eine exakte Funktionalität die Vorgänge in völliger Gleichheit, ohne jegliche zeitliche Abweichung wiederholt, vollziehen sich im Lebendigen diese «Wiederholungen» mit kleinen Variationen.

Die stetige Erneuerung bedeutet also eine ständige Wiederholung des *Ähnlichen*: Jeder Atemzug, jeder Herzschlag unterscheidet sich etwas vom vorangegangenen. Er ist vielleicht nicht ganz so kräftig oder ist eine hundertstel Sekunde schneller oder langsamer. Diese kleinen Abweichungen bewirken eine Belebung und Erfrischung. Unrhythmisches, Starres, Unbewegliches kostet Kraft.

Das Prinzip «Elastische Anpassung»

Rhythmische Vorgänge wie Atmung oder Herzschlag passen sich den von außen gestellten Anforderungen an, indem sie ihre Frequenz verändern. So beschleunigt sich zum Beispiel beim Treppensteigen der Herzschlag, und der Atem wird schneller. Sobald die Anforderungen wieder nachlassen, beruhigen sich die Vorgänge bis hin zum Ausgangspunkt.

3.3.2 Seelisch-Geistiges

Das rhythmische System bildet die leibliche Grundlage für die Seelenfähigkeit des Fühlens. Entsprechend deutlich und manchmal auch stark reagiert das rhythmische System bei auftretenden Emotionen (z. B. Beschleunigung der Atmung oder des Herzschlags). Die Gefühle treten häufig in einem träumenden Bewusstseinsgrad auf. Auch wenn sie noch nicht voll bewusst sind, so können sie doch durch einige innere Aktivität zu vollem Bewusstsein gebracht werden.

Wie stark der Bezug zwischen physiologischen Prozessen und dem Gefühlsleben ist, lässt sich ganz besonders dann feststellen, wenn das Organsystem im Krankheitsfall geschädigt ist. Im Augenblick vital bedrohlicher Zustände, ausgelöst durch Dysfunktionen der Atmung oder des Herzens (z. B. bei Asthma bronchiale oder bei Herzinfarkt), treten bei den Betroffenen intensivste, von außen nicht zu beeinflussende Todesängste auf. In diesen Fällen ist das emotionale Gleichgewicht wegen organischer Schädigungen empfindlichst gestört, und das Gefühlsleben kann erst dann wieder harmonisch werden, wenn die gesunden Organfunktionen wiederhergestellt sind.

3.3.3 Rhythmus und Gesundheit

Rhythmen finden wir in zahlreichen Naturphänomenen wieder wie im Wechsel der Jahreszeiten, bei Ebbe und Flut oder Tag und Nacht; im Heranbranden der Wellen, in den Wachstumsperioden der Pflanzenwelt – Blüte – Frucht – Verwelken. Rhythmen treten im Bereich des Lebendigen als Erscheinung in der Zeit auf und zeigen einen Ablauf von ähnlichen sich stetig wiederholenden Vorgängen.

In unserem heutigen Verständnis gehört Rhythmus zum Element des Musikalischen, das sich sowohl in der Sprache, im Tanz/in der Bewegung und in der Musik selbst äußert. Rhythmus ist hier eine Art geistige Bewegungsordnung, die dazu beiträgt, dass etwas «Wesentliches» in Raum und Zeit in Erscheinung treten kann. Rhythmus vermittelt in diesem Sinne zwischen geistigen Realitäten (Wesen) und irdischen Gegebenheiten (Erscheinung). Er wird daher von Rudolf Steiner auch als «halbgeistige Natur» bezeichnet.

Jeder kennt die gesund erhaltende Wirkung eines rhythmischen Lebens aus dem Alltag – und die kränkende Wirkung eines zum Beispiel durch Schicht- und Nachtarbeit unrhythmischen Lebenswandels. Gesundend wirken sich auch im Krankheitsfall rhythmisch wiederkehrende Aktivitäten aus, weshalb Pflege und Therapie auch immer rhythmisch gestaltet werden sollten. Allein dadurch leisten sie einen Beitrag zur Selbstheilung und Wiederherstellung eines gesunden Gleichgewichts. Die gesundende Wirkung ist dabei vor allem darauf zurückzuführen, dass das rhythmische Element Geistiges direkt in die Sphäre des Irdischen vermittelt.

Gesundheit ist so verstanden ein durch das rhythmische System bewirktes biologisches Gleichgewicht zwischen den ernährenden, regenerierenden (aber unbewussten) Aufbauvorgängen des Stoffwechsel-Gliedmaßen-Systems und den abbauenden (aber Bewusstsein ermöglichenden) Prozessen des Nerven-Sinnes-Systems. Insofern harmonisieren auch die *rhythmischen* Einreibungen zwischen diesen Polen und stärken somit die gesund erhaltenden Kräfte des menschlichen Organismus. In der **Tabelle 3-1** sind die Systeme mit ihren Bezügen zusammengefasst dargestellt.

3.4 Die funktionelle Dreigliederung und die Rhythmischen Einreibungen nach Wegman/Hauschka

Durch eine Rhythmische Einreibung werden alle Bereiche angesprochen, die wir aus der funktionellen Dreigliederung kennen. Der Nerven-Sinnes-Bereich erhält vor allem durch den direkten Kontakt mit der Haut und den Einsatz

Tabelle 3-1: Übersicht funktionelle Dreigliederung

	Nerven-Sinnes-System	**Rhythmisches System**	**Stoffwechsel-Gliedmaßen-System**
Repräsentatives Organ	Gehirn und Rückenmark Sinnesorgane	Herz Lunge	Verdauungsorgane Muskeln
Prinzipien	Ruhe Kälte Symmetrie	Polarität und Ausgleich stetige Erneuerung elastische Anpassung	Bewegung Wärme Asymmetrie
Krankheitstendenz	Sklerose		Entzündung
Bewusstsein	wach	träumend	dumpf
Seelenfähigkeit	Denken	Fühlen	Wollen

von duftenden Substanzen Impulse (siehe Kapitel 4). Ebenso erfährt der Stoffwechselbereich eine Anregung, zu erkennen an der Entwicklung von Wärme und einer gesteigerten Durchblutung.

Das rhythmische System im Speziellen erhält durch das rhythmische Element in der Einreibung ein Vorbild, wodurch es seine Vermittlungsfunktion zwischen den beiden anderen Polen wieder besser wahrnehmen kann.

So ist auch zu verstehen, dass sich jede Rhythmische Einreibung unabhängig vom behandelten Gebiet auf alle rhythmischen Prozesse auswirkt. So wird zum Beispiel die Atmung ruhiger und tiefer, der Schlaf-Wach-Rhythmus reguliert und die Verdauungstätigkeit angeregt. Damit steht uns in den Rhythmischen Einreibungen ein Instrument zur Verfügung, das den ganzen Menschen und im Besonderen dessen gesund erhaltenden Kräfte anspricht.

Zum bewussten und gezielten Einsatz der Rhythmischen Einreibungen gehört zunächst die Diagnose, wie sich die funktionellen Prozesse zueinander verhalten. Daraus können allgemeine Gesichtspunkte zur Auswahl der Einreibung abgeleitet werden. Bei einem Überwiegen der Nerven-Sinnes-Prozesse wählt man eine Einreibung, welche die Stoffwechselprozesse unterstützt. Das heißt, der Duktus der Einreibung ist wärmend, auflockernd und dynamisch. Bei einem Überwiegen der Stoffwechselprozesse wählt man eine Einreibung, die durch Ruhe, Struktur und Klarheit den Nerven-Sinnes-Pol stärkt und so das Wiederherstellen eines harmonischen Gleichgewichts unterstützt.

Verwendete Literatur

Fintelmann, V.: Intuitive Medizin. Einführung in eine anthroposophisch ergänzte Medizin. Hippokrates, Stuttgart 1987

Hoerner, W.: Zeit und Rhythmus. Die Ordnungsgesetze der Erde und des Menschen. 2. Aufl. Urachhaus, Stuttgart 1991

Rohen, J. W.: Morphologie des menschlichen Organismus. Freies Geistesleben, Stuttgart 2000 Steiner, R.: Von Seelenrätseln. 5. Aufl., Rudolf Steiner-Nachlassverwaltung, Dornach 1983 Steiner, R.: Geisteswissenschaft und Medizin. 3. Aufl., Rudolf Steiner-Nachlassverwaltung, Dornach 1961

Steiner, R.: Anthroposophische Menschenerkenntnis und Medizin. 3. Aufl., Rudolf Steiner-Nachlassverwaltung, Dornach 1994

Weiterführende Literatur

Bühler, W.: Der Leib als Instrument der Seele. 8. Aufl. Freies Geistesleben, Stuttgart 1981

4. Die Sinneslehre

In der anthroposophischen Menschenkunde unterscheiden wir zwölf Sinnes-(erfahrungs-) gebiete. Sie vermitteln eine umfassende Wahrnehmung des eigenen Körpers, der Umwelt und der anderen Menschen. Pflegende, die sich mit der Sinneslehre beschäftigen, können daraus Anregungen für ihre Tätigkeit am und mit dem Patienten schöpfen und so zu einer Erweiterung ihres beruflichen Spektrums gelangen.

Die Rhythmischen Einreibungen im Speziellen sprechen den Menschen als Sinneswesen direkt an. Sie vermitteln eine Fülle von (Sinnes-) Erfahrungen, die sich beim Behandelten unmittelbar auf das körperliche und seelische Befinden auswirken.

An die Sinneswahrnehmung schließen sich seelische und gedankliche Prozessen an, denn das Wahrgenommene löst beim Behandelten innere Reaktionen aus und will verstanden werden.

Man unterscheidet

- den Wahrnehmungsprozess: Durch das Sinnesorgan werden zum Beispiel Farb-, Geruchs- oder Wärmeeindrücke aufgenommen. Auf diesem Weg gelangen Informationen über die Außenwelt in das Innenleben des Menschen.

- den Erlebnisprozess: Der Mensch reagiert gefühlsmäßig auf die «Information», die er über ein Sinnesorgan erhalten hat. Der Erlebnis- und der Wahrnehmungsprozess vollziehen sich in der Regel ohne eine bewusste Aktivität, denn die Sinnesorgane sind, sofern sie gesund sind und Gelegenheit erhalten zur Wahrnehmung, ständig aufnahmefähig. Die seelische Reaktion schließt sich unmittelbar an, unabhängig davon, ob die Sinneseindrücke bewusst gemacht werden oder nicht.

- den Erkenntnisprozess: Das Wahrgenommene wird mittels des Denkens aufgenommen und in den Erkenntnisschatz des Menschen integriert. Dieser Prozess schließt sich nicht automatisch an die Wahrnehmung und die seelische Reaktion an, denn dazu benötigt es eine Denkaktivität durch das Ich des Menschen.

Eine ausführliche Behandlung erkenntnistheoretischer Hintergründe unterbleibt bewusst, da sie den Rahmen dieser Ausführungen sprengen würde und keinen direkten Zusammenhang mit dem Thema hat. Vielmehr wird auf die weiterführende Literatur hingewiesen.

Sowohl der Mensch wie auch das Tier verfügen über Sinnesorgane, die einen Teil des seelischen Innenlebens bilden und es bereichern. Der Mensch ist jedoch im Gegensatz zum Tier nicht gezwungen, auf seine Wahrnehmungen mit instinktmäßigem Verhalten zu reagieren. Vielmehr lernt er durch seinen Verstand und seine Vernunft einen Umgang mit den ausgelösten Reaktionen und den gewonnenen Erkenntnissen auf körperlicher, seelischer oder geistiger Ebene. Er steht seinen Wahrnehmungen wesentlich freier gegenüber als das Tier, welches seine Reaktionen nicht willentlich beeinflussen kann.

4.1 Die zwölf Sinne

In der anthroposophischen Menschenkunde werden zwölf Sinne unterschieden. Aus den Gemeinsamkeiten der Wahrnehmungsgebiete ergeben sich dreimal vier Sinnesgebiete, die sogenannten körperlichen, die seelischen und die geistigen Sinne. Jedem Sinn zugehörig ist ein Sinnesorgan, welches die für den entsprechenden Sinn spezifischen Wahrnehmungen vermittelt (s. **Tab. 4-1**). In der anthroposophischen Literatur werden von Rudolf Steiner und anderen Autoren auch für die der Naturwissenschaft unbekannten Sinne die körperlichen Organe benannt. Sie werden in diesem Beitrag der Vollständigkeit halber erwähnt, jedoch nicht näher erläutert.

Mit den ersten vier Sinnen, die auch die Körper- oder Leibessinne genannt werden, nehmen wir den eigenen Körper wahr. Die nächsten vier Sinne ermöglichen Wahrnehmungen aus der den Menschen umgebenden Welt. Sie lösen in ganz besonderem Maße Gefühle aus, weshalb sie auch die Gefühls- oder seelischen Sinne genannt werden. Mit der dritten Gruppe von Sinnen kann Geistiges ganz speziell in Bezug auf den Menschen wahrgenommen werden. Sie werden daher als die geistigen Sinne bezeichnet.

Die zwölf Sinne vermitteln uns eine ganzheitliche Erfahrung von uns selbst und der uns umgebenden Welt. Auch wenn wir diese Qualitäten mit «normalen» Sinnen wahrnehmen können, so offenbaren sich darin doch zwölf unterschiedliche kosmisch-geistige Gestaltungskräfte

Tabelle 4-1: Die zwölf Sinne

Sinn	Sinneswahrnehmung	Sinnesorgan
Körper- bzw. Leibessinne		
1. Tastsinn	Tasten	Tastkörperchen der Haut
2. Lebenssinn	leibliche Gestimmtheit	vegetatives Nervensystem
3. (Eigen-) Bewegungssinn	Eigenbewegung	Muskel- und Sehnenspindeln
4. Gleichgewichtssinn	Orientierung im Raum	Gleichgewichtsorgan
seelische bzw. Gefühlssinne		
5. Geruchssinn	Geruch	Riechepithel der Nase
6. Geschmackssinn	Geschmack	Geschmacksknospen der Zunge
7. Sehsinn	Farben	Auge
8. Wärmesinn	Verhältnis der eigenen Wärme zur Umgebung	Temperaturrezeptoren der Haut
geistige Sinne		
9. Hörsinn	Töne, Geräusche	Ohr
10. Laut- bzw. Wortsinn	Laute (Vokale, Konsonanten)	physischer Organismus der Bewegungsfähigkeit
11. Gedanken- bzw. Begriffssinn	Gedanken, Begriffe	physischer Organismus des ganzen Körpers
12. Ich-Sinn	Ich des Anderen (Du)	gesamte sinnlich-physische Gestaltung des Menschen

[H.E. Lauer: Die zwölf Sinne des Menschen, 1977]. Mit diesen Wahrnehmungsqualitäten verbunden sind innere Erlebnisse, die auf unser seelisches Leben wirken, auch wenn wir uns dessen nicht unbedingt bewusst sind. Es spielt eine nicht unwesentliche Rolle, welcher Art von Sinneseindrücken wir uns aussetzen, da wir dadurch unsere seelische Gestimmtheit maßgeblich mit beeinflussen.

In der nachfolgenden Beschreibung der Sinne wird der Schwerpunkt auf diejenigen gelegt, die im Zusammenhang mit den Rhythmischen Einreibungen besonders bedeutsam sind. Dazu gehören vor allem die Körper- bzw. Leibessinne, der Geruchssinn und der Wärmesinn.

4.1.1 Der Tastsinn

Die Tastempfindung ist eine sehr komplexe Erfahrung, die sich aus den Eindrücken der Tast-, Lebens-, Eigenbewegungs-, Gleichgewichts- und Wärmewahrnehmung bildet. Die Tastempfindung tritt auch in anderen Sinnestätigkeiten auf, nicht nur bei der Berührung eines Gegenstandes. So tastet das Auge die Umwelt ab, wenn es etwas sucht, die Zunge tastet beim Schmecken, der Gehörsinn tastet in den Raum beim Hören. Während des Tastens spielen, wie auch bei allen Sinneseindrücken, Erinnerungen und Urteilstätigkeit in den Prozess mit hinein. Es lässt sich jedoch ein dem Tasten ganz eigenes Feld der Wahrnehmung und der daran geknüpften seelischen Erlebnisse beschreiben.

Diese Wahrnehmung ist eigentlich eine Wahrnehmung des eigenen Körpers: Man nimmt die Veränderung wahr, die ein äußerer Gegenstand auf den eigenen Körper bewirkt. Ob dabei ein Gegenstand als hart oder weich beurteilt wird, misst sich an dem Aufwand, der aufgebracht werden muss, um den Gegenstand zu verändern: Bei einem harten Gegenstand ist der Aufwand groß, bei einem weichen Gegenstand klein. Wir erleben also den Widerstand, den uns der getastete Gegenstand entgegenbringt. Mit dieser Erfahrung verbunden ist eine gewisse Paradoxie: Wir hoffen, durch das Tasten zur Außenwelt zu gelangen, erfahren dabei jedoch immer nur unseren eigenen Körper.

Auf diese Art erleben wir unsere eigene räumliche Begrenzung. Auch wenn wir letztendlich nicht über den eigenen Körper hinaus gelangen, so ist mit dem Tasten durch die Erfahrung der Abgrenzung nach außen das Gefühl der inneren Sicherheit geknüpft. Menschen, denen die Tasterfahrung nicht mehr möglich ist, reagieren entsprechend mit Angstgefühlen. Die Angst ist hier Ausdruck einer allgemeinen Stimmungslage aufgrund einer geminderten Selbstsicherheit.

Diese Situation liegt in pflegerischer Hinsicht bereits bei Patienten mit langer Bettlägerigkeit vor, sie tritt jedoch noch gesteigert im intensivmedizinischen Bereich auf. Dort werden schwerkranke Patienten zur Prophylaxe durch spezielle Lagerungseinrichtungen in eine Art Schwerelosigkeit versetzt. Die Patienten erleben dies als ausgesprochen traumatisierend, weil sie ihren Körper nicht mehr spüren und dadurch eben das elementare Gefühl der inneren Sicherheit verlieren.

Mit einer Rhythmischen Einreibung kann also über den Weg der Tasterfahrung das Gefühl der inneren Sicherheit beim Behandelten gestärkt und das Erleben von Angst vermindert werden!

4.1.2 Der Lebenssinn

Dieser Sinn ist in der allgemeinen Sinnesphysiologie nicht bekannt. Er wird von Rudolf Steiner als eine Art Reflektor der Vorgänge in den Lebensprozessen beschrieben. Man kann das vergleichen mit einem See, an dessen Oberfläche sich der Himmel spiegelt. Der See wird eingerahmt von Wiesen und Hügeln, die ihm seinen eigenen Charakter verleihen. Doch ist jeder See, ob im Gebirge oder in einer flachen Landschaft, Reflektor für den Teil des Himmels, der sich über ihm befindet. In ähnlicher Form verfügen wir über den Lebenssinn als einer Art von Reflektor der inneren Vorgänge in den Lebensprozessen.

Die eigentliche Erfahrung des Lebenssinns ist das Wohlbehagen, das Sich-Wohlfühlen im eigenen Körper, sofern die Lebensvorgänge harmonisch ablaufen. Es werden also nicht die Lebensvorgänge an sich wahrgenommen, sondern die sich daran knüpfenden Gefühle der Behaglichkeit.

Auf der Grundlage dieser Empfindungen erlebt sich der Mensch als zu Hause in seiner irdischen Existenz. Wird dieses Wohlbefinden gestört und es treten Unwohlsein, Mattigkeit oder sogar ein Krankheitsgefühl auf, dann geht auch dieses Erlebnis des «Zu-Hause-Seins» verloren. Beim Auftreten eines solchen Unbehagens verlassen wir das Wahrnehmungsgebiet des Lebenssinns, denn in solch einem Fall nehmen wir direkte Organempfindungen wahr. Diese dringen auf einem anderen Weg als über den Lebenssinn in das Bewusstsein [König, 1986].

4.1.3 Der Eigenbewegungssinn

Der sogenannte Eigenbewegungssinn ist ein weiterer in der Gruppe der vier Körpersinne, deren Aufgabe darin besteht, uns eine Empfindung vom Zustand der eigenen Körperlichkeit zu vermitteln und uns damit ein Erlebnis unserer körperlichen Existenz zu geben.

Der Eigenbewegungssinn vermittelt die Wahrnehmung der Lage, der Haltung und der Stellung unserer Körperglieder zueinander. Der Mensch kann sich dadurch jederzeit über die Stellung zum Beispiel seiner Hand, über seine Körperhaltung oder über die Bewegung seiner Arme und Beine Bewusstsein verschaffen. Er nimmt wahr, wo sich die Körperglieder befinden und wie sie zueinander stehen. Eine Voraussetzung für diese Wahrnehmung ist jedoch, dass sich der Körper in Bewegung befindet. Dann nehmen wir einerseits die Stellung der Körperglieder untereinander wahr und können sie dadurch andererseits wiederum zielgerichtet koordinieren und die Bewegung in einen sinnvollen und flüssigen Ablauf bringen.

Wie man besonders gut an kleinen Kindern beobachten kann, löst die Wahrnehmung der eigenen Bewegung ein Gefühl der Freude aus. Durch die Wahrnehmungen des Eigenbewegungssinns können wir uns in der Bewegung als freie Menschen erleben und uns daran freuen.

Die Bedeutung dieser Wahrnehmung während der Rhythmischen Einreibungen tritt im Verhältnis zu den Erfahrungen des Tast- und des Lebenssinns etwas zurück, denn die Eigenbewegung spielt für den Behandelten nur eine untergeordnete Rolle. Meistens ruhen dessen Gliedmaßen. Sie werden nur bei Positionswechseln oder beim Lagern bewegt.

Beteiligt ist der Eigenbewegungssinn hingegen stärker bei der Wahrnehmung der verschiedenen Einreibeformen. Wie Rudolf Steiner beschreibt, ist dieser Sinn auch dann beteiligt, wenn man zum Beispiel mit dem Auge die Form eines Kreises nachbildet. Er dient somit nicht nur der Wahrnehmung der vom eigenen Körper vollzogenen Bewegungen, sondern er vermittelt auch das Erlebnis der in der Umwelt wirkenden Form- und Bewegungstendenzen. So ist dann an die verschiedenen Grundformen der Einreibungen beim Behandelten ein Erleben geknüpft, welches in Verbindung steht mit dem Charakter dieser Formen.

4.1.4 Der Gleichgewichtssinn

Über den Gleichgewichtssinn ist es uns möglich, die Raumesrichtungen zu erleben und uns darin einzuordnen. Oben/unten, rechts/links, vorne/hinten geben die räumliche Orientierung. Das trifft sowohl für den eigenen Körper zu wie auch für die Einordnung von haptischen, optischen und akustischen Eindrücken. Die Wahrnehmung des Gleichgewichtssinnes begleitet also auch andere Sinneseindrücke (sehen, hören).

Durch die Wahrnehmungen des Gleichgewichtssinns erlebt sich der Mensch als ein Wesen, das unabhängig vom Raum und von der Zeit existiert. Aus einer inneren Ruhe, einem inneren Gleichgewicht heraus erlebt er, dass er sich nicht verändert, wenn er sich im Raum bewegt, dass er derselbe bleibt und sich in seinem Körper unabhängig von diesem überall hin mitnimmt.

Auch wenn die Rhythmischen Einreibungen zum größten Teil in liegender Position durchgeführt werden, erfährt der Behandelte durch die Richtung der Formen seine eigene Aufrechte, sein Vorne und Hinten und sein Links und Rechts.

Mit dem Gleichgewichtssinn verlassen wir das Gebiet der Körper- bzw. Leibessinne und wenden uns dem der Gefühlssinne zu, von denen im Zusammenhang mit den Rhythmischen Einreibungen vor allem der Geruchs- und der Wärmesinn bedeutsam sind.

4.1.5 Der Geruchssinn

Eine Geruchswahrnehmung wird nur über das Element des Luftigen möglich. Auf diesem Wege nehmen wir innere Qualitäten des Körpers wahr, von dem der Geruch oder Duft ausströmt.

An die Geruchswahrnehmung sind sehr intensive Gefühlsreaktionen geknüpft. Sie können sich von absolutem Ekel bis hin zu vollständiger Hingabe an einen Geruch bewegen. Häufig treten mit bestimmten Gerüchen Erinnerungen an Situationen des eigenen Lebens auf. So kann man durch den Geruch eines frisch gemahlenen Kornfeldes an die Zeit der Sommerferien erinnert werden, oder beim Duft nach Zimt und anderen Gewürzen werden Erinnerungen an das Weihnachten der eigenen Kindheit lebendig. Besonders in diesen Situationen sind die Erinnerungen gefärbt von den dazugehörenden Gefühlen.

Eine innere Distanzierung von Gerüchen ist schwierig bis unmöglich, da die Geruchswahrnehmung rein physiologisch mit dem Prozess des Einatmens verbunden ist. Insofern sind wir sogar gezwungen, einen ganz bestimmten Ausschnitt der Welt, deren Qualitäten über die Gerüche wahrnehmbar wird, ständig in uns aufzunehmen.

Die Aromatherapie setzt bestimmte Düfte sogar therapeutisch ein, was den Stellenwert der Geruchswahrnehmung nur unterstreicht. Es ist also nicht unwesentlich, welchen Duft die Substanzen, mit denen die Rhythmischen Einreibungen durchgeführt werden, ausströmen. Man kann auf diesem Weg die wohltuende, harmonisierende oder anregende Wirkung der Einreibungen noch unterstreichen und verstärken.

4.1.6 Der Geschmackssinn

Eine Geschmackswahrnehmung wird nur über das Wässrige vermittelt. Erst nachdem die Nahrung im Mund zerkleinert und eingespeichelt (verwässert) worden ist, können wir die vier Geschmacksqualitäten süß, salzig, sauer und bitter erfahren.

Der Geschmack macht ebenso wie der Geruch eine Aussage über eine ganz bestimmte Beschaffenheit eines Körpers. Ob eine Pflanze zum Beispiel Zucker oder Bitterstoffe gebildet hat, macht erstens für den Geschmack einen großen Unterschied und weist zweitens auch auf unterschiedliche Bildeprozesse dieser Pflanzen hin [W. Pelikan: Heilpflanzenkunde Band I–III, 1999].

Der Geschmackssinn hat, wie auch der Geruchssinn, einen engen Bezug zum Gefühlsleben. Wie die Reaktion auf einen Geschmack ausfällt, ist abhängig vom persönlichen «Geschmack». Generell kann man sagen, dass mit der Qualität süß eher sympathische Empfindungen verbunden sind, mit bitter eher unsympathische.

4.1.7 Der Sehsinn

Oftmals wird das Wort «wahrnehmen» mit «sehen» gleichgesetzt – ein Hinweis auf die Dominanz dieses Sinns!

Wir nehmen ausschließlich farbige Flächen und Schattierungsabstufungen wahr. Ob wir die Flächen als einen Baum identifizieren oder als eine Kirche, ist ein Resultat eines komplizierten Denkvorgangs. Wir sehen also zum Beispiel nicht einen See, sondern eine blaue Fläche, die, nehmen wir einmal an, von einer grünen Fläche eingerahmt ist. Wenn wir diese blaue Fläche dann als See identifizieren, der von einer Wiese umgeben ist, sind wir zu diesem Resultat aufgrund verschiedener Erinnerungs- und Urteilsvorgänge gekommen.

Die mit der Sehwahrnehmung verbundenen inneren Erlebnisse sind ausgesprochen vielfältig, da wir über das Sehen die Welt der Farben erfahren und vor allem Kenntnis erlangen über die uns umgebende Welt. Im Zusammenhang mit dem Erleben der Farben treten auch ganz spezifische gefühlsmäßige Reaktionen auf: Grün wirkt zum Beispiel beruhigend, rot aktivierend.

4.1.8 Der Wärmesinn

Durch den Wärmesinn wird die Temperaturdifferenz eines Gegenstandes zu unserer eigenen Körpertemperatur wahrgenommen. Es handelt sich also nicht um absolute, sondern um relative Aussagen, die man aufgrund von Wärmewahrnehmungen machen kann.

Wärme oder Kälte (Abwesenheit von Wärme) rufen ausgesprochene Gefühlsreaktionen hervor! Jeder Mensch hat dabei sein eigenes Maß und eigene Vorlieben und Abneigungen, abhängig davon, wie sein eigener Wärmeorganismus konstituiert ist.

Gerade bei den Rhythmischen Einreibungen, die ja auch den Wärmeorganismus im Menschen ansprechen wollen, spielt die Wärmewahrnehmung während der Behandlung eine große Rolle. Das beginnt bei der Wahrnehmung der Umgebungstemperatur vor, während und nach der Einreibung und geht bis zur Temperatur der Hände der Pflegenden. Sobald der Raum oder die Hände zu kalt sind – denn in der Regel ist die Kälte eher ein Problem als zu große Wärme –, werden für die Wirksamkeit der Rhythmischen Einreibungen ungünstige Voraussetzungen geschaffen. Darüber hinaus reagieren die Behandelten in der Regel mit einem Schrecken oder fühlen sich einfach unwohl, wenn sie mit kalten Händen angefasst werden oder während der Einreibung frieren. Insofern ist auf eine sorgfältige Gestaltung der Wärmeverhältnisse ganz besonders zu achten!

Die nächsten vier Sinne nehmen vorwiegend das Geistige im Menschen wahr. Sie werden im Zusammenhang mit den Rhythmischen Einreibungen nicht direkt angesprochen, sie sind aber mit beteiligt. Mit Ausnahme des Hörsinns sind es vor allem diese Sinne, die in der Schulmedizin nicht bekannt sind. Es erfordert daher auch einige Übung und einiges Verständnis, um mit diesen Sinnen und den entsprechenden Wahrnehmungsgebieten bewusst umgehen zu können.

4.1.9 Der Hörsinn

Die Wahrnehmung von Tönen und Geräuschen wird über den Hörsinn möglich. Wir nehmen damit die «Innerlichkeit» eines Wesens wahr. Wenn ein Gegenstand zum Erzittern gebracht wird, beginnt er zu tönen – zum Beispiel eine Glocke. Durch dieses Tönen erfahren wir etwas von deren innersten Beschaffenheit. Das gilt besonders für die menschliche Stimme, denn jede menschliche Stimme hat einen charakteristischen Klang, und es lebt in ihr ein musikalisches Element.

4.1.10 Der Laut- bzw. Wortsinn

Zum Erleben des Lautsinnes als eigenständigem Sinn mag es hilfreich sein, sich den Klang einer fremden Sprache vorzustellen – vielleicht Japanisch oder Arabisch – und sich dabei die Fragen zu stellen: Was teilt sich über diese Laute/diese Sprachmelodie mit? Wie lernt ein Mensch denken und empfinden, wenn er in einer dieser Sprachen als Muttersprache aufwächst?

Laute (Vokale und Konsonanten) haben, neben der Bedeutung des Wortes, eine eigenständige Qualität, und diese wird über den Lautsinn wahrgenommen.

Die Unterscheidung zwischen dem Laut und der Bedeutung eines Wortes ist schwierig und ungewohnt, denn zunächst richtet sich die Aufmerksamkeit beim Hören auf die Bedeutung des Wortes. Schon dabei handelt es sich um eine umfassende Wahrnehmungstätigkeit. Denn man hört (Hörwahrnehmung) eine Sprachmelodie (Lautwahrnehmung) und nimmt die Bedeutung des Gesprochenen (Begriffswahrnehmung) gleichzeitig wahr. An die Wahrnehmung schließt sich oft noch das Denken an, welches die Wahrnehmung ergreift und zu einem vollen Verständnis bringt.

In einer durch Rudolf Steiner begründeten Kunstform, der Eurythmie, werden die Laute sichtbar in Gesten und Bewegung dargestellt.

Alle Laute des Alphabetes haben einen eigenen Charakter, der in der Eurythmie differenziert herausgearbeitet und «sichtbar» gemacht wird. Das Betrachten oder Praktizieren der Eurythmie ist also ein weiterer Weg, sich dem eigenständigen Inhalt der Laute anzunähern.

4.1.11 Der Gedanken- bzw. Begriffssinn

Über den Begriffssinn wird der Mensch fähig, den Gedanken bzw. Begriff, der in den Sprachlauten vermittelt wird, wahrzunehmen. Hier wird also unterschieden zwischen den Worten (Sprache) und der Bedeutung der Worte (Begriffe).

So kann man sich zum Beispiel in einem Land, dessen Sprache man nicht kennt, auch ohne Worte verständigen. Dann versucht man, sich zusätzlich zur Sprache mit Händen und Füßen (durch Gesten) auszudrücken, und meistens kommt es nach einer gewissen Zeit zu einer Verständigung. Dabei spielt weniger die Kenntnis der Sprache eine Rolle als vielmehr die Wahrnehmung der Bedeutung dessen, was die andere Person einem vermitteln will. Man nimmt über das Wort, aber auch über die Geste, den Gedanken der anderen Person als eine Wahrnehmung auf!

4.1.12 Der Ich-Sinn

Durch diesen Sinn wird die Persönlichkeit, die Individualität eines anderen Menschen wahrgenommen und nicht, wie vielleicht angenommen werden könnte, das eigene Ich.

Für das Zustandekommen der Ich-Wahrnehmung ist wesentlich, dass die wahrgenommene Person als unterschiedlich zu sich selbst erlebt wird. Im Wahrnehmungsvorgang nämlich findet ein Wechselspiel statt zwischen dem «Fremd-Erfassen» und dem «Zu-sich-selbst-Kommen». Durch dieses Hin- und Herpendeln zwischen Du und Ich manifestiert sich die Wahrnehmung der Persönlichkeit des Anderen. Die Wahrnehmungen aller anderen Sinne sind dabei auch notwendig und Voraussetzung für den Ich-Sinn.

4.2 Die zwölf Sinne und die Rhythmischen Einreibungen nach Wegman/Hauschka

Die Wahrnehmungen der körperbezogenen Sinne treten miteinander auf. Durch diese Gesamtheit fühlt sich der Mensch als ein in sich geschlossener Organismus innerhalb des ihn umgebenden Raumes. Er setzt sich mit seiner Leiblichkeit und dessen Abgrenzung zum ihn umgebenden Raum auseinander und bestimmt so sein Verhältnis von «Ich und Welt». In der Rhythmischen Einreibung, die sich als eine Körperanwendung über den direkten Kontakt – nicht ausschließlich, aber schwerpunktmäßig – im Wahrnehmungsbereich der Körpersinne bewegt, werden den Eingeriebenen elementare Körpererfahrungen und damit verbunden wesentliche innere Erlebnisse vermittelt. Es wird auf diese doch sehr intime Weise ein Bewusstsein für Qualitäten vermittelt, die der Mensch im Krankheitsfall meistens nicht mehr bewusst erlebt. Vor allem wird ein wohltuendes Bild des eigenen Körpers vermittelt, der als Ganzes oder in einzelnen Zonen sonst nur noch als störend und hinderlich erfahren wird. So kann sich der Mensch wenigstens für eine gewisse Zeit wieder «heimisch» im eigenen «Häuschen» fühlen und Frieden schließen mit der eigenen Körperlichkeit.

Über die mittleren Sinne nimmt der Mensch Erfahrungen bzw. Qualitäten der ihn umgebenden Welt auf. Die dabei auftretenden inneren Erlebnisse sind sehr stark gefühlsmäßiger Natur. Durch den bewussten Umgang mit den Wahrnehmungsqualitäten dieser Sinne ist es also möglich, ganz besonders und gezielt das Gefühlsleben des Menschen anzusprechen. In der Pflege kann dies erfolgen durch die Auswahl entsprechend wohlriechender Substanzen, über gut gewürzte Mahlzeiten, über eine farblich harmonisch gestaltete Einrichtung des Krankenzimmers oder durch Aufhängen von Bildern bzw. Kunstdrucken auf Gängen und in Zimmern. Bei den Rhythmischen Einreibungen können über die Wahl der Substanz Gerüche bewusst eingesetzt werden. Ein sorgfältiger Umgang mit der Wärme (des Patienten und der eigenen Hände) wird den Patienten besonders wohl tun und gehört zum elementaren Handwerk der Rhythmischen Einreibungen!

Ton, Wort, Gedanke und Ich des anderen Menschen vermitteln etwas von dessen geistiger Natur. Auch wenn diese Wahrnehmungen nicht unbedingt bewusst in die pflegerische Handlung integriert werden, so sind sie doch vorhanden und beeinflussen vor allem die Beziehung zwischen Pflegender und dem Patienten. Viele Patienten sind gerade auf diesem Sinnesgebiet besonders wach und nehmen sehr viel von der Persönlichkeit einer Pflegenden wahr. Umgekehrt können Pflegende aus diesen Bereichen sehr viel über die Patienten erfahren und dieses in ihre Pflege einfließen lassen. Es lohnt sich also, einen bewussten Umgang mit der Sprache zu pflegen, sein Gedankenleben zu pflegen und in einen bewussten Kontakt mit dem Gegenüber zu treten!

Verwendete Literatur

König, K.: Sinnesentwicklung und Leiberfahrung. 3. Auflage. Freies Geistesleben, Stuttgart 1986

Lehrs, E.: Vom Geist der Sinne. 2. Auflage, Frankfurt 1982

Lindenberg, Ch. (Hrsg.): Zur Sinneslehre. Rudolf Steiner Themen aus dem Gesamtwerk Band 3. Freies Geistesleben, Stuttgart 1980

Rohen, J.W.: Morphologie des menschlichen Organismus, Freies Geistesleben, Stuttgart 2000

Steiner, R.: Anthroposophie: Ein Fragment aus dem Jahr 1910. 3. Aufl., Rudolf Steiner Verlag, Dornach 1980

Steiner, R.: Anthroposophie, Psychosophie, Pneumatosophie. 3. Aufl., Rudolf Steiner Verlag, Dornach 1980

Steiner, R.: Die Philosophie der Freiheit. Grundzüge einer modernen Weltanschauung. Rudolf Steiner Verlag, 14. Aufl. Dornach 1978

Steiner, R.: Allgemeine Menschenkunde als Grundlage der Pädagogik. Rudolf Steiner Verlag 9. Aufl. Dornach 1992

Weiterführende Literatur

König, K.: Der Kreis der zwölf Sinne und die sieben Lebensprozesse. Freies Geistesleben, Stuttgart 1999

Sayre-Adams, J.; Wright, S.: Therapeutische Berührung in Theorie und Praxis, Berlin, Wiesbaden: Ullstein Mosby, 1997

Steiner, R.: Grundlinien einer Erkenntnistheorie der Geotheschen Weltanschauung. 7. Aufl., Rudolf Steiner Verlag, Dornach 1979

Steiner, R.: Wahrheit und Wissenschaft. Vorspiel einer «Philosophie der Freiheit». 5. Aufl., Rudolf Steiner Verlag, Dornach 1980

Steiner, R.: Das Rätsel des Menschen, Rudolf Steiner Verlag, Dornach 1916

Steiner, R.: Allgemeine Menschenkunde als Grundlage der Pädagogik, Rudolf Steiner Verlag, Dornach 1919

Steiner, R.: Über Gesundheit und Krankheit. Grundlagen einer geisteswissenschaftlichen Sinneslehre. 4. Aufl., Rudolf Steiner Verlag, Dornach 1997

5. Die Hand

Die Hand nimmt im menschlichen Organismus eine besondere Stellung ein. Sie ermöglicht uns, bewusst und schöpferisch in der Welt tätig zu werden. Wenn man davon spricht, etwas habe Hand und Fuß, so drückt man damit dessen Tauglichkeit im praktischen Leben aus. Hand und Fuß sind also Ausdruck für etwas spezifisch Menschliches, das mit unserem Leben und Gestalten auf der Erde zusammenhängt.

Nachfolgend sei Dr. Margarethe Hauschka (Mitbegründerin der Rhythmischen Massage) zitiert, wie sie die Hand als ein für den Menschen und seine Ausdrucksmöglichkeiten ganz typisches Organ beschreibt:

«Die Hand endlich, dieses plastische, feingegliederte Gebilde mit den unerhörten Bewegungsmöglichkeiten, zeigt, was für ein Instrument der Menschengeist sich geschaffen hat, um im Reich der Bildekräfte, wie sie ja der Ätherleib handhabt, jegliche Gestalt nachbilden zu können, ja über die Natur hinaus aus den Erdenstoffen eine neue Welt zu bauen, die Welt der Künste. [...] Damit ist die Hand gekennzeichnet als das allermenschlichste Organ, denn physiognomisch erlaubt es uns, viel vom innersten Wesen des Menschen zu erkennen. Ganz besonders sind es die Gesten, die Art zum Beispiel, wie wir einander die Hand geben, und viele andere, auch unwillkürliche Bewegungen, die mehr von unserem Charakter verraten, als uns oft lieb ist.» [Hauschka, 1984].

Als «handelnde» Pflegende ist die Hand unser wichtigstes Instrument, mit dem wir so häufig wie sonst wohl selten im pflegerisch-therapeutischen Umfeld einen anderen Menschen berühren und *behandeln*.Im Umgang mit den Rhythmischen Einreibungen können Pflegende ihre Hände und deren Wahrnehmungs- und Ausdrucksmöglichkeit schulen und sie so immer mehr kultivieren und vervollkommnen im Dienste der aufbauenden und gesundenden Kräfte.

5.1 Die Hand als dreigliedriges Organ

Am menschlichen Skelett finden wir zwei sich polar entgegenstehende Tendenzen. Der Kopfbereich zeigt eine runde, sphärische Bildung. Es dominieren hier Knochenplatten, welche die Schädelhöhle von außen umschließen. Polar entgegengesetzte Verhältnisse liegen vor im Bereich der Gliedmaßen, die von röhrenförmigen, langgestreckten Knochen gebildet werden. Diese Gliederketten sind unterbrochen von Gelenken und werden dadurch außerordentlich beweglich. Zwischen diesen Polen liegt der Rumpf, der sehr stark segmentiert ist. Die rhythmische Wiederholung ähnlicher Elemente wie Wirbel oder Rippen dominiert hier die Gestaltung.

Die Arme nun sind mit dem mittleren Rumpfbereich durch den Schultergürtel verbunden. Sie bestehen wiederum aus drei Abschnitten (Oberarm, Unterarm und Hand). Der Unterarm mit seinen beiden Knochen und deren gelenkiger Verbindung ermöglicht die verschiedensten Handstellungen zwischen Supination und Pronation. Zur Peripherie nehmen die Anzahl der Knochenelemente und deren gelenkige Verbindungen zu. Entsprechend steigert sich bis zur Hand auch die Bewegungs-

und Ausdrucksmöglichkeit der oberen Gliedmaßen.

Arme und Hände sind frei beweglich. Sie berühren in ihrer normalen Lage weder die Erde noch sind sie nach oben gerichtet. Vielmehr liegt ihr Wirkungsbereich in der Horizontalen, auch wenn sie die Möglichkeit haben, in die Tiefe zu graben oder in die Höhe zu greifen.

Als Ausdrucks- und Wahrnehmungsorgan von menschlichen Intentionen ist die Hand in ihrer dreigliedrigen Gestalt ideal gebildet für die Rhythmischen Einreibungen. Ihre funktionellen Möglichkeiten finden ihre Entsprechung in der Morphologie und in den verschiedenen Funktionen, die in den drei Bereichen der Hand wiedergefunden werden können.

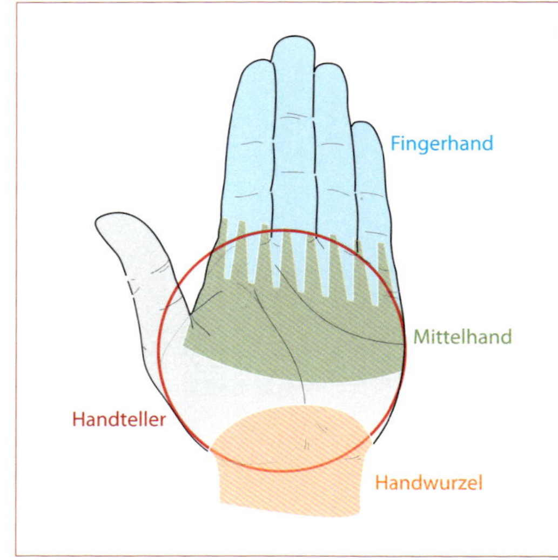

Abbildung 5-1: Gliederung der Hand.

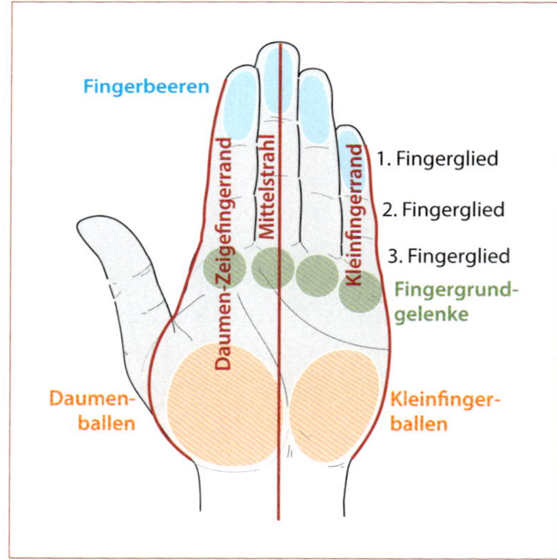

Abbildung 5-2: Bezeichnungen an der Hand.

5.1.1 Der Nerven-Sinnes-Pol der Hand

Die fünf Finger (die Fingerhand) bilden den Nerven-Sinnes-Pol, in dem wir schwerpunktmäßig die Wahrnehmungs- und Bewusstseinsprozesse der Hand wiederfinden.

Die Finger sind in ihrer Form strahlig und werden durch Röhrenknochen und eine relativ hohe Anzahl von gelenkigen Verbindungen gebildet. Die letzten Fingerglieder, die Fingerbeeren, sind ausgesprochen sensibel in der Tastwahrnehmung. Mit den punktförmig-lokalen Berührungen, wie sie für die Fingerspitzen typisch sind, wird vor allem bei einem auf diese Weise berührten Menschen Bewusstsein geschaffen. Man wird durch solch eine Berührung eher wach als dass man träumen kann.

Diese Wachheit kann je nach Situation willkommen sein, ist jedoch vor allem während einer Rhythmischen Einreibung störend. Daher ist man bestrebt, dem punktuellen Charakter der Fingerhand entgegenzuwirken und die Berührung auch in diesem Bereich flächig zu gestalten.

5.1.2 Der Stoffwechselpol der Hand

Die Knochen der Handwurzel sind im Vergleich zu den Fingern klein und vielgestaltig. Im Gegensatz zur Fingerhand, wo man überwiegend Sehnen findet, ist die Handwurzel ausgesprochen muskulär betont durch den Daumen- und Kleinfingerballen. Entsprechend konzentrieren sich hier die Stoffwechsel- und Wärmeprozesse der Hand.

Auch die zur Handwurzel gehörende Funktion weist auf eine Betonung des Willenselementes hin. Bestimmte Tätigkeiten wie zum Beispiel das Kneten eines Teiges werden mit der Handwurzel durchgeführt. Man stützt sich mit der Handwurzel ab, da sie sehr stabil ist, man stößt und drückt mit ihr. In diesen Tätigkeiten äußern sich Willensimpulse, die häufig mit großer Kraft verbunden sind. Entsprechend ist hier die Wahrnehmungsfähigkeit verhältnismäßig stark zurückgenommen.

In diesem Bereich der Hand besteht die Neigung, während der Einreibung zu stark zu drücken. Dann überwiegt das Willenselement in der Griffqualität, und das Gebiet des Rhythmischen wird verlassen.

5.1.3 Der rhythmische Bereich der Hand

Die Mittelhand hat beide Pole – jedoch gemildert – in sich vereinigt. Das Strahlige der Finger ist zu einer Fläche geworden, und an den Fingergrundgelenken liegen kleine Muskelpolster. Ihre Beweglichkeit ermöglicht eine anschmiegende, hüllende und pulsierende Berührung. Von hier aus strahlt Wärme über die ganze Hand.

Von der Mittelhand geht das Öffnen und Schließen aus. Hüllen, Empfangen, Wärmen und Halten sind spezifische Möglichkeiten der Mittelhand. In diesem Bereich liegt der «Begegnungspunkt» zweier Personen, die sich mit Handschlag begrüßen. Die Mittelhand wird dadurch zu einem Bereich, der im zwischenmenschlichen Kontakt eine besondere Rolle spielt.

So sind in diesem Teil der Hand sowohl wahrnehmende wie auch willensmäßige Qualitäten lokalisiert. Sie ist dem rhythmischen System besonders verwandt, und daher kommen ihre Qualitäten auch für die Gestaltung einer Rhythmischen Einreibung zum Tragen.

Neben der Unterscheidung der drei Bereiche der Hand kann auch ein grundlegender Unterschied festgestellt werden zwischen der Qualität des Handrückens und der Handinnenseite. So hat der Rücken stärker Nerven-Sinnes-Charakter, während die Innenseite stärker stoffwechselbetont ist. Für die Rhythmischen Einreibungen spielt es jedoch keine Rolle, da sie grundsätzlich mit der Innenseite der Hand ausgeführt werden.

5.2 Die Hand als vermittelndes Organ

5.2.1 Die Berührung

Durch die Berührung erfahren wir eine Welt von Eindrücken und Erlebnissen. Die Fähigkeit zur Berührung ist eine natürliche Begabung eines jeden Menschen. Auf dem Hintergrund der Sinneslehre kann sie als eine umfassende Begegnung zweier Menschen verstanden werden, die sich nicht nur auf der körperlichen, sondern auch auf der seelischen und der geistigen Ebene vollzieht.

In der Pflege nimmt die körperliche Berührung durch die Hand einen besonderen Stellenwert ein, da viele pflegerische Interventionen von ihr begleitet werden. Es ist unbestritten, dass Pflegende «Berufs-Berührende» sind. In welchem Grad bewusst oder kultiviert dabei die pflegerische Berührung vorgenommen wird, hängt ab von den natürlichen Fähigkeiten der Pflegenden und vom Grad ihrer Professionalisierung.

Die Behandelten erfahren bei einer Berührung über beinahe alle Sinne etwas von der Intention und der Haltung der sie behandelnden Pflegenden. Sie können darin Wohlwollen, Gleichgültigkeit, Interesse, Bedrängnis, Distanziertheit, Mitgefühl oder Aufmunterung erleben. Daher sind die Qualität und die Sorgfalt einer Berührung für sie wesentlich. Verbunden mit einer Rhythmischen Einreibung ist auch ein sehr intensiver Kontakt zu den Behandelten. Im Idealfall wird sie in einer sowohl die Behandelten wie die Pflegenden freilassenden Art – weder bedrückend noch unverbindlich – durchgeführt.

5.2.2 Die Gerade und der Kreis

Neben dem rhythmischen Element und den damit verbunden Erfahrungen und den Intentionen der Pflegenden nehmen die Behandelten auch die Qualitäten der Einreibeformen an sich wahr. Diese Formen setzen sich in den unterschiedlichsten Varianten aus den Grundformen

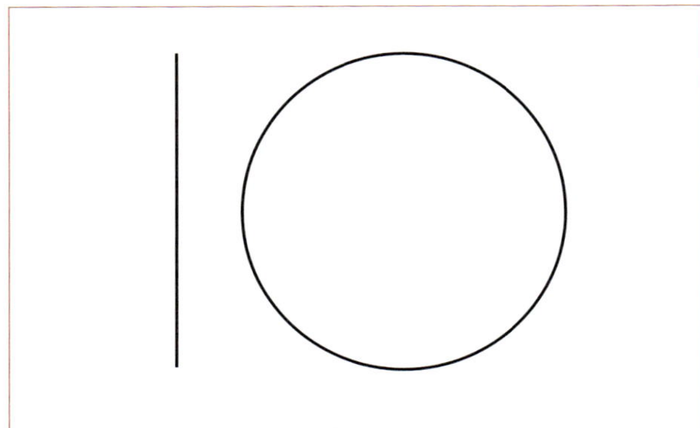

Abbildung 5-3: Gerade und Kreis.

der *Geraden* und des *Kreises* zusammen. Man kann sich den mit diesen Grundformen verbundenen polaren Qualitäten annähern, indem man zunächst einmal diese Formen auf sich wirken lässt:

Was erlebt die Betrachterin an diesen Formen? Welche inneren Erfahrungen kann sie daran knüpfen?

Aus der unendlichen Vielfalt des Erlebens sind einige Möglichkeiten aufgeführt, die helfen können, sich den mit den Formen verbundenen Qualitäten anzunähern (s. **Tab. 5-1**).

In diesen unterschiedlichen Qualitäten der Formen spiegeln sich grundlegende Kräfte der menschlichen und kosmischen Evolution, von denen die einen strukturierend – verhärtend wirken, die anderen auflösend – verflüchtigend. Zwischen den Extremen der Verfestigung (Nerven-Sinnes-System) und der Auflösung (Stoffwechsel-Gliedmaßen-System) bewegen sich Prozesse in allen Bereichen des Lebens.

Im menschlichen Organismus sind die verhärtenden Tendenzen besonders stark im Skelett ausgebildet, während die auflösenden Tendenzen unter anderem in der Lyse von Zellen wieder zu finden sind. Arthrosen oder Steinbildungen sind insofern Manifestationen von verhärtenden Krankheitsprozessen, während Infektionskrankheiten bzw. Entzündungen, die mit Fieber einhergehen, stark auflösend-verflüchtigenden Charakter haben. Auch im seelischen Leben können sich die Stimmungen zwischen den Extremen von Starrsinn und Depression bis zu verflüchtigender/manischer Sprunghaftigkeit

Tabelle 5-1: Qualitäten von Gerade und Kreis

Die Gerade	Der Kreis
gerade	gekrümmt
strukturierend	umhüllend
kühl	warm
zwischen rechts und links trennend	Innen- und Außenraum bildend

oder Unverbindlichkeit bewegen. Im sozial-politischen Leben können sich diese Tendenzen zwischen knechtender Diktatur bis hin zu gesetzloser Anarchie ausleben. Die Beispiele ließen sich noch beliebig weiterführen.

Beide Tendenzen haben ihre Berechtigung und ihren Sinn, sofern sie zum richtigen Moment am richtigen Ort erscheinen. Jedoch wirken sie zerstörend, wenn sie nicht sorgfältig vom Einzelnen gehandhabt werden oder wenn sie zu stark in ihre Extreme abgleiten. Daher ist es Aufgabe eines jeden Einzelnen, im persönlichen Leben ein Gleichgewicht zwischen ihnen herzustellen.

5.2.3 Gerade und Kreis in den Rhythmischen Einreibungen nach Wegman/Hauschka

In den Einreibungen finden wir diese Tendenzen in den geometrischen Formen vom Kreis und der Geraden wieder. Damit verbunden sind bestimmte Wirksamkeiten, die auf die verhärtenden bzw. auflösenden Prozesse zurückzuführen sind. In den meisten Fällen dominiert der Kreis, da über die Einreibungen das Gewebe belebt und erwärmt werden soll. In manchen Fällen ist es jedoch angebracht, über die Gerade strukturierend zu wirken, immer dann, wenn ein Zuviel an Beweglichkeit oder Wärme vorhanden ist. Wegleitend für diese Akzentuierung ist dabei die Befindlichkeit des Patienten und eine genaue Beobachtung der Prozesse bzw. ihrer Erscheinungen.

In der rhythmischen Qualität der Einreibungen ist die Polarität von gerader und runder Form in jedem Griff enthalten. Die Verdichtung, entsprechend der Systole – der Einatmung, hat mehr den Charakter des Geraden: strukturiert, kühl, gespannt, weckend bis hin zu Enge, Angst und Schrecken. Die Lösung, entsprechend der Diastole – der Ausatmung, hat eher den Charakter des Runden: lösend, wärmend, hüllend, entspannend bis träumend-schlafend.

Gemäß den verschiedenen Charakteren einzelner Körperregionen überwiegt jeweils mehr das gerade oder mehr das runde Element. In der Rhythmischen Einreibung kommt es durch den Wechsel zwischen Verdichten und Lösen bei jedem Strich, Kreis und Spiralweg zu einem Ausgleich dieser polaren Qualitäten.

Darüber hinaus kann eine Verstärkung des geraden Elementes einem Überwiegen des Stoffwechsels Richtung und Struktur verleihen (Abstriche am Rücken) oder eine Betonung des Rundes mit seiner besonders wärmenden Wirkung der Kühle, Starre oder Steife entgegenwirken (Kniegelenksarthrose).

Verwendete Literatur

Hauschka, M.: Rhythmische Massage nach Dr. Ita Wegman. Menschenkundliche Grundlagen. 3. Aufl. Karl Ulrich & Co, Nürnberg 1984

Rohen, J. W.: Morphologie des menschlichen Organismus. Freies Geistesleben, Stuttgart 2000

Steiner, R.: Die Polarität von Dauer und Entwicklung im Menschenleben. 2. Aufl. Rudolf Steiner-Nachlassverwaltung, Dornach 1983

Weiterführende Literatur

Grossmann-Schnyder, M.: Berühren. Praktischer Leitfaden zur Psychotonik in Pflege und Therapie. 3. Auflage Hippokrates, Stuttgart 2000

Husemann, A. J.: Der musikalische Bau des Menschen. Entwurf einer plastisch-musikalischen Menschenkunde. 3. Aufl., Freies Geistesleben, Stuttgart 1993

Montague, A.: Körperkontakt. 7. Aufl. Klett-Cotta, Stuttgart 1992

Sayre-Adams, J.; Wright, S.: Therapeutische Berührung in Theorie und Praxis, Berlin, Wiesbaden: Ullstein Mosby, 1997

Teil 2: Qualitätskriterien für Rhythmische Einreibungen nach Wegman/Hauschka

Edelgard Große-Brauckmann

Bei diesen Aufzeichnungen über die Rhythmischen Einreibungen machte ich erneut die Erfahrung, dass die Beschäftigung mit diesem Thema nicht nur zu weiterer Klärung beiträgt, sondern gleichzeitig auch neue Fragen aufwirft. Die LeserInnen mögen den Text darum bitte nicht als etwas Abgeschlossenes und Ausgereiftes betrachten, sondern ihn zum Anlass nehmen, darüber in einen Austausch zu kommen.

Allen, die durch Korrekturlesen und die sich anschließenden Gespräche zu dem bisherigen Gelingen beigetragen haben, möchte ich an dieser Stelle ganz herzlich danken.

6. Einleitung

Pflegende gehören zu den sogenannten «Berufsberührern». Bis zur Wende vom 19. zum 20. Jahrhundert galt es als selbstverständlich, dass sie dazu eine natürliche Begabung mitbrachten. Das kam darin zum Ausdruck, dass noch bis vor einigen Jahrzehnten das Thema Berührung nicht im Lehrplan der Pflegeausbildung zu finden war.

Inzwischen trat ein starker Wandel ein. Es sind viele Konzepte, Techniken und Schulen entwickelt worden, in denen die Berührung einen großen Stellenwert hat. Beispiele sind Alexander-Technik, Akupressur, Aromatherapie, Basale Stimulation®,Bobath-Konzept, Chirophonetik, Craniosacral-Theapie, Elementartherapie, Feldenkrais, Kinästhetik, Psychotonik, Reflexzonen-Therapie, Rosen-Massage, Taktile Massage oder Therapeutic Touch. Der Zusammenhang von Leib, Seele und Geist und das Wissen um eine Förderung der Gesundungskräfte ohne Medikamente kommen in ihnen zum Tragen. Dazu gehören auch der helfende Umgang mit den Händen und die Möglichkeit, sich darin zu schulen.

Für Pflegende, die an einer Erweiterung der Pflege durch Anthroposophie interessiert sind, stellte sich die Frage: Wie können aus der Anthroposophie Gesichtspunkte und praktische Anregungen für eine professionelle Berührung gewonnen werden? Es sollte sich dabei um eine Erweiterung dessen handeln, was in der Pflege ohnehin getan wird. Maßgeblich war: Was sind Merkmale einer menschengemäßen Berührung und wie können diese umgesetzt werden? Das Bestehen der Rhythmischen Massage nach Frau Dr. Ita Wegman legte es nahe, hierin das für die Pflege Nötige zu suchen. Das Resultat sind die Rhythmischen Einreibungen nach Wegman/Hauschka.

Sie werden inzwischen seit etwa 90 Jahren weltweit von vielen Pflegenden praktiziert. Sie sind kein fest umrissenes Konzept, da sowohl die Praxis wie die Vermittlung eine stetige Weiterentwicklung bedingen. Eine stärkere Zusammenarbeit mit der Rhythmusforschung und den Pflegewissenschaften wird in der Zukunft sicher noch manches Licht in Verständnis und Praxis der Rhythmischen Einreibungen bringen [Bertram, 2005].

Einige von den oben genannten Berührungstherapien haben in der Pflege ihren festen Platz und sind gar nicht mehr wegzudenken – auch nicht in den sogenannten anthroposophischen Einrichtungen. Nachfolgend soll dargelegt werden, welchen Stellenwert die Rhythmischen Einreibungen haben, wo ihr Schwerpunkt liegt und inwieweit sie andere Möglichkeiten ergänzen können.

7. Ursprung der Rhythmischen Einreibungen

Der Ursprung der Rhythmischen Einreibungen liegt in der Rhythmischen Massage nach Dr. Ita Wegman. Die Entstehungsgeschichte der Einreibungen ist im ersten Teil des Buches dargestellt. Des Weiteren wurden im ersten Teil Verständnisgrundlagen geschaffen, auf die ich mich – insbesondere in diesem kurzen Abriss – beziehen werde.

Um den Zusammenhang zwischen den Rhythmischen Einreibungen und der Rhythmischen Massage zu verdeutlichen, werden zunächst einige *Merkmale der Rhythmischen Massage* genannt. Sie ist eine Erweiterung der Klassischen Massage durch das anthroposophische Menschenverständnis. Sie wendet sich an die lebentragende Organisation des Menschen, den Lebensleib und die sogenannten höheren Wesensglieder, die Seelen- und die Ich-Organisation.

Das kommt in der Durchführung der Griffe und in den Wirkungs- und Anwendungsmöglichkeiten zum Tragen. Alle Griffe (Effleurage, Walken, Kneten, Friktion, Vibration, Tapotement) haben den Ausdruck von *Leichte*, d.h. die Hände wenden *keinen physischen Druck* an. In diesem Zusammenhang wird von der *saugenden Qualität* gesprochen.

Die Körperhaltung des Therapeuten ist ganz in dieses elastisch-bewegte Geschehen einbezogen. Alle Griffe werden *rhythmisch* gestaltet, d.h. sie sind nach deutlich unterscheidbaren, einander *polaren Qualitäten* differenziert. Das äußert sich im zu- und abnehmenden, verdichtenden und lösenden, eintauchenden und ablösendweitenden Kontakt. Die *Umkehrmomente* zwischen diesen beiden Phasen bestehen in einer Entspannung der Hände zwischen Verdichten und Lösen und dem Miteinbeziehen des Umkreises zwischen Lösung und Verdichten. Dieser Prozess verändert sich in *elastischer Anpassung* an die Gegebenheiten der jeweiligen Körperregion und auf Grund der pflege-therapeutischen Zielsetzung.

Die *Wärme* spielt eine bedeutende Rolle: Es wird jeweils nur der behandelte Körperteil frei gemacht und mit warmen Händen gearbeitet. Und in jeder Behandlung wird mit einer Reaktion der Wärmeorganisation gerechnet.

Eine besondere Bedeutung kommt der *Nachruhe* zu – auch nach Behandlungen, die nur ein bis zwei Minuten dauern.

Die Formen sind der Strich, der Kreis, die Lemniskate und die Spirale.

Einzigartig sind die beidhändig durchgeführten phasenverschobenen Kreise mit dem Gewebe. Ebenso einzigartig sind Organbehandlungen und die Anwendung von Metallsalben und -ölen. Die Auswahl naturreiner Öle und anderer Substanzen wird auf das jeweilige Erscheinungsbild abgestimmt.

Die *Rhythmische Einreibung* bedient sich vor allem der Streichung. Damit sind verbunden:

- die Leichte der Berührung
- die rhythmische Gestaltung
- die Beachtung der Wärme
- die Einhaltung der Nachruhe.

Darin besteht im Wesentlichen das Gemeinsame und Verbindende zwischen Rhythmischer Massage und Rhythmischen Einreibungen.

Die Unterschiede beziehen sich darauf, dass in der Massage die *Vielfalt* der Griffe und die speziellen Behandlungskonzepte vorherrschen, während die Einreibungen mit *einer* Griffqualität – der Streichung – das Feld der pflegehygienischen und pflege-therapeutischen Maßnahmen abdecken. Der Unterschied ist außerdem durch die Ausübenden selbst gegeben.

Ein Masseur, der die rhythmische Massage anwendet, ist grundsätzlich in der Klassischen Massage oder Physiotherapie ausgebildet, und die Rhythmische Massage ist seine hauptberufliche Tätigkeit. Die Rhythmischen Einreibungen werden von Angehörigen verschiedener Berufe (Pflegende aller Fachgebiete, Sozialtherapeuten und Heilpädagogen) ausgeübt und sind jeweils ein Teil dieser beruflichen Tätigkeit. Auch Laien können sie anwenden, z. B. pflegende Angehörige. Alle diese Personen praktizieren ausschließlich das Spektrum der Teilkörper-Einreibungen, während die Einreibungen für einen Masseur nur ein Teil seines gesamten Repertoires sind.

Massagen werden in der Regel ärztlich verordnet und ein- bis dreimal wöchentlich oder in Ausnahmefällen täglich durchgeführt. Einreibungen werden sowohl ärztlich verordnet wie auch eigenständig von den Ausübenden eingesetzt. Sie werden täglich, mehrmals täglich und in seltenen Fällen nur einmal wöchentlich angewendet. Die Begründungen für diese Anmerkungen werden im Folgenden geliefert.

8. Definition der Rhythmischen Einreibungen

Pflege ist ein Teil des therapeutischen Spektrums. Die Rhythmischen Einreibungen sind Teil des Pflegens. In diesem Sinne sind sie eine pflegetherapeutische Maßnahme. Dass es gerade die rhythmische Qualität ist, die Einreibungen zu einer zentral heilend-helfenden Maßnahme macht, kann hoffentlich in folgenden Ausführungen deutlich werden.

Eine Definition der Rhythmischen Einreibung könnte so lauten: «Eine Substanz (Öl, Emulsion, Salbe, ...) wird mit einer gleitenden Bewegung und einer polar-wechselnden Berührungsintensität der Hände auf die Haut des zu behandelnden Menschen aufgetragen. Die Bewegung der Hände orientiert sich an der Gesetzmäßigkeit der rhythmischen Prozesse in der Natur und im Menschen.»

Das klingt sehr einfach. Ist dazu nicht jeder Mensch in der Lage? Ja und nein. Ja, so wie eine Mutter ihr Kind wohltuend, tröstend und beruhigend berührt und dadurch Angst nimmt, Schmerzen lindert oder den Schlaf fördert. Nein, weil es einem oft schwer fällt, das in gleicher Weise bei fremden Menschen zu tun, und erst recht unter bestimmten Belastungen wie Hetze, Überforderung oder Antipathie. Ja und nein, denn die Mutter ist sich dessen nicht bewusst, dass sie es *rhythmisch* macht. Rhythmisch wird es aber dadurch, dass sie die Hand leicht und dennoch bestimmt und sicher heranführt und sie wieder löst. Ihre Hand ist absolut entspannt und aus dem freien Oberarm geführt. Ihre innere Haltung und die Intention, tröstend auf ihr Kind zu wirken, geben ihrer Hand den entsprechenden Ausdruck und teilen sich darin überzeugend mit. Vielleicht summt sie noch eine Melodie dazu, die dem Kind und ihr selber Ruhe und Entspannung bereiten. Die ganze «Behandlung» ist aus einem Fluss und doch in sich differenziert. Es ist nicht leicht, so eine Handlung willentlich herzustellen. Und würde die Mutter es bewusst machen wollen, müsste sie es ganz neu lernen.

Für Angehörige pflegetherapeutischer Berufe ist es angebracht, sich die Qualität dieser natürlichen Handhabung bewusst zu machen und sie zu verobjektivieren, um

- sie – unabhängig von der momentanen Stimmung oder Verfassung – in Belastungssituationen einsetzen und
- die verschiedenen Wirkungsmöglichkeiten gezielt zur Anwendung bringen zu können.

In der Bezeichnung *Rhythmische* Einreibung klingt an, dass es keine mechanische Technik ist, sondern etwas, was sich an den Gesetzmäßigkeiten des Lebendigen orientiert (siehe Kapitel 2.3). Rhythmen sind Vorgänge in der Natur, die nicht von Menschenhand oder Verstand, sondern von kosmisch-geistigen Kräften inner und außerhalb des Menschen geleitet werden (siehe Kapitel 3.3.3). Insofern ein Mensch bewusst etwas rhythmisch tut, fügt er den Naturrhythmen einen neuen, vorher nicht dagewesenen Rhythmus hinzu. Er schafft Kultur.

Es ist nicht zu übersehen, welch hoher Anspruch und welche Verantwortung gleichzeitig darin liegen, mit dieser Tätigkeit zu beginnen. Die Erfahrungen in Pädagogik (Waldorf-Pädagogik, Heilpädagogik [Heimann, 1989]), Pharmazie (Rhythmisierung in der Medikamentenherstellung), Landwirtschaft (biologisch-dynamische Landwirtschaft, Präparateherstellung zur Kompostwirtschaft), Therapie (Heil-Eurythmie, Sprachgestaltung, Kunsttherapie, Sozialkunst) bestätigen die kräftigende, gesundende, erhaltende und aufbauende *Wirkung* von rhythmischen Prozessen. Die Rhythmusforschung zeigt auf, welche *Gesetzmäßigkeiten* jedem rhythmischen Vorgang zugrunde liegen [Hauschka, 1984; Hildebrand, 1986; Hoerner, 1978; Klages, 1944; Schwenk, 1976].

Ein Ergebnis der Molekularbiologie ist es, dass jede intra- und interzelluläre Bewegung nicht nur rhythmisch, sondern auch lemniskatisch vor sich geht. Die Lemniskate ist zum einen eine Bewegungsform im Bereich des Lebendigen, zum andern ein bildhafter Ausdruck für einen Prozess, bei dem es zwischen zwei Polaritäten bei Aufrechterhaltung derselben zu einem Ausgleich kommt.

Die Gesundheit des Menschen beruht darauf, dass die im Körper tätigen Polaritäten durch rhythmische Prozesse immer wieder ausgeglichen oder in der nötigen Weise auseinandergehalten werden (siehe Kapitel 3.)

Diese gesundende Tätigkeit bedarf einer permanenten Unterstützung. Dazu trägt jedes rhythmische Verhalten bei. Aber jeder Verstoß dagegen wirkt krankmachend oder kränkend. Die Kompensationsmöglichkeit des gesunden Organismus ist allerdings in der Regel recht groß. Deshalb machen sich Zuwiderhandlungen nicht unmittelbar bemerkbar, sondern oft erst nach langen Zeiträumen. Ist die individuelle Grenze jedoch überschritten und eine Krankheit eingetreten, erweist sich die Anwendung rhythmischer Maßnahmen als wohltätig und heilsam. Dazu gehören:

- ein ausgewogenes Verhältnis von Schlafen und Wachen
- der angemessene Wechsel von Ruhe und Bewegung
- der Wechsel von Konzentration und Entspannung
- regelmäßige Einnahme frisch zubereiteter Mahlzeiten
- Wandern oder Schwimmen
- künstlerische Beschäftigung und/oder Therapie als Atmungsvorgänge mit Farbe, Form, Ton,
- Rhythmische Massagen und Bäder
- *jede* rhythmisch gestaltete Berührung wie z. B. Rhythmische Einreibungen.

Die nötige Aktivität besteht also darin,
- sich entweder bewusst in einen *gegebenen* rhythmischen *Natur*-Zusammenhang zu stellen
- oder einen *neuen* rhythmischen, d. h. einen *Kultur*-Vorgang zu schaffen.

Die Rhythmische Einreibung ist eine den Naturvorgängen abgelauschte und diesen hinzugefügte Kulturhandlung. Ihre Bedeutung liegt darin, den menschlichen Körper im Sinne der allgemeinen Gesundungs- und Heilungskräfte zu berühren und dadurch «Kränkungen» zu vermeiden oder diese ausgleichen zu helfen.

Heute ist im Lebensalltag das Wissen um die gesundende Bedeutung der rhythmischen Qualität im Schwinden oder schwer umzusetzen (Nacht- und Sonntagsarbeit – Störung des Tag-Nacht-Rhythmus, Fast-food – Mangel an Rhythmus und Kultur im Essen, Wegwerf-Verhalten – regelmäßige Pflege entfällt durch den vorhandenen Überfluss, ...). Darum leiden viele Menschen unserer westlichen Gesellschaft mehr oder weniger unter Rhythmusstörungen. Eine menschengemäße Pflege ist bestrebt, dieser krankmachenden Tendenz etwas entgegenzusetzen, indem sie einem irritierten Organismus gesundende, rhythmische Qualitäten und Abläufe anbietet.

Das diesen Ausführungen zugrundeliegende Menschenbild ist in der Anthroposophie Rudolf Steiners zu finden. «Diese sieht in jedem Menschen eine Individualität, die sich durch Auseinandersetzung mit sich selbst, den Mitmenschen und der Umwelt in einem lebenslangen Lernprozess befindet. Für die Pflege bedeutet das die Unterstützung und Begleitung von Heilungsvorgängen und Entwicklungsschritten auf leiblicher, seelischer und geistiger Ebene in der Begegnung mit dem Patienten.» (Leitbild des Ausbilders für Rhythmische Einreibungen nach Wegman/Hauschka, 1997.)

Zur Verwirklichung dieser vermittelnden Tätigkeit benötigen die Pflegenden ein Instrument und eine Technik. *Eine* Möglichkeit sieht so aus: Die Hände sind dieses Instrument, und die Rhythmischen Einreibungen sind die ihnen «an die Hand gegebene» Technik. Die bewusst gestaltete Berührung spricht durch das rhythmische Element die Selbstheilungskräfte des Patienten an und verstärkt deren Wirksamkeit.

9. Qualitätskriterien

9.1 Überblick

Der Begriff Qualität beinhaltet in diesen Ausführungen im weitesten Sinn, was in der Durchführung einer Einreibung zum Entstehen des rhythmischen Ausdrucks beiträgt. In Teil 1 wurden Verständnisgrundlagen geschaffen, die eine notwendige Voraussetzung für die Anwendung einer rhythmisch gestalteten Berührung sind. Jetzt beschäftigen wir uns mit der Art und Weise, wie die Grundlagen zur Anwendung kommen.

Der Aufbau dieses Kapitels orientiert sich an der Viergliederung des menschlichen Organismus (siehe Kapitel 2.):

1. Umgang mit der *Schwerkraft* oder dem Phänomen der *Schwere*:
   - Worin hat die Schwere in der Rhythmischen Einreibung ihre Berechtigung?
   - Wie überwindet man sie, sodass sie nicht störend wirkt?

2. Als nächstes geht es darum, in der Berührung die *Lebendigkeit*, den Fluss und die elastische Anpassung zu erzeugen und dadurch ein Leichtwerden zu ermöglichen, wie es im und durch das Wasserelement geschieht.

3. Die Beachtung der vorangehenden Aspekte ist die unbedingte Voraussetzung für die Herstellung einer dem Luftelement eigenen *Dynamik*, die sachdienlich differenziert – dem Wesen des Rhythmus entsprechend – eingesetzt wird.

4. Der vierte Aspekt ist untrennbar mit den vorherigen verbunden: die Berücksichtigung der *Wärme* auf physisch-seelisch-geistiger Ebene. Das bedeutet insbesondere:
   - eine warme, wache, ordnende und besonnene Handhabung, die sowohl die Gesetzmäßigkeiten als auch die Gegebenheiten des individuellen Patienten berücksichtigt
   - eine ungestörte Situation zu schaffen
   - durch die Auswertung der Behandlung den Informationsfluss zu gewährleisten und
   - einen forschenden Umgang und eine permanente Selbstüberprüfung zu pflegen.

Hinzu kommen Aspekte zur Berührungsintensität, zu Form, Richtung und Dauer der Rhythmischen Einreibung und der Auswahl der Substanz. Alle Aspekte erfordern die wache, mitdenkende und einsichtige Durchführung.

Bei folgendem Schema handelt es sich um eine Werkstattarbeit. **(Tab. 9-1)** Es sind einander zugeordnet:

- das Wesensglied des Menschen
- das ihm jeweils zugrunde liegende Element
- einige Eigenschaften dieses Elementes in der Natur und
- deren Beachtung in der Praxis der Rhythmischen Einreibung.

Lebendiges lässt sich nicht in ein Schema pressen. Die Form z.B. könnte in der ersten Spalte erscheinen, wenn man sie als das Gewordene ansieht. Hier steht der Aspekt im Vordergrund, dass jede Form aus dem Flüssigen geworden ist.

Tabelle 9-1: Wesensglieder der Natur

Wesensglied	Element	Qualität in der Natur	Qualität in der Einreibung
1. physischer Leib	das Feste, die Physis	*Schwere*, Kälte, Ruhe, sichtbar, mess- und wägbar	Berührung an sich, Lagerung des Patienten, Stand/Haltung der Behandlerin, Größe des einzureibenden Gebietes
Übergang:		Überwindung der Schwere entspannte Lagerung	Geste, bewegte Haltung
2. Lebendiges (Ätherleib)	Wasser	*Leichte*, Auftrieb, *Sog*, das Flüssige, elastische Anpassung, Tropfenbildung, Fließbewegung	Fließgestalt des Muskels, der Gelenke und Organe, Leitlinie, Form, Richtung, *wandernde* Aufmerksamkeit, Fließbewegung der Hand, Gegenbewegungen
Übergang:		Ausgleich	Empathie
3. Seelisches (Astralleib)	Luft	*Dynamik*, Hoch- und Tiefdruck, Ausdehnung und Zusammenziehung, Systole – Diastole, Ein- und Ausatmung, Kontraktion – Dilatation	Zusammenziehung und Ausdehnung, Strich und Kreis, zu- und abnehmender Kontakt, zu- und abnehmende Intensität Wechsel v. Pro- u. Supination, Verdichten und Lösen, Nähe und Distanz
4. Ich	Wärme	*Wärme*, absolute Durchdringung, Lösung, Weitung, Bewegung	Wärme in Händen, Substanz und Umgebung, ungeteilte Aufmerksamkeit, Interesse, Zuwendung in Empathie, Konzentration, Herstellung der Umkehrmomente, Organisation, Überschau, die Intention; die Evaluation

Die Richtung könnte auch in der vierten Spalte erscheinen, wenn man bedenkt, dass es immer zwei Möglichkeiten für eine Richtung gibt und dass das Ich aufgrund bestimmter Überlegungen die Entscheidung trifft. Hier geht es um den Aspekt der Richtung im Fließenden. Grenzen sind im Lebendigen in der Regel Übergangszonen, was durch die eingefügten Begriffe ausgedrückt werden soll.

Für die Praxis der Rhythmischen Einreibungen könnte aus dieser Übersicht oder dieser Stoffsammlung ein *Leitbild* abgeleitet werden:

In den Rhythmischen Einreibungen erfolgt der Umgang mit der Schwere (in der Lagerung des Patienten und Haltung der Behandlerin) stets im Sinne von Überwinden derselben, sodass sie nie als solche zum Tragen kommt. In der Berührung wird die Schwere nur eingesetzt, um beim Patienten Leichte zu schaffen oder ein mangelndes Körperbewusstsein auszugleichen.

Das Wissen um das Wesen des Wassers hilft, den zu behandelnden Körper in seiner Lebendigkeit zu verstehen und als Behandlerin[1] *ein den Funktionen des Organismus gemäßes sachdienliches Instrument zu werden.*

Werden diese Voraussetzungen erfüllt, kann die Behandlerin mit ungeteilter Aufmerksamkeit und warmem Interesse eine freilassende, atmend differenzierte Berührung herstellen.

9.2 Berücksichtigung der Schwere

In den Rhythmischen Einreibungen handhabt man die Schwere so: Sie wird belassen, wo es berechtigt ist, oder eingesetzt, wenn es erforderlich wird, aber vermieden, wo es störend wirkt oder unangebracht ist.

1 Zugunsten der besseren Lesbarkeit heißt es im ganzen Text stellvertretend für beide Geschlechter: die Behandelnde bzw. die Behandlerin und der Behandelte bzw. Patient.

9.2.1
Lagerung des Patienten

Ziel

Ziel der Lagerung ist, dass der Patient sicher, bequem und entspannt liegt oder sitzt, ohne sich zur Mithilfe aufgefordert zu fühlen.

Für die Behandlerin besteht ein freier Zugang zum Ort der Einreibung, sodass die Berührungsintensität durch die einreibende Hand und nicht durch eine beengte Situation bestimmt werden kann.

Praxis

Je nach Bedarf

- den Kopf/Oberkörper evtl. leicht erhöhen (in Rückenlage)
- ein Hohlkreuz ausgleichen (in Rücken- und Bauchlage)
- die Lendenwirbelsäule durch leichte Erhöhung des Kreuzbeins entlasten
- eine zu starke Außen- oder Innenrotation der Beine durch Unterstützung der Hüft- oder Kniegelenke ausgleichen
- Entlastung der Bauchmuskeln durch eine Knierolle
- in Bauchlage:
  - Weichlagerung des Fußrückens
  - je nach Gestalt von Wirbelsäule und Oberkörper: Schultern, Bauch, Becken polstern
  - Schulter polstern zur Entlastung der Brust
  - Kopf in Halbseitenlage bringen, um die Nackenmuskeln zu entspannen
- bei Seitenlagerung: mit einem kleinen Kissen in der aufliegenden Flanke Halt und Sicherheit vermitteln
- Kleidung lockern
- Tücher und Decke wie eine zweite Haut anschmiegen
- Fußsohlen Widerhalt bieten; Druck über den Zehenkuppen vermeiden

Hinzu kommen die für die jeweiligen Teilkörper-Einreibungen spezifischen Unterstützungen, Hohllagerungen und Positionen (siehe Teilkörper-Einreibungen, Kapitel 16).

Bei der Lagerung des Patienten kommt es auf den gezielten Einsatz von Lagerungshilfsmitteln an und nicht auf die Menge. Bei der Körperpflege vor dem Waschbecken oder in anderen Situationen außerhalb des Bettes gelten andere Regeln, vor allem:

- Warmhalten des Körpers
- Unterstützung der Arme vor dem Oberkörper.

9.2.2
Haltung der Behandlerin im Stand und bei der Körperbewegung

Ziel

Wenn die Hände die Möglichkeit erhalten sollen, der rhythmischen Gesetzmäßigkeit zu entsprechen, brauchen sie die unterstützende Mitwirkung des ganzen Körpers. Tatsächlich ist bei fast jeder Bewegung der ganze Körper beteiligt. Im Folgenden geht es darum, *wie* der Körper die Tätigkeit der Hände unterstützen kann.

Die Haltung hat einen *inneren* und einen *äußeren* Aspekt. Der *innere* Aspekt beinhaltet, dass Berührung immer etwas mit dem Wesen der Begegnung und mit Zuwendung zu tun hat. Der berührte Mensch wird daher in die Handlung mit einbezogen. Er kommt der Behandlerin entgegen. Er lauscht mit allen Sinnen. Dies wird sichtbar in einer *Geste* der Behandlerin – sich mit einladendem Charakter dem individuellen Menschen zuzuwenden. Grossmann-Schnyder nennt das auch die «meinende Berührung» [Grossmann-Schnyder, 1996].

Der innere Aspekt bedeutet auch, dass Bewegung – ganz allgemein – den Umkreis mit einbezieht. Die sichtbare Bewegung ist stets ein kleiner Teil einer großen, unsichtbaren Bewegung. Menschen, die sich begegnen, sind lange vorher unsichtbar füreinander und machen dennoch bereits eine Bewegung aufeinander zu. Für das Auseinandergehen gilt das auch: Die Beziehung bewirkt ein Verfolgen der Wege des anderen Menschen, auch ohne ihn zu sehen. Deshalb nimmt die Behandlerin keine Position ein, wie es beim rückenschonenden Arbeiten im Umgang mit Lasten erforderlich ist. Dabei wird ein Gegenstand von einem Ort zum andern bewegt. Aber die Bewegung in der Rhythmischen Einreibung nimmt eine bereits vorhandene Bewegung auf und entlässt sie wieder in die Weite.

Der *äußere* Aspekt der Haltung besteht darin, dass der Stand zu einer Bereitschaftsposition wird, die in jedem Moment eine Veränderung zulässt. Er wird zu einem «Sich-auf-der-Stelle-Fortbewegen», locker in allen Gelenken, dem Patienten zugewandt, frei beweglich, im «labilen Gleichgewicht» zwischen vorn und hinten sowie rechts und links.

Praxis

- Die Behandlerin steht in einem Frontalschritt (kein Grätsch-Schritt), der zum Patienten oder zum Bett hin geöffnet ist. Das ermöglicht ihr, sich ohne eine zusätzliche Drehung in der Wirbelsäule nach vorn zu beugen.
- Die Füße geben dabei Auskunft über die Gewichtsverteilung, die zwischen dem vorderen und hinteren Bein ausgewogen sein sollte.
- Die geringe Schrittgröße – etwa schulterbreit – lässt es zu, alle Gelenke gelöst zu halten, um jederzeit – ohne spürbare Übertragung auf den Patienten – die Position nach vorn oder hinten verändern zu können. Ist das erforderlich, geschieht es um den 2. Umkehrmoment herum. Dann sind die Hände am meisten gelöst, und die Bewegung des Körpers überträgt sich nicht auf die Berührung.
- Die Behandlerin steht frei, ohne sich anzulehnen. Ansonsten entsteht eine Dysbalance.
- Die Schwere lässt man in der Vorstellung und mittels eines inneren Loslassens zu den Füßen hin absinken, um den Schultergürtel und die Hände zu «befreien».
- Die Lendenwirbelsäulen-Lordose, das Hohlkreuz stellt hierfür eine Blockade dar. Deshalb rundet man an dieser Stelle den Rücken nach hinten (Kyphose). Im eurythmischen «M» ist in dieser Region der Wirbelsäule ein «Charakterort». In der Gymnastik spricht man von Beckenaufrichtung. Dieselbe Geste üben Schwangere zur Geburtsvorbereitung. Dabei rundet sich die ganze Gestalt zwischen Stirn/Scheitel und Sohle. Damit eine Spannung in den Armen vermieden wird, bezieht man auch die Halswirbelsäule in dieses Rund mit ein.
- Die Behandlerin erlebt sich im Schultergürtel frei und offen, damit die in der Vorstellung von außen kommenden Bewegungen vom freien Oberarm geführt werden können.
- Es gibt weder ein Stand- noch ein Spielbein, sondern zwei «Stand-Spielbeine», d. h. beide übernehmen das Gewicht, tragen, sind gut «geerdet» und erhalten gleichzeitig durch die gelösten Gelenke die Möglichkeit, jederzeit eine Veränderung auszuführen.
- Weder Möbelstücke noch andere auf dem Boden befindliche Gegenstände behindern die Bewegung.
- Eine baumelnde Kette, ein Halstuch, lange Haare oder weite Ärmel etc. sind ebenfalls hinderlich und daher zu vermeiden, damit Kopf oder Arme keine Ausgleichsbewegungen machen müssen.

Wie kann dem Einwirken der Schwere außerdem begegnet werden? Die Schwere wirkt ganz subtil allein schon in dem zunehmenden Kontakt der einreibenden Hand/Hände. Das Ziel ist, dass diese Intensivierung dem Behandelten nicht als Schwere zum Bewusstsein kommt. Die Einreibende kann die Berührungsintensität am besten frei bestimmen, wenn sich ihr Körper von der Bewegung des Armes «distanziert» und eine – wenn auch noch so feine, manchmal nur gedachte – *Gegenbewegung* macht. Andernfalls beeinflussen die Schwere und Kraft ihres Körpers und Temperaments die tätigen Hände. Durch diese Distanzierung werden die Handgelenke zu Durchfließorten für Bewegungsimpulse. Sie werden nicht abgewinkelt oder seitlich gebogen. Es entsteht das Empfinden, die Hände gingen bis zum Ellenbogengelenk. Gleichzeitig ist diese Distanzierung auch ein Schutz davor, sich bei aller Zuwendung zu verausgaben und dabei die eigenen Kräfte zu verlieren.

Insgesamt wird der Körper *so wenig wie möglich* und nur *so viel wie nötig* mitbewegt. Ein zu elastischer Anpassung fähiges «labiles Gleichgewicht» ist das Ergebnis der Überwindung der Schwere. Eine gelöste Haltung ist die Voraussetzung dafür, sich einem anderen Menschen in Empathie – innerlich und äußerlich – therapeutisch zuwenden zu können.

9.2.3 Die nicht einreibende Hand

Bei den Einhand-Einreibungen ist die jeweils zweite Hand nicht äußerlich tätig. Sie fügt sich dennoch ganz in den Duktus der Einreibung ein. Sie hat stets mit dem einzureibenden Körper Kontakt. Dadurch «schließt sich der Bogen» der Zuwendung. Würde sich die Hand woanders aufhalten, z. B. herunterhängen oder dazu benutzt werden, sich abzustützen, wäre die Haltung nicht frei und nicht im Gleichgewicht. Die freie Hand wird so angelegt, dass sie weder die einreibende Hand behindert noch die Haltung der Einreibenden einengt – insbesondere im Schulter-Brust-Bereich. Sie hält unauffällig warmen Kontakt und wahrt die Kontinuität des Kontaktes auch in den Momenten, in denen sich die einreibende Hand löst, um bei der Wiederholung einer Form einen Weg durch die Luft zu machen.

In ganz wenigen Situationen hebt oder stützt sie einen Körperteil des Einzureibenden (bei der Arm- und Fuß-Einreibung) oder gibt ihm Halt (Rücken-Einreibung im Sitzen). Dabei ist sie genauso gelöst wie beim Einreiben. Sie greift nicht zu und spannt sich nicht an. Sie benutzt vorrangig den Handteller, bezieht die Finger in diese Fläche mit ein und signalisiert nur weiche Anwesenheit.

Bei einem Handwechsel spielen die Hände so zusammen, dass ein flüssiges Ablösen und Herankommen zeitgleich stattfinden kann (Unterarm-, Ellenbogen- und Oberarm-Einreibung).

Die Gelöstheit der nicht einreibenden Hand ist die Voraussetzung dafür, dass sie der anderen «aufmerksam zuhören» kann.

9.3 Beachtung der Leichte

Im Abschnitt 9.2 wurde angeregt, mit der physischen Schwere so umzugehen, dass sie entweder ausgeschaltet wird oder – im wahrsten Sinne des Wortes – nicht ins Gewicht fällt. Dabei handelte es sich um die *Vorbereitung* des nächsten Schrittes: das Entstehen der Leichtekräfte, eines Auftriebs oder auch eines Sogs.

Beim Blick auf den menschlichen Körper müsste man sagen: «Er ist eigentlich viel leichter als schwer.» Denn wenn die Schwere überwiegen würde, würden alle Substanzen aus dem lebendigen Zusammenhang herausfallen, der lymphatische und venöse Kreislauf würden sofort ihre Funktion einstellen und zusammenbrechen, die Gelenke versteifen und jegliche Bewegung unmöglich werden. Der Mensch könnte gar nicht existieren.

Das Überwiegen der Leichte ist unbedingte Voraussetzung für alles Lebende. Das drückt sich darin aus, dass

- der menschliche Körper zu über 75 % aus Wasser besteht, dem physischen Träger der Lebens- oder Ätherkräfte
- in der Embryonalentwicklung alle Gewebe noch flüssig sind und primär strömen, ohne einen sichtbaren Antrieb von außen
- man der Gestalt vieler Organe, insbesondere der Extremitätenmuskeln, die Entwicklung aus dem Flüssigen ablesen kann. Ihre Stromlinienform, die Tatsache, dass alle Muskelfasern in die Richtung zwischen Ursprung und Ansatz eingespannt sind und die Ausdehnung und Zusammenziehung der Muskelfasern erinnern daran. Letzteres deutet allerdings auch schon auf den Einfluss eines dynamischen Prinzips hin – sowohl die Gestalt als auch die Funktion betreffend. Übergänge im Lebendigen sind stets fließend.

9.3.1 Leitlinie/Orientierungslinie

Im Verlauf der Muskeln an den Extremitäten unterscheiden wir – wie in einem Flussbett – eine Mittel- oder Hauptströmung und eine Randströmung. Den Verlauf der Mittelströmung bezeichnet man in der Rhythmischen Massage nach Dr. Ita Wegman als *Leitlinie.*

«... Leitlinien, die auf den Extremitäten meist den Muskelzügen folgen, mehr noch der künstlerischen Plastik des menschlichen Körpers ....»

«.... meist folgen die Leitlinien den schwingenden Muskelzügen ....» [Hauschka, 1984]

Diese unsichtbaren Leitlinien kann man z.B. an der Gestalt des Unterschenkels oder des Armes ablesen. Sie verlaufen zwischen Ansatz und Ursprung, aber nicht exakt mittig, sondern der jeweiligen Schwingung oder Plastik des Muskels entsprechend. Die einreibende Hand folgt der Leitlinie in Verlauf und Richtung zumeist mit dem Mittelstrahl (siehe Abb. 5-2, S. 48). Dadurch entsteht das Erlebnis einer «richtigen» Berührung.

Nun finden Einreibungen nicht ausschließlich an Extremitäten bzw. Leitlinien statt. Die verbleibenden Wege werden als *Orientierungslinie* bezeichnet.

Einige Beispiele sind:

- der Verlauf eines Muskels am Rumpf, der als Nichtextremitätenmuskel auch den Weg und die Richtung vorgibt, z.B. der Musculus erector spinae
- der Weg um ein Gelenk, wo kein Muskel dem Verlauf dieses runden Weges entspricht wie bei der Ferse oder einem Teil des Kniegelenkes
- die Wege am Körper, wo entweder ein Organ oder andere Strukturen den Weg vorgeben wie an Bauch und Thorax
- der Weg, den die Hand beim Verlassen der Leitlinie geht, um ein begonnenes Rund oder eine Spirale zu Ende zu führen wie bei den Einreibungen an Unterarm, Unter- und Oberschenkel.

Die *Gerade* und die *Krumme* sind eine Urpolarität und in allen Bereichen des Lebens anzutreffen (siehe Kapitel 5.2.2). Dieselben Eigenschaften finden sich im Gegensatz der Mittel- und Randströmung eines Flusses wieder: die eine schnell, geradeaus und zielgerichtet, die andere langsam, gerundet und alle Richtungen verfolgend. Dasselbe lässt sich über den Gegensatz von Leitlinien und Nichtleitlinien der Extremitätenmuskeln sagen. Demzufolge erscheint dieser Gegensatz auch in der Berührungsqualität, nämlich im Verdichten und zunehmenden Kontakt über der Leitlinie und im Lösen und abnehmenden Kontakt beim Verlassen der Leitlinie.

Es entstehen folgende Begriffspaare:

Gerade	→	Krumme
Haupt- oder Mittelströmung	→	Randströmung
Leitlinie	→	Orientierungslinie
Verdichtungs-Phase	→	Lösungs-Phase
Ausnahme: Es gibt auch Verdichtungen an einer Orientierungslinie.	→	Ausnahme: Es gibt auch Lösungen an einer Leitlinie.

9.3.2 Die gelöste Hand

Das Überwiegen des flüssigen Elementes im menschlichen Körper wird in der Gestaltung der Berührung berücksichtigt. Wasser bewegt sich im Fließen, Gleiten und Scheren wie in allerfeinsten Lamellen mit und gegen sich selber. Die Lamellenstruktur ermöglicht es, sich elastisch und ohne Eigenwillen anzupassen: jedem Eindruck oder Einfluss durch Wind, Widerstände oder Gefälle.

Es ist hilfreich, Wasser im Fließen zu beobachten und Fließbewegungen zu studieren, um mit der Hand eine fließende Berührung herstellen zu können.

«Das Wasser will nichts für sich selbst, es gibt sich allem hin und fragt nie nach der Gestalt, in die es sich verwandeln muss. Es ‹verzichtet› überall und tritt nach der vermittelnden Tätigkeit wieder zurück, um für neues Schaffen und Vermitteln bereit zu sein.» [Schwenk, 1976]

> Nichts Weicheres und Wankeres in der Welt
> als Wasser.
> Nichts Mächtigeres auch zur Beugung des
> Starken und Starren:
> Unbezwingbar, weil all-anpassend.
> So auch: Alle Welt weiß: Schwaches zwingt Starkes,
> Weiches zwingt Starres,
> Doch niemand handelt danach.
>
> Lao Tse [Sandkühler, 2000]

In der Rhythmischen Einreibung wird nun angestrebt, *doch* danach zu handeln, aber wie?

Es gibt zwei Extreme der streichenden Berührung:

- Entweder ist die Hand schwer und haftend, sodass sie das Gewebe vor sich herschiebt (drückend, bedrängend).
- Oder sie ist so leicht, dass der Berührte das Gefühl hat, die Hand sei gar nicht anwesend, schwebe über ihn hinweg (kitzelig, kühl, flüchtig).

In beiden Fällen ist die Hand nicht gelöst, sondern gespannt – einmal in Verbindung mit Druck, das andere Mal aus zu großer Vorsicht. Beides ist zu vermeiden.

Wie lassen sich nun Leichte und Anwesenheit gleichzeitig herstellen? Wie gelingt es, mit der notwendigen Verdichtung nicht zu bedrängen und beim Lösen nicht zu verlassen?

Naturgemäß entsteht diese Qualität – jedoch völlig unbewusst – bei einer tröstenden, liebevoll streichenden Handbewegung. Ohne diese spontan-zwischenmenschliche Beziehung bedarf es einer bewusst geführten Hand, um in jeder Situation diese Qualität herstellen zu können.

Das Verständnis der funktionellen Dreigliederung trägt dazu bei. Die Polarität von Nerven-Sinnes- und Stoffwechsel-Willensvorgängen bedingt, dass die Anwesenheit des einen die Anwesenheit des anderen zurückdrängt. Möchte man also die Sensibilität in den Händen steigern, lässt sich das nur mit Zurückhaltung des Stoffwechsel-Willensbereiches erreichen. Ist dieser zu aktiv, kann die Wahrnehmung gar nicht oder nur geringfügig stattfinden.

Außerdem wird der persönliche Freiheitsraum eines Menschen berührt, wenn man ihm willensmäßig zu nahe tritt [Kühlewind, 2000]. In der Berührung kann man diesen Tatbestand zwar nicht umgehen, kann ihn aber zum Anlass nehmen, so behutsam, so wohl-wollend (im wahrsten Sinne des Wortes) und zurückhaltend wie möglich damit umzugehen.

Was ist dazu erforderlich?

- Die Einreibende nimmt die bereits oben beschriebene Körperhaltung ein.
- Sie vermeidet, das Eigengewicht der Hand einzusetzen, um den Körper des zu Behandelnden nicht zu belasten.
- Die Hand bewegt sich ohne Benutzung der willkürlichen Muskeln, denn nur dadurch kann der Wille zugunsten einer Steigerung der Wahrnehmungsfähigkeit zurückgenommen werden.
- Es bleibt eine *Intentionsspannung* als Ausdruck von Interesse und Aufmerksamkeit. In ihr verbinden sich die angestrebte Leichte und wache Anwesenheit und es entsteht eine gelöste und gleichzeitig voll anwesende Berührung. (Intentionsspannung ist die Spannung, die z. B. im wachen Blick des Auges liegt [Witzenmann, 1989]. Sie entsteht nicht durch die Anspannung der Augenmuskeln, sondern beruht auf dem *Interesse,* das die eindeutige Richtung und den Ausdruck des Blickes verursacht.)

Wie ist das zu verwirklichen?

Die Hände verändern ihre Stellung im Raum durch Bewegungen des Armes. Da nun *keine Muskelarbeit* erforderlich ist, um einen Bewegungsimpuls umzusetzen, kann sich die Hand ganz entspannen und diese Aktivität anderen Bereichen überlassen. Diese Bereiche sind:

- Der Oberarm, der die Hand von der Schulter aus vor- und zurückbewegt und
- der Ellenbogen, der durch den Wechsel von Pronation und Supination das Umrunden, Umfahren und Umhüllen von einzureibenden Körperteilen ermöglicht.
- Das Handgelenk ist durchlässig für diese Impulse und bewegt sich nur in elastischer Anpassung.
- Bei der Armführung wird das Handgelenk gebeugt (anteflektiert) oder gerade gehalten, weil dadurch das Muskelgewebe der Innenhand entspannter und weicher ist.
- Der Bewegungsansatz liegt also nicht im Handgelenk, sondern weiter entfernt im Schultergürtel. (Man vergleiche mit Tätigkeiten und Bewegungen verschiedenster Art wie Holzfällen, Stämme sägen, Säen, Mähen, Geige oder Cello spielen, Dirigieren oder mit der tastenden Bewegung eines blinden Menschen.)
- Die gelöste Hand kann sich den jeweiligen Körperformen anpassen, indem sie sich von ihnen formen lässt und nicht, indem sie sie nachbildet. So z. B. formt sich ein Kniegelenk

die einreibende Hand nach seiner Größe und Gestalt (siehe Kap. 15.1).

9.3.3 Wandernde, fließende Aufmerksamkeit

In dieser Gelöstheit und Entspannung besteht die Gefahr, mit der Hand, die sozusagen «schläft», schwer und belastend zu werden.

Darum ist es nötig, in der Hand «aufzuwachen», d. h. die wahrnehmende *Aufmerksamkeit* zu praktizieren. Dann erst beginnt die Hand mit dem zu korrespondieren, was sie berührt. Ausgehend von der Tatsache, dass der Körper zu 75 % und mehr aus Wasser besteht, geht die Hand bei der Berührung wie an eine Wasseroberfläche heran und erlebt

- den feinen Widerstand, den diese der Hand bietet
- den Sog, wenn sie sich von ihr lösen will und
- die Möglichkeit, sich satt anzuschmiegen, ohne schwer zu werden oder hineinzufallen
- sich getragen zu fühlen.

Diese beginnende Erlebnisfähigkeit der Hand lässt sich weiter differenzieren und steigern, indem sich die Aufmerksamkeit nicht gleichzeitig über die ganze Hand erstreckt, sondern fein dosiert wird und sich in stetiger Veränderung befindet. Sie fließt oder wandert kontinuierlich durch die Hand. Allerdings kann sie auch «springen», z. B. bei Richtungsänderungen oder in den Umkehrmomenten, ohne dabei den Fluss der Bewegung zu unterbrechen (das Erfahren und Erüben dieser Technik – siehe Übung zur wandernden Aufmerksamkeit, Kap. 15.2).

Grundsätzlich werden drei Arten der wandernden Aufmerksamkeit unterschieden:

1. In Verbindung mit der *Veränderung der Kontaktfläche* der Hand beim zu- und abnehmenden Kontakt: Beginnend am Ort des ersten Kontaktes der Hand lässt man die Aufmerksamkeit zu dem jeweils nächsten Ort des Kontaktes fließen und löst sich von dem vorherigen. Parallel dazu fließt auch die feine Intentionsspannung von einem Ort des Kontaktes zum nächsten. Die übrige Hand ist also frei von Intentionsspannung und außerdem von jeder aktiven, willkürlichen Muskelspannung. Dabei gibt es verschiedene Fließrichtungen der Aufmerksamkeit durch die Hand:
   - von den Fingerbeeren in Richtung Handwurzel und umgekehrt
   - vom Kleinfingerrand in Richtung Daumen/Zeigefinger und umgekehrt
   - *entgegen* der Bewegungsrichtung der Hand (in allen Verdichtungsphasen)
   - *mit* der Bewegungsrichtung der Hand (in den Lös- und Abschlussphasen der Unter- und Oberschenkel-Einreibung, Unter- und Oberarm-Einreibung).
2. Die Aufmerksamkeit kann auch wandern, ohne dass sich die Kontaktfläche in der Hand ändert, also bei *gleichbleibendem Kontakt*
   - bei Einhandkreisen am Rücken – im Sitzen und zwar mit der Bewegungsrichtung um die Hand herumkreisend und
   - wenn die Fläche zu klein für eine Gleitbewegung ist – bei einem sehr schmalen Rücken.
3. Wenn das Gewebe örtlich verdichtet wird und die Hand *bewusst* nicht gleitet, sondern an einem Ort bleibt, wandert die Aufmerksamkeit *mit dem Gewebe* in Verbindung mit zunehmender Intentionsspannung – in der Verdichtungsphase von Abstrichen (jeweils am Rücken, Bauch und Fuß).

Mit dieser Art von fließender Berührungsqualität ist es möglich, sich jeder Körperregion elastisch wie eine zweite Haut anzuschmiegen. Die stets wandernde, fließende, sich verändernde «Technik» ermöglicht eine Steigerung der Aufmerksamkeit. Sie ist unverzichtbar, weil ohne sie eine Schwere in die Berührung kommen würde und in der Folge eine Gewebeverschiebung. Im Erleben des Behandelten würde Bedrängnis auftreten.

9.3.4 Gegenbewegungen

Außer im Zusammenhang mit der Haltung (9.2.2) soll nun noch eine andere Art der Gegenbewegung beschrieben werden. Sie ist feiner und äußerlich nicht sichtbar, weil sie sich nur im Erleben der Behandlerin ereignet:

- Auf der Ebene der Wahrnehmung:
  Hierbei kommt den Händen in der Berührung etwas über die Beschaffenheit entgegen: Wärmeverhältnisse, Spannung des Gewebes, Eigenschaften der Haut: glatt, rau, behaart, feucht, trocken.

- Auf der Vorstellungsebene:
  Die Behandlerin versucht, von der eigenen Bewegung ganz abzusehen und sich vorzustellen, der jeweilige Körperteil käme der Hand/den Händen beim zunehmenden Kontakt entgegen. Wenn die Hand/die Hände sich lösen, stellt sie sich vor, der Körperteil würde sich wieder entfernen. Wie bei einem Intervall gewinnt das *Dazwischen* an Bedeutung. Der berührte Mensch ist nicht mehr nur der Passive und die Behandlerin nicht die einzig Aktive, sondern wie bei einer *Begegnung* sind beide beteiligt. Es wird zu einem *Miteinander*. Das bewirkt eine Lebendigkeit in der Bewegung der Hände, die dem Wesen des Wassers und des Ätherischen nahe kommt, denn im Wasser bewegen sich stets feinste Schichten gegeneinander [Bockemühl/Schad, 1977]. Außerdem gilt, dass die ätherische Kraft stets der physischen Schwerkraft entgegengerichtet ist.

An dieser Stelle sei darauf hingewiesen, dass die Aspekte:

- das Beachten der Leitlinie
- der Umgang mit der gelösten Hand
- die wandernde Aufmerksamkeit und
- das Erleben der Gegenbewegungen

noch nicht die rhythmische Qualität zum Ausdruck bringen. Sie sind *eine Vorbereitung* dafür, dass die dynamische/rhythmische Differenzierung hergestellt werden kann – so wie der Umgang mit der Schwere eine Vorbereitung für die Herstellung der Leichte ist.

9.4 Die Richtung

Es gibt allgemeine und spezielle Gesichtspunkte zur Richtung in den Rhythmischen Einreibungen.

Für die Pflege gelten folgende *allgemeine* Gesichtspunkte:

- die *Bildung* des menschlichen Leibes betreffend:
  - Die Gesamtgestalt entwickelt sich vom Kopf zu den Füßen (caudal). Darin liegt die Grundgeste der Inkarnation, der Menschwerdung.
  - Die Gliedmaßen des Embryo entwickeln sich einstrahlend, d.h. von den Hand- und Fußknospen ausgehend, also vom Umkreis zum Zentrum (zentripetal).
- die Prozesse betreffend:
  - Der Schwerpunkt des Stoffwechsels liegt fußwärts (caudal)
  - der des Nerven-Sinnes-Systems in der Kopfregion (cranial).
- die *Organfunktion* betreffend, z.B. Verlauf des Dickdarms (im Uhrzeigersinn)
- die *Ätherströme* betreffend: Die Lebensströme des menschlichen Körpers antworten mit einer Gegenbewegung auf eine physische Ansprache (s. u. Rücken-Einreibung).

Die Frage der Richtung ist zu beantworten für:

- Teilkörper-Einreibungen (Einreibung eines einzelnen Körperteils) oder für
- Einreibungsabläufe.

Beispiele für Teileinreibungen:

- Rücken-Einreibung: Die Richtung ist generell caudal
  - entsprechend der Entwicklung des Menschen vom Kopf zu den Füßen
  - um dem Stoffwechsel zur Entlastung des Kopfes seine Richtung nach caudal zu weisen
  - um durch die Berührung nach caudal den ätherischen Gegenstrom anzusprechen und
  - damit die Aufrichtung des Menschen anzuregen.
- Brust-Einreibung: Die Bewegung erfolgt in einem Rund, vom Kopf her kommend
  - entsprechend der Entwicklung der menschlichen Gestalt vom Kopf zu den Füßen und

- um den Nerven-Sinnesbereich nicht zu belasten.
- Arm-Einreibung: Die Richtung ist zentripetal
  - an den Händen beginnend – gemäß der einstrahlenden Gliedmaßenbildung.
- Bein-Einreibung: Die Richtung ist zentripetal
  - mit dem Unterschenkel beginnend – gemäß der einstrahlenden Gliedmaßenbildung.
  - Die Fuß-Einreibung findet am Ende der Einreibung statt.
- Fuß-Einreibung: Sie erfolgt als Abschluss der Bein-/und der Ganzkörper-Einreibung.
  Im Vergleich zu den Händen haben die Füße gegenüber der ganzen Extremität eine Sonderstellung (äußerlich und innerlich). Indem diese zuletzt behandelt werden, kommt Folgendes zum Ausdruck:
  - Im Fuß wird noch einmal der ganze Mensch angesprochen.
  - Dadurch wird der vorherige Verlauf der Behandlung zusammengefasst und zum Abschluss gebracht.
  - Die Füße stellen den Gegenpol zum Kopf dar, und es entsteht eine ableitende Wirkung.
  - Es entsteht eine inkarnierende Geste durch den natürlichen Bezug der Füße zur Schwerkraft und durch das Anregen von Wärme und Bewusstsein in den Füßen.
- Bauch-Einreibung: Die Bewegung verläuft im Rund, der Richtung der Dickdarmmotorik folgend. Das entspricht auch der Funktionsrichtung des Magen-Darm-Traktes.

Beispiele für Einreibungsabläufe:

- Bein-Einreibung: Unterschenkel – Knie – Oberschenkel – Fuß.
- Ganzkörper-Einreibung: Die Hauptrichtung ist vom Kopf fußwärts unter Beibehaltung des für die Extremitäten genannten Ablaufs. Die Reihenfolge ist unter diesem allgemeinen Gesichtspunkt: Rücken – linker Arm – rechter Arm – Brust – Bauch – rechtes Bein – linkes Bein – linker Fuß – rechter Fuß.

Eine *Ausnahme* im Hinblick auf die allgemeinen Gesichtspunkte für die Richtung bildet die *Unterschenkel*-Einreibung, die auch *abwärts* gemacht werden kann. In dem Abschnitt über die Berührungsintensität wurde bereits erwähnt, dass die Menschen heute überwiegend eine Entlastung und Ableitung nach unten benötigen. Besonders bei Migräne, Asthma oder Asthmaneigung und einer bestimmten Form von Schlaflosigkeit (nicht loslassen können, zu sehr in den Sinnen sein) ist es hilfreich, die Wade abwärts einzureiben.

Eine abwärtsführende Wirkung entsteht auch dann,

- wenn die Einreibung ganz *örtlich*, und demzufolge *nicht kopfwärts* vorgenommen wird
- bei *abgewandelter Abfolge* der Bein-Einreibung: Oberschenkel – Knie – Unterschenkel – Fuß (Prinzip der Rhythmischen Massage)
- oder wenn *ausschließlich eine Fuß-Einreibung* gemacht wird.

9.5 Die Formen

Für die Rhythmischen Einreibungen gelten im Wesentlichen zwei Formen: der Strich oder die gerade Form und der Kreis oder die runde Form und ihre Kombinationen (siehe Kapitel 5.2.2 und 5.2.3). Die Polarität dieser beiden Formen entspricht der Polarität eines rhythmischen Vorgangs. Daher sind sie – in stetem Wechsel angewendet – geeignet, um diesen Prozess zum Ausdruck zu bringen. Besteht eine Einreibung ausschließlich aus einem Strich oder einem Kreis, wird sie in sich durch zu- und abnehmenden Kontakt bzw. zu- und abnehmende Berührungsintensität rhythmisch differenziert.

Dem Körper ist jeweils abzulesen, wann der Wechsel zwischen Strich und Kreis, aber auch, wann der dynamische Wechsel zwischen Verdichten und Lösen innerhalb eines Striches oder Kreises stattzufinden hat. Die häufigsten Einreibungen mit der Zuordnung zur Form zeigt **Tabelle 9-2**.

Tabelle 9-2: Formen der Rhythmischen Einreibungen

	Strichform	Kreisform/örtlich	Kreisform/spiralig
Einhand	• Substanzauftrag: Unterschenkel Unter-, Oberarm Rücken im Sitzen Rücken im Liegen • Rücken im Sitzen: Verdichtungsphase • Bauch-Abstrich • Fuß-Abstrich	• Ellenbogen • Ferse • Brust (2/3) • Rücken im Sitzen: Lösphase	• Unterarm • Unterschenkel
Zweihand – gleichsinnig	• Substanzauftrag Oberschenkel • Zweihandstreichung am Fuß • Abstriche am Rücken paravertebral an den Flanken	• Schulter • Bauch • Kniegelenk • Hände	• Rücken im Liegen • Oberschenkel
Zweihand – gegenläufig	• Knöchelkreise, 1. Teil der Lösphase	• Knöchelkreise; Verdichtungsphase 2. Teil der Lösphase	

9.5.1 Strichführung

Die Natur der Strichführung liegt wie bei der Geraden in der eindeutigen Richtung. Das gibt der Berührung eine strömende, beschleunigende und richtungweisende Wirkung. Im Muskelverlauf entspricht diese Hauptströmung der Leitlinie und in der Dynamik des rhythmischen Prozesses dem Verdichten. Deshalb folgt die einreibende Hand bei einer Strichführung dem Verlauf und in der Verdichtungsphase der Richtung der Leitlinie.

Grundsätzlich muss allerdings gesagt werden, dass es im ganzen Körper *keine exakte Gerade* gibt. Jeder Knochen oder Muskel und jede Fläche, die auf den ersten Blick gerade zu sein scheinen, sind bei genauer Betrachtung gekrümmt (konvex, konkav oder doppelt gekrümmt). Das äußert sich in Folgendem: Indem die Hände in elastischer Anpassung den geschwungenen Formen des Körpers folgen, bekommen alle sogenannten geraden Wege etwas vom Ausdruck des Runden (Krumme).

Weiter bestimmt auch die *Intention* den Charakter der Strichführung – ob sie besonders gerade oder eher rund ist. Je nach Ort und Intention kann die strömende Qualität stärker zum Ausdruck gebracht (z. B. beim paravertebralen Abstrich) oder ganz vermieden werden (z. B. bei der Substanzverteilung an den Armen). Die Intensivierung der Wahrnehmung und der Aufmerksamkeit während der Einreibung mildert die strömungsanregende Wirkung.

Substanzauftrag

Alle Einreibungen, bei denen sich die Form nicht am selben Ort wiederholt, sondern bei denen ein Weg gegangen wird, erhalten einen

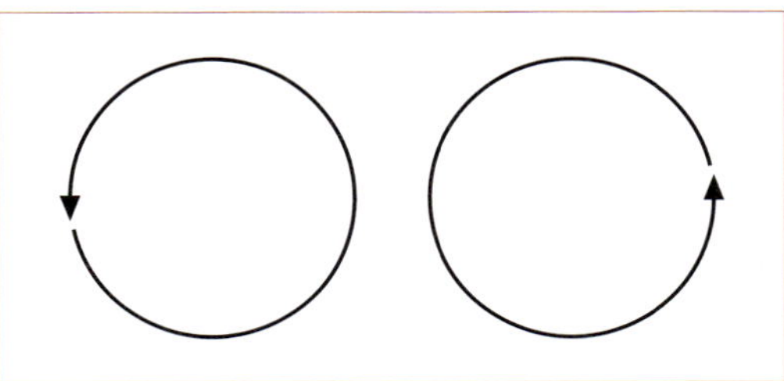

Abbildung 9-1: Gleichsinnige Bewegung.

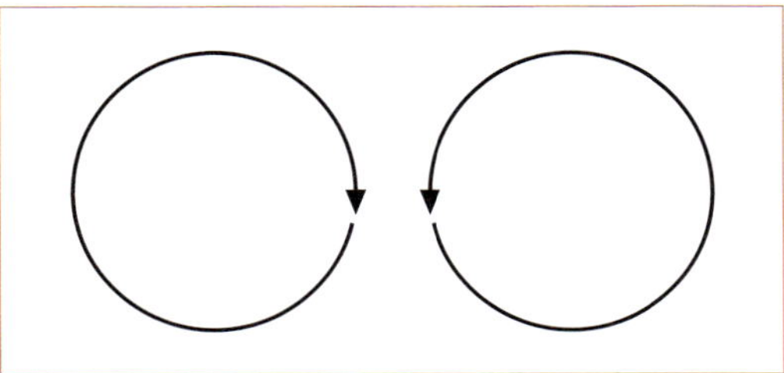

Abbildung 9-2: Gegenläufige Bewegung.

Substanzauftrag: Rücken, Unter- und Oberarme, Unter- und Oberschenkel. Hierbei handelt es sich um eine Strichführung unter Vermeidung jeglicher Strömung.

Abstriche

Die Einhand-Einreibung am Rücken hat nur in der Verdichtungsphase eine Strichführung. Dabei ist die Vorstellung hilfreich, mit dem bereits vorhandenen Muskel-Strom (M. erector spini) in der Tiefe des Gewebes in Kontakt zu kommen. Das geschieht durch die Betonung der Richtung und die Lockerheit und Sogwirkung der Hand.

Für die «klassischen» Abstriche gilt dasselbe. Allerdings erfolgt die Verdichtung hier örtlich und bei jedem Abstrich mit einer anderen Intensität. In der Lösungsphase verbleibt man auf der Leitlinie. Wie weit das Gewebe dabei mitgenommen wird, gestaltet sich bei jedem Abstrich anders. Bei dem paravertebralen Abstrich hat man es entsprechend der Aufrichte der menschlichen Gestalt mit einer sehr ausgeprägten Leitlinie zu tun. Demzufolge können die Verdichtung und Mitnahme des Gewebes – je nach Situation des Patienten – hier sehr intensiv sein (siehe Kapitel 9.8)

9.5.2 Kreisführung

Kreise und Spiralen stellen sich als runde, warme und weiche Formen dar, die keine spezielle, sondern alle Richtungen beinhalten (siehe Kapitel 5.2.2).

Sie kommen zur Anwendung, wenn

- keine eindeutige Richtung vorliegt
- sobald die Leitlinie verlassen wird und
- zu viele Richtungen von Muskeln/Organen vorliegen. Dann wirkt das Rund wie eine Zusammenfassung der Vielfalt – z. B. bei der Bauch-Einreibung
- der warme Charakter der runden Form zum Tragen kommen soll (Knie, Bauch, Schulter) und
- keinerlei Strömung erwünscht ist und daher der örtliche Charakter der runden Form im Vordergrund steht.

9.5.3 Die Größe der Formen

Sie wird immer von der individuellen Gestalt des einzureibenden Menschen vorgegeben und lässt keine Freiheiten zu. Bestimmend sind:

- Anfang und Ende eines Muskels (Sehne – Muskelbauch – Sehne)
- Größe der knöchernen Strukturen (Ferse, Kniegelenk, Ellenbogen) und
  Grenzen des einzureibenden Gebietes:
  Rücken: 7. Halswirbel, Schulterhöhen exklusive Schultergelenke, mittlere Axillarlinien beidseitig inklusive der Trochanter bis zur Sitzfläche, Beginn der Gesäßfalte
  Brust: Schlüsselbeine, Sternum, untere Rippenbögen, mittlere Axillarlinien beidseitig
  Bauch: untere Rippenbögen, Beckenkämme, Schambehaarung.

9.5.4 Die Einhand-Einreibung

Eine Hand kann alle Kriterien erfüllen, die zur Qualität der Rhythmischen Einreibung gehören – sowohl die Berührungsqualität wie die atmende Dynamik betreffend. Die Hand bewegt sich dabei flächig.

9.5.5 Die Zweihand-Einreibung

Es gibt zwei Möglichkeiten, wie sich die Hände dabei bewegen können:

1. in *gleichsinnigen phasenverschobenen* Kreisen. Folgende Qualitäten treten bei der Zweihand-Einreibung neu auf:

   Es entsteht ein *räumliches Moment,* was mehr ist als die Summe zweier Händen. Durch folgende Bilder oder Beschreibungen wird das veranschaulicht.
   - Bauch-Einreibung: Kuppelbildung
   - Schulter-/Knie-Einreibung: Wärmekäppchen
   - Oberschenkel: allseitige Umhüllung
   - Fuß: eine Hülle wie eine warme Socke

Während der Verdichtungsphase entsteht durch die Opposition der Hände ein Spannungsmoment, besonders im Gegenüber der Mittelhände bei 3 Uhr und 9 Uhr (s. **Abb. 9-3**).

Im ersten Umkehrmoment löst sich in der inneren Lösung ein Wärmestrom von den Händen, der sich in der Vorstellung spiralig verwirbelt (s. **Abb. 9-4**).

Die rhythmische Differenzierung im Verdichten und Lösen intensiviert sich.

- Die innere Lösung vermittelt dem Behandelten außerdem ein Erlebnis von *Leichte.*
- Zwei Hände bieten mehr Wärme an und verdoppeln die Kontaktfläche.

2. In *gegenläufigen, phasenverschobenen* Kreisen. Sie bestehen in einer Verdichtung – mit dem Gewebe – und einer richtungsbetonten Lösung – unter Mitnahme des Gewebes im ersten Teil der Lösungsphase.
   - Fußgelenks-Einreibung

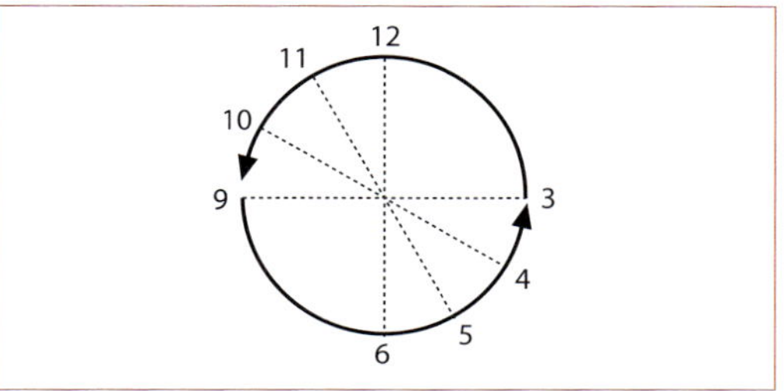

Abbildung 9-3: Opposition.

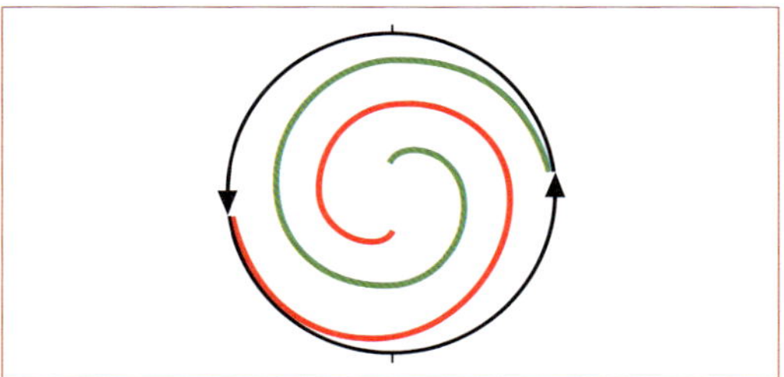
Abbildung 9-4: Wärmespirale.

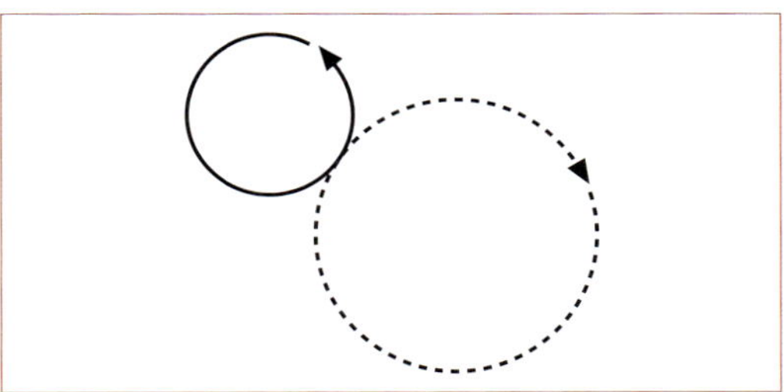
Abbildung 9-5: Zweiter Umkehrmoment.

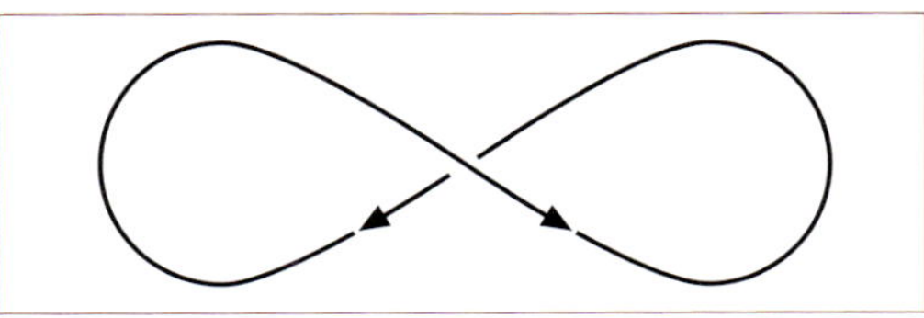
Abbildung 9-6: Arterieller Akzent.

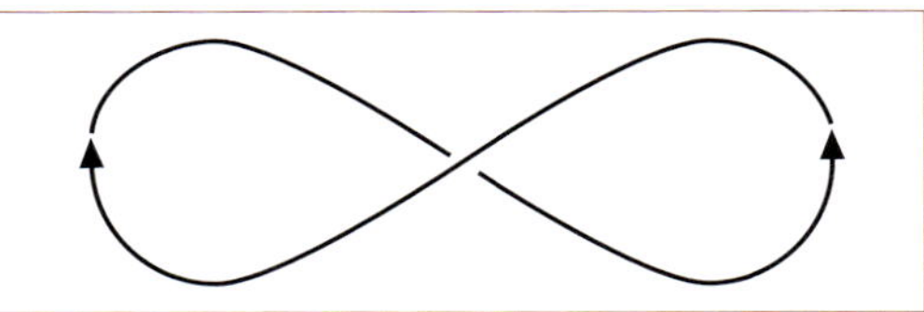
Abbildung 9-7: Venöser Akzent.

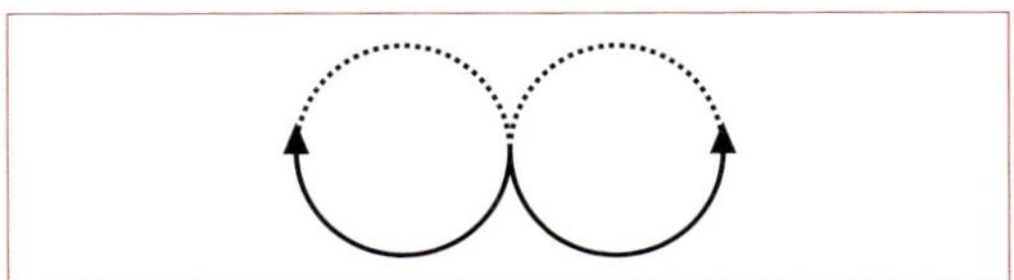
Abbildung 9-8: Örtlicher Akzent – Keimblatt.

9.5.6 Die Lemniskate

In den kreisförmigen Streichungen der Einreibungen erscheint die Lemniskate:

- jeweils im 2. Umkehrmoment – dessen zweite Schlaufe durch die in der Weite hergestellte Umkehr allerdings unsichtbar bleibt (s. **Abb. 9-5**)
- durch das Zusammenwirken zweier nebeneinander liegender phasenverschobener Kreise (s. Abb. 9-1).

Ansonsten gehört die Lemniskate zu den Formen der Rhythmischen Massage, die gelegentlich auch von Pflegenden angewendet wird.

Dabei gibt es drei Möglichkeiten, einen Akzent zu setzen:

- abwärts, arteriell
- aufwärts, venös
- örtlich, vom Körper/Knochen weg (Keimblatt genannt) (s. **Abb. 9-6** bis **9-8**).

Es handelt sich dabei um drei ganz spezielle Behandlungsformen, die sowohl detaillierte Kenntnisse wie auch Fähigkeiten voraussetzen.

9.6
Die rhythmische Differenzierung

Ein rhythmischer Vorgang ist ein Prozess, der eine sichtbare und eine geistige, *nicht sichtbare* Seite hat, deren *Wirkungen* aber in Erscheinung treten. Alles, was an rhythmischen Naturvorgängen beobachtet und als ihre Gesetzmäßigkeit erkannt werden kann, sind nicht die Ursachen, sondern Wirkungen, sind der *sichtbare* Teil. Darum: Wer in irgendeiner Form den Naturvorgängen einen rhythmischen Kulturvorgang hinzufügen möchte, hat nur die Möglichkeit, sich an dem zu orientieren, was in Erscheinung tritt.

Das gilt auch für die rhythmische Gestaltung einer Berührung. Die Phänomene eines einzelnen Atemzuges oder eines Pulsschlages geben ein klares, überschaubares und nachvollziehbares Bild dieser äußeren Gesetzmäßigkeit. Es ist ein Phänomen, dass die Phasen von Verdichten und Lösen in mehrfacher Hinsicht polar zueinander sind (s. **Tab. 9-3**).

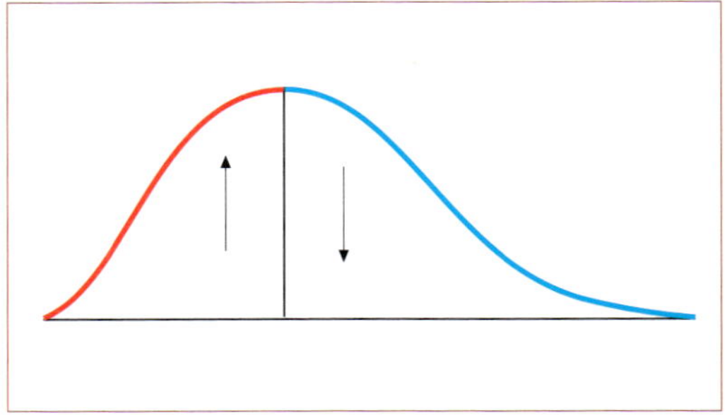

Abbildung 9-9: Verdichten und Lösen.

Das Schema kann den Anschein erwecken, als sei mit dem mechanischen Wechsel von polaren Qualitäten der Rhythmus bereits hergestellt. Hier handelt es sich aber – wie bereits erwähnt – nur um ein Gerüst, um die Vorbereitung, um das WAS, bei dem das WIE noch bedacht werden muss.

Das Hauptmotiv der «Spielregeln» lautet: *Verdichten, ohne zu bedrängen und lösen, ohne zu verlassen.*

Tabelle 9-3: Charakteristika von Verdichten und Lösen

Verdichten	Lösen
in Naturprozessen:	*in Naturprozessen:*
Systole	Diastole
Einatmen	Ausatmen
Anspannung	Entspannung
Schwere	Leichte
Qualität der Geraden	Qualität der Krummen
in der Einreibung:	*in der Einreibung:*
zunehmender Kontakt	abnehmender Kontakt
zunehmende Berührungsintensität	abnehmende Berührungsintensität
wie ein Crescendo in der Musik	wie ein Decrescendo in der Musik
Verdichtung des Gewebes	Lösung des Gewebes
Hauptströmung/Befolgen der Leitlinie	Randströmung/Verlassen der Leitlinie
gerader Weg	runder Weg
«empfangen»	«entlassen»
Supination (von unten kommend)	Pronation
Pronation (von oben kommend)	Supination
wach wahrnehmen	träumend wahrnehmen
kürzerer Weg	längerer Weg
kürzere Dauer	längere Dauer

9.6.1 Verdichtungsphase

Für die Verdichtungsphase gelten folgende Charakteristika:

- Der zunehmende, verdichtende Kontakt findet immer an der Leitlinie beziehungsweise in ihrem Richtungsverlauf oder einer ihr entsprechenden Orientierungslinie statt.
- Der Beginn ist örtlich und zeitlich eindeutig.
- Die Verdichtungsphase ist zeitlich etwas kürzer als die Lösungsphase.
- Die Steigerung des Kontaktes und der Intensität erfolgen kontinuierlich

  in subtiler Weise:
  nur durch zunehmenden Kontakt, z. B.: Brust-Einreibung.
  Wegen der Herznähe ist Zurückhaltung geboten. Die einreibende Hand befindet sich in Pronationsstellung und stellt die Berührung in der Richtung der Schwerkraft her. Es gibt keine Leitlinie im klassischen Sinn.

  in gesteigerter Form:
  durch eine Empfangsgeste z. B.: Waden-Einreibung.
  Die Hand folgt der Leitlinie in Supinationsstellung, entgegen der Schwerkraft. Ein kräftiger Muskelbauch kommt der Hand entgegen.

  am intensivsten:
  durch bewusste Verdichtung z. B.: paravertebraler Rückenabstrich.
  Der Rückenstrecker ist der am stärksten richtungsbetonte Muskel. Wegen seiner tiefen Lage kommt er der Hand nicht entgegen. Darum versucht sie, ihm entgegenzukommen.
- Der Höhepunkt der Verdichtungsphase ist:
  - an der Leitlinie, z. B.: Waden-, Unterarm-Einreibung
  - wenn der größte und dichteste Kontakt erreicht ist, z. B.: Begegnungsmoment der Mittelhände bei der Kniegelenks-Einreibung
  - wenn der stärkste Teil des Muskelbauches erreicht ist, z. B: Substanzauftragung an der Wade.

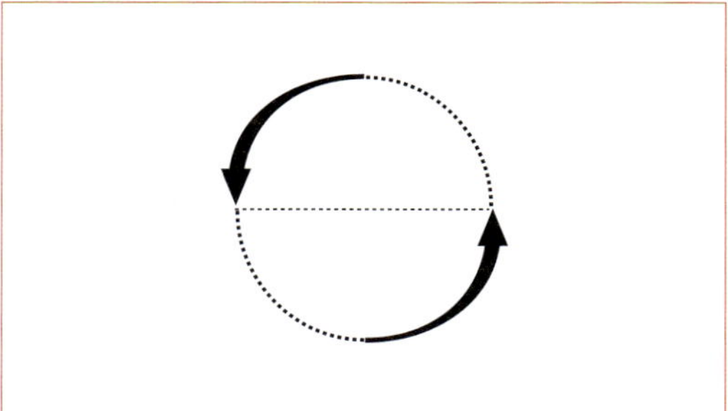

Abbildung 9-10: Begegnung.

- Der Höhepunkt der Verdichtung ist gleichzeitig ihr eindeutiges Ende.
- Der erhöhte Tonus in der einreibenden Hand entsteht durch die Intentionsspannung und die Empfangsgeste.
- Berührungsintensität (siehe Abschnitt 9.8).

Eine «Bedrängnis» wird vermieden durch:
- absolute Gelöstheit, Vermeiden von Muskelspannung
- eine in der Vorstellung von weit her kommende Bewegung
- wandernde *wache* Aufmerksamkeit in der Hand
- das Erlebnis einer Gegenbewegung zwischen der einreibenden Hand und dem Körperteil des Eingeriebenen
- Herstellen der Gegenbewegung zwischen den einreibenden Händen und der Gestalt der Einreibenden.

9.6.2 Lösungsphase

Für die Lösungsphase gelten folgende Charakteristika:
- Der eindeutige örtliche und zeitliche Beginn.
- Sie findet immer statt: beim Verlassen der Leitlinie oder der ihr entsprechenden Orientierungslinie.
- Sie findet manchmal statt: auf der Leitlinie verbleibend, z. B.: bei Abstrichen.
- Die Hand ist ab dem ersten Moment innerlich auf «Entlassen» eingestellt.
- Stellungsänderung des Unterarms (z. B.: Wechsel von der Pronation zur Supination).

- Der Weg wird jeweils von der Größe und Gestalt des einzureibenden Gebietes bestimmt.
- Die Dauer ist etwas länger als bei der Verdichtungsphase.
- Das Ende des Lösungsweges ist eindeutig – entweder nach Rückkehr zur Leitlinie oder am Ende des einzureibenden Körperteils.

Das «Verlassen» wird vermieden durch:

- fortgesetzte wandernde, aber *träumende* Aufmerksamkeit in den Händen
- einen sicheren vollen Kontakt durch die gelöste warme Hand und
- eine kontinuierliche und keine abrupte Abnahme des Kontaktes.

> Wir haben, wo wir lieben, ja nur dies: einander lassen.
> Denn dass wir uns halten, das fällt uns leicht
> und ist nicht erst zu lernen.
>
> R. M. Rilke für Paula Modersohn-Becker

9.6.3 Die Umkehrmomente

So wie zwischen Ein- und Ausatmung und zwischen Aus- und Einatmung Umkehrungen stattfinden, kommt es auch bei der Rhythmischen Einreibung zwischen Verdichtungs- und Lösungsphase und zwischen der Lösungs- und der nächsten Verdichtungsphase zu Umkehrungen. Diese beiden Umkehrmomente gehören unverzichtbar zu jeder rhythmischen Gestaltung. Sie sind das Kernstück, denn ohne sie würde es nicht zu einem Wechsel zwischen den Polaritäten kommen. In den Naturrhythmen wird in diesen Momenten aus dem Unsichtbaren heraus die Umkehr bewirkt. Es wird auch der dafür geeignetste Zeitpunkt gewählt, damit innerhalb des Prozesses ein Ausgleich bewirkt werden kann. Dadurch entsteht ein harmonischer und ein der Gesundheit förderlicher Wechsel.

Wenn der Wechsel nur deshalb erfolgt, weil eine der Polaritäten überhand genommen hat, beziehungsweise das Übergewicht auf einer Seite die Veränderung der Situation herbeiführt, so kann nicht von einem rhythmischen Wechsel gesprochen werden. Das entspricht dem Umfallen bei einer Ohnmacht: Man fällt um; dadurch verbessert sich die zerebrale Durchblutung, und man kommt wieder zur Besinnung. So kommt es zwar auch zu einem Ausgleich, aber auf recht krasse Art und Weise.

In der Rhythmischen Einreibung ist es die Aufgabe der Behandlerin, den richtigen *Zeitpunkt*, den richtigen *Ort* und die *richtige Art* für die Umkehrmomente zu kennen (wann – wo – wie).

Die Umkehrmomente lassen deutlich werden, dass die Einreibende letztlich nur Bedingungen herstellt für etwas, was sich in diesen Momenten für den Eingeriebenen ereignen kann. Das entspricht dem Wesen des Rhythmus, dessen eine Seite in Erscheinung tritt, dessen andere aber unsichtbar bleibt. Diese erscheint nur in der Wirkung. Die Wirkung bleibt jedoch für das Wachbewusstsein verborgen, weil sie zum größten Teil durch die unteren Sinne wahrgenommen wird (siehe Kapitel 4).

Bezeichnend für die Umkehrmomente in der Rhythmischen Einreibung ist, dass auch sie – wie die beiden Phasen – in vielen Aspekten polar zueinander sind. Die Merkmale bzw. Polaritäten der Umkehrmomente zeigt **Tabelle 9-4**.

Die Herstellung des 1. Umkehrmomentes erfordert von der Behandlerin eine bewusste Zurücknahme des Willens. Das erhöht auf einer unbewussten Ebene die Bereitschaft des Behandelten, die Berührung an sich geschehen zu lassen. Nach der äußerlich aktiven folgt nun eine mehr passive Phase, die allerdings ebenso die ganze Aufmerksamkeit der Behandlerin fordert. Außerdem entsteht im 1. Umkehrmoment ein Leichte-Erlebnis, aber nicht dadurch, dass man etwas macht, also erneut aktiv wird, sondern dadurch, dass man bewusst etwas *lässt* (innere Lösung). Es kann auch eine *aktive Passivität* genannt werden. Diese Qualität ist am deutlichsten zu erleben bei phasenverschobenen Zwei-Handkreisen. Obwohl die willkürliche Muskulatur an der Verdichtung nicht beteiligt ist, kann diese Lösung mit einer isometrischen Entspannung verglichen werden. Der Ansatz für dieses Raumschaffen und Weitwerden ist im Schultergürtel der Behandlerin.

Der 1. Umkehrmoment bereitet vor, was während der Lösungsphase und im 2. Umkehr-

Tabelle 9-4: Charakteristika der Umkehrmomente

Umkehrmoment I	Umkehrmoment II
Ort und Zeit sind exakt bestimmbar	Ort und Zeit sind exakt bestimmbar
Wann: zwischen Verdichten und Lösen, am Ende der Verdichtungsphase	Wann: zwischen Lösen und Verdichten, am Ende der Lösungsphase
Wo: *noch* an der Leitlinie oder der ihr entsprechenden Orientierungslinie oder am stärksten Teil eines Muskels	Wo: *wieder* an der Leitlinie oder der ihr entsprechenden Orientierungslinie
im Prozess: dicht am Körper	im Prozess in der Vorstellung: in der Weite
beim Verlassen der Leitlinie	nach der Rückkehr zur Leitlinie
Dauer: ein Moment, zeitlich kaum zu bemerken	Dauer: ein Moment, der nur scheinbar länger dauert, weil er nach einer langen Lösung in der Weite erfolgt
unmittelbare Änderung der Intention	unmittelbare Änderung der Intention
Wie: Lösung in der Hand, totaler Spannungsabfall, entsprechend einer isometrischen Entspannung	Wie: keine Spannungsänderung in der Hand, am Ende der Lösung dieselbe Entspannung wie zu Beginn der Verdichtung
oft Sprung der Aufmerksamkeit	selten Sprung der Aufmerksamkeit
keine Unterbrechung der äußeren Bewegung	Bewegung kommt scheinbar zur Ruhe
Wenn ein Wechsel von Pro- zur Supination oder umgekehrt stattfindet, dann *beginnt* er jetzt.	Wenn ein Wechsel von Pro- zur Supination oder umgekehrt stattfindet, dann findet er jetzt vollständig statt. Durch die 2. Umkehr in der Weite wird ein gerader Weg zu einem Rund und ein runder Weg zu einer Lemniskate.
Wirkung: Leichte-Erlebnis	Wirkung: Entspannung, Weite, Raum

moment vom Behandelten erlebt werden kann. Wird es unterlassen oder nicht zur rechten Zeit und am rechten Ort hergestellt, wird das Gewebe bedrängt und verschoben.

Der 2. Umkehrmoment bewirkt beim Behandelten ein Weite-Erlebnis und das Sich-Entspannen- und Loslassen-Können. Das ist der Grund, warum die Lösungsphase wirklich zu Ende geführt werden und dem 2. Umkehrmoment die benötigte Zeit gegeben werden muss. Erhält er diese nicht, so wird der Prozess «kurzatmig», nicht selten zu beobachten an der Atmung des Behandelten, erst recht, wenn er bereits Atemprobleme hat.

Die gesamte Behandlung wird ohne die Umkehrmomente *ruhelos*, aber mit ihnen *zeitlos* erlebt.

Beide Umkehrmomente bewirken,

- dass ein permanenter Wechsel von Tun und Lassen sowie von Nähe und Distanz erfolgt
- dass der Behandelte durch die Struktur und Ordnung eine fließende Qualität erlebt
- dass es zwischen den polaren Qualitäten von Verdichten und Lösen zu einem Ausgleich kommt.

Hier seien die von Wilhelm Hoerner [1978] formulierten Kriterien eines rhythmischen Vorgangs genannt (vgl. auch Kapitel 3.3):

- *Polarität und Ausgleich*
- *elastische Anpassung*
- *stetige Erneuerung.*

Jeder dieser Aspekte gilt für sich, aber sie müssen permanent in Anpassung an die jeweiligen Bedingungen *miteinander* in ein Zusammenspiel gebracht werden. Dadurch wird jeder einzelne Strich und jeder Kreis eine neue Schöpfung, ein Unikat. Jede Wiederholung ist wie ein erstes Mal.

Kriterien für die erforderlichen Veränderungen oder Anpassungen sind:

- die Größe des einzureibenden Gebietes bzw. seine Begrenzungen
- die Gestalt der jeweiligen Körperregion: Muskel, Gelenk, Organ
- die Bedürfnisse (z.B. nach Wärme, Hülle und Geborgenheit) oder Befindlichkeit des Patienten (z.B. Schmerzen, Schwellung, Kühle, Verspannungen) [Große-Brauckmann, 1990].

9.7 Die Beachtung der Wärme

9.7.1 Gesichtspunkte

Das Verhältnis des Menschen zur Wärme kann sehr allgemein und zugleich sehr individuell sein (siehe Kapitel 2.5). Das Allgemeine äußert sich darin, dass

- die menschliche Körpertemperatur bei 37 °C liegt
- die Organe ihre spezifische Temperatur haben
- die Kern- und Peripherie-Temperatur sich in bekannten Größen bewegen
- die Abstrahlung der Wärme typisch für bestimmte Körperregionen ist
- die weiblichen Geschlechtsorgane in der Bauchhöhle liegen, weil sie Wärme benötigen
- die männlichen Geschlechtsorgane nach außen treten, weil sie Kühle brauchen
- die Nierengegend wegen besonders hoher Wärmeabstrahlung geschützt werden muss
- es unmöglich ist, mit kalten Füßen einzuschlafen und
- man einen «kühlen Kopf» bewahren muss, um klar denken zu können.

Bei allen messbaren Werten handelt es sich um «labile Gleichgewichte».

Worin besteht nun das individuelle Verhältnis zur Wärme?

Das äußert sich im Wesentlichen im *Umgang* mit den gesetzmäßigen Gegebenheiten. Schon bei Säuglingen lassen sich verschiedene Reaktionen beobachten, wenn z.B. dem einen beim Trinken die Schweissperlen auf der Oberlippe erscheinen und dem andern nicht. Weiter zeigen sich im Laufe des Lebens aufgrund der Konstitution, des Temperamentes oder der Begeisterungsfähigkeit viele Unterschiede.

Der Zusammenhang zwischen der physischen und der seelisch-geistigen Wärme ist offensichtlich. Kinder, die in kalten Klassenräumen sitzen und frieren müssen, können unmöglich das zum Lernen benötigte Interesse und Engagement aufbringen. Andererseits können Interesse und Engagement für eine Sache den Körper so stark erwärmen, dass die kühle Umgebung ertragen oder gar nicht bemerkt wird.

Jede Krankheitssituation äußert sich in gestörten Wärmeverhältnissen. Die physiologischen Schwankungen steigern sich bei jeder Erkrankung: Überwärmung bei einer Abwehrreaktion, Unterkühlung bei degenerativen Prozessen. Aus diesem Grund kann durch eine Regulierung des Wärmehaushaltes auf den Verlauf der Genesung Einfluss genommen werden.

Für jede Therapie und so auch für die Anwendung einer Rhythmischen Einreibung gilt, dass durch sie die Wärme auf physischer, seelischer und geistiger Ebene angesprochen wird. Dabei sollen die Hände den Körper des Behandelten nicht von außen wärmen, sondern ihn anregen, sich wieder besser mit der Eigenwärme zu durchdringen. So ist die anschließende Durchwärmung als eine aktive Eigenleistung anzusehen.

Häufig geht es nicht um die Anregung, sondern um die Regulierung der Wärme. Bei Fieberzuständen z.B. kann es zu Stauungen der Wärme im oberen Körper oder im Rumpf kommen, während die Peripherie kühl bleibt. In abgeschwächter Form findet man das bei jeder

Befindlichkeitsstörung (Disregulation des Kräftehaushaltes).

Es ist anzustreben, mit allen Faktoren, die einen Einfluss auf die Wärme haben, so umzugehen, dass

- keine zusätzlichen Belastungen und Störungen eintreten und
- Gelegenheit gegeben wird, die Wärmeorganisation zu stabilisieren.

Dabei hat alles Vorrang, was die eigene Dynamik und Initiative anregt gegenüber der Zufuhr von Fremdwärme. Die Kunst besteht darin, in diesem Lernprozess des Organismus zu erkennen, wann fremde Hilfe im Sinne einer Unterstützung nötig ist (z.B. eine Wärmflasche) und wie man hilft, den Vorgang langsam in eigenständige Bahnen zu lenken.

Eine der möglichen impulsierenden Maßnahmen ist die Rhythmische Einreibung.

Das Ziel ist

- die vorhandene Wärme zu erhalten und
- durch nachfolgende Aspekte die Wärmewirkung der Einreibung zu unterstützen.

9.7.2 Die Raumtemperatur

Sie liegt bei mindestens 21 °C, weil trotz aller Sorgfalt dem Körper durch das Aufdecken während der Einreibung viel Wärme verloren geht. Außerdem ist man in der Horizontalen (im Liegen) sensibler in der Wärmewahrnehmung, weil sich bei abgedämpftem Bewusstsein die Wärmeabstrahlung erhöht.

9.7.3 Die Tücher

Die mit dem Körper in Kontakt kommenden Tücher können mit Wärmflaschen oder über der Heizung angewärmt werden.

9.7.4 Die Substanz

Sie wird in jedem Fall angewärmt, unabhängig von Art oder Konsistenz, und zwar

- kleine Menge in den Händen und
- größere Ölmenge im Wasserbad. Dafür füllt man die voraussichtlich benötigte Menge in eine kleine Flasche. Vor der Einreibung entfernt man das Wasserbad, da sonst bei der Ölentnahme ein Öl-Wasser-Gemisch entsteht und das Öl im abgekühlten Wasserbad schneller abkühlt.

Wichtig ist, dass die Temperatur der warmen Hand nicht höher ist als die der Substanz.

9.7.5 Die Hände der Behandlerin

Es ist ein Kunstfehler, mit kalten Händen eine Einreibung zu machen.

Der Ersteindruck der Berührung ist ganz entscheidend für den weiteren Verlauf. Die kalte Berührung bleibt wie eine kalte Insel liegen und bringt insbesondere in einem geschwächten Organismus nichts in Bewegung.

Meistens erwärmen sich die Hände während der Tätigkeit, aber das rechtfertigt nicht den kühlen Beginn einer Behandlung, auch nicht mit einer Entschuldigung dem Patienten gegenüber. Die Toleranz und Duldsamkeit der Patienten sind oft größer als gerechtfertigt. Es kommt also stets darauf an, *alles* in Wärme zu tauchen.

Wie kann man kühle Hände wärmen? Der Therapie geht auch hier die Diagnose voraus. Niedriger Blutdruck, unzweckmäßige Kleidung, Rauchen, Anspannung und Aufregung haben einen ungünstigen Einfluss auf die Temperatur der Hände.

Die Mittel zur Behebung sind:

- den niedrigen Blutdruck beheben (physikalisch oder medikamentös)
- nicht unmittelbar vorher rauchen
- warme Kleidung tragen
- für warme Ellenbogen, Füße und Nacken sorgen
- vor der Einreibung Pulswärmer tragen
- vor und/oder während der Einreibung ein angewärmtes Hirsesäckchen um den Nacken legen

- Hände unter warmes Wasser halten oder kurze Zeit an eine Wärmflasche legen
- den rhythmischen Prozess der Einreibung *in der Vorstellung* praktizieren
- mit dem Öl in den Händen einige Male ganz ruhig das Verdichten und Lösen praktizieren oder
- die Einreibung zuerst ohne Substanz *über dem Handtuch* machen.

9.7.6 Der Patient

Man kann nicht davon ausgehen, dass er vor der Behandlung gut durchwärmt ist, denn sonst bestünde nicht der Bedarf einer Einreibung. Allerdings sollten sich kühle Körperzonen bei der Einreibung nicht störend auswirken. Ist das der Fall, bedarf es einer unterstützenden Vorbereitung, z. B. mit einem Fußbad oder einer Wärmflasche, um den kalten Füßen «die Spitze» zu nehmen. Wärmeelemente *während* der Einreibung stören die Aufmerksamkeit des Organismus. Der Behandelte wird dadurch genötigt, seine Aufmerksamkeit in zwei Richtungen zu lenken.

Wärmeelemente sind in der Nachruhe nur erforderlich, wenn die Erwärmung nicht aus eigener Kraft gelingt. Diese sollten die Wärmequalität der einreibenden Hand/Hände fortsetzen im Sinne einer *Wärm*-flasche und nicht einer *Heiß*-flasche. Optimal ist das Prinzip aus der Kinderpflege, nur Wärmestrahlung anzubieten und nicht mit den Wärmeelementen in Kontakt zu kommen.

9.7.7 Die Bedeckung

Der Patient sollte stets gut zugedeckt sein bis auf die Momente, in denen das einzureibende Gebiet für die Einreibung aufgedeckt wird und die Einreibende unmittelbar die warme/n Hand/Hände anbietet. Beim Abdecken mit Tüchern wird auf guten Halt geachtet, damit sie während der Behandlung nicht verrutschen. Die Bewegungen mit den Tüchern gehen ruhig und «windarm» vor sich. Beim Zudecken nach der Einreibung schmiegt man die Decken durch Nachstreichen an, damit keine kühlenden Lufträume zurückbleiben.

Die Tücher gewähren außer dem *Wärmeschutz* auch ausreichenden *Intimschutz* für den Patienten und einen *Schutz* vor Öl- und Salbenspuren *für das Bettzeug.*

9.7.8 Die Behandlerin

Sie bereitet sich warme Hände und benutzt angewärmte Substanzen (siehe 9.11).

Eine *warme Atmosphäre* entsteht dadurch, dass diese Situation nicht mit Angelegenheiten und Problemen außerhalb des Raumes belastet wird.

Dem Behandelten wird es in dieser Begegnung ermöglicht, sich angenommen und so frei zu fühlen, dass auch Raum zum Nein-Sagen, Abbrechen bei Unwohlsein, für Tränen oder zum Gespräch vorhanden ist (siehe Kapitel 10.2.2).

Die Behandlerin schafft durch Sorgfalt in der Handhabung, verbindliche Informationen, umsichtige Organisation und effektive Absprachen den wünschenswerten Frei- bzw. Schutzraum, wenn auch manchmal nur für drei Minuten. Sie füllt ihn so gut wie möglich mit ungeteilter Aufmerksamkeit: für die Situation des Behandelten, ihr Konzept und die Details in der Ausführung – als Ausdruck der Wärme auf geistiger Ebene.

Für den Behandelten ist es wichtig, dass er sich vertrauensvoll in eine Situation hineinbegeben kann, die eine ungewöhnliche Nähe schafft, aber die keinen Zweifel darüber aufkommen lässt, kompetent, sicher, würdig und anerkennend behandelt zu werden.

9.7.9 Die Beobachtung der Wärme

In diesem Abschnitt bitte Vor-und Nachbereitung (10.1, 10.3) hinzunehmen.

Die Behandlerin verschafft sich einen Eindruck von den Wärmeverhältnissen des Einzureibenden durch

- die Befragung des zu Behandelnden, da der Vergleich des subjektiven und objektiven Befunds aufschlussreich ist

- den diagnostischen Griff zu den Füßen
- die Wahrnehmungen während der Substanzauftragung und des Einreibungsverlaufs
- Beobachtung der Gesichtsfarbe während der Einreibung
- Beobachtung des Gesichtsausdrucks: Entspannung? Schlafbereitschaft? Abwehr? Unwohlsein?
- Beobachtung und Befragung nach der Nachruhe: Was ereignete sich in der Nachruhe? Wie war der Zustand anschließend? Konnte die Wärme gehalten werden? Wie lange: den Tag über, nachts, bis zum nächsten Tag?

Das Einschlafen in der Nachruhe – wenn auch nur für einige Minuten – ist eine Bestätigung für die Entwicklung der Eigenwärme.

Unerwünschte Reaktionen:
Schwitzen:

- aus Schwäche?
- durch zu viele Wärmeelemente?
- durch eine zu lange Nachruhe?

Frösteln:

- aus Schwäche?
- Hatte die Einreibende kühle Hände?
- Dauerte die Einreibung zu lang, war sie zu anstrengend?
- War der Patient ungenügend zugedeckt, waren die Tücher zu dünn und zu kühl?
- Wirkte die Substanz kühlend?

Weitere Beobachtungen:

- Zeigen sich auch seelische Reaktionen: im Gesichtsausdruck, im Blick, in Äußerungen, im Verhalten?

Wenn der Behandelte vor der nächsten Behandlung schon selbst für warme Füße gesorgt hat und die Tücher zum Anwärmen bereits über der Heizung hängen – vorausgesetzt, er hat die Beweglichkeit und Kraft dazu – kann das durchaus als ein Ausdruck seiner Initiativkraft angesehen werden. Oder wenn er wieder bemerkt, dass er kalte Körperzonen hat, wenn das Bedürfnis nach wärmerer Kleidung auftritt – wie auch immer! Jede Änderung in irgendeine Richtung ist Ausdruck der eigenen Auseinandersetzung und ist in jedem Fall wünschenswert. Es ist immer eine Aktivität des Ich, welches sich der Wärme als seines Instrumentes bedient.

9.8 Die Berührungsintensität

9.8.1 Gesichtspunkte

Dieses Thema ist nicht einfach zu behandeln, weil die feinen Unterschiede der Berührungsintensität bei der Demonstration einer Einreibung *nicht beobachtet* werden können. Auch schildert der *Erlebende* nach der Einreibung viel eher Wirkungen als etwas über die Intensität der Berührung.

Außerdem weicht die Schilderung der erlebten Einreibung von dem ab, was wirklich getan wird, weil *in der Durchführung* außer der Berührungsintensität wesentlich mehr Faktoren beachtet werden, um eine fließende, angepasste und harmonisierende Berührung herzustellen.

Eine Möglichkeit, die Berührungsintensität adäquat in Zahlen auszudrücken, ist mir noch nicht bekannt. Allerdings gibt es einen Test, bei dem die Berührungsintensität tatsächlich einmal gewogen wurde.

Ausgangsfrage

Benötigt man für eine Berührung, bei der das Gewebe mitgenommen wird, mehr Druck als bei einer Streichung über dem Gewebe?

Hypothese

Nein, da die Intention die Bedingungen in der Hand derart verändert, dass das Gewebe auf eine andere Art (welche auch immer) als durch erhöhten Druck mitgenommen wird.

Versuchsanordnung

- eine Paketwaage (wegen der großen Auflagefläche)
- ein Handtuch, was nicht stark überhängen darf, damit es leicht verschieblich aufliegt und
- die durchführende Person.

Version I

Auftrag: gleitend über das Handtuch streichen; der Kontakt soll so dicht wie möglich sein und

doch so leicht, dass das Tuch nicht verschoben wird oder Falten wirft.
Ergebnis: Die Waage zeigt ein bestimmtes Gewicht an.

Version II

Auftrag: mit dem leichtmöglichsten Kontakt das Gewebe mitnehmen
Ergebnis: Die Waage zeigt 150 g weniger an als zuvor.

Fazit

Es ist nicht nötig, mehr Druck anzuwenden, um das Gewebe mitzunehmen. Im Gegenteil – der Druck ist sogar geringer.

Natürlich ist damit nicht die Frage beantwortet, was bei der Änderung der Intention wirklich geschieht. Wichtig ist, dass es nicht erforderlich ist, mehr Druck auszuüben.

An dieser Stelle möchte ich Jacques Lusseyran [Lusseyran, 1963] zitieren, der im Alter von acht Jahren erblindete. Seine Beobachtungen deuten auf die feine Sinneswahrnehmung in den Händen hin:

«… Die *Bewegung* der Finger war sehr wichtig, sie durfte nicht unterbrochen werden. Denn es ist eine Illusion zu glauben, dass die Gegenstände starr an einen Punkt gebunden, auf immer an ihn gefesselt und in eine einzige Form gepresst sind …

Doch es gab noch etwas Wichtigeres als die Bewegung: den *Druck*. Legte ich die Hand leicht auf einen Tisch, so wusste ich, dass da ein Tisch war, sonst erfuhr ich aber nichts über ihn. Um etwas zu erfahren, mussten meine Finger einen Druck ausüben, und das Überraschende war, dass dieser Druck sogleich vom Tisch erwidert wurde. Ich – der ich als Blinder allen Dingen entgegengehen zu müssen glaubte – entdeckte, dass die Dinge es waren, die mir entgegengingen. *Ich brauchte immer nur den halben Weg zurückzulegen* …

Meine zum Leben erwachten Hände führten mich in eine Welt hinein, in der alles Austausch von Druck war. Dieser Druck verdichtete sich zu Formen, und alle diese Formen hatten einen Sinn …

Meine Hände entdeckten allmählich durch unaufhörliches Bewegen, Prüfen und Sich-Lösen vom Gegenstand – *von allen Bewegungen kommt diesem möglicherweise die größte Bedeutung zu* –, dass die Dinge niemals starr in ihrer Form verharren. Auf diese Form trafen die Finger zwar zunächst, doch sie war nur der Kern, um den herum die Gegenstände nach allen Richtungen ihre Strahlen aussandten …»

Es ist sicher eine Hilfe, als sogenannte Sehende diese Erfahrungen eines Blinden einzubeziehen, um nicht nur das Physische, sondern das in diesem Physischen wohnende Lebende berühren zu lernen. Dabei braucht man, wie J. Lusseyran es beschreibt, nur den *halben Weg* zurückzulegen.

Worin besteht denn dieser halbe Weg? Er liegt zum Teil in den Vorbereitungen, die bereits beschrieben wurden und zum Teil in der noch folgenden Ergänzung. Es kommt nur darauf an, diese Vorbereitungen in ihrer Bedeutung wirklich ernst zu nehmen, d. h. zu wissen, dass man es mit dem, was man berührt, immer mit Wesenhaftem zu tun hat, von dem Wirkungen ausgehen. Wenn J. Lusseyran das bereits bei einem Tisch erlebte, um wie viel mehr trifft das zu, wenn man einen menschlichen Körper berührt?

> «Man berührt den Himmel, wenn man einen Menschenleib betastet.»
>
> Novalis [Glaser, 1999]

Noch einmal zusammengefasst: Der halbe Weg besteht darin, entsprechend dem Wesen des Wassers, dem physischen Träger des Lebens zu handeln. Das heißt:

- Die Behandelnde ist innerlich ganz gelöst.
- Die Bewegung reißt niemals ab, denn
- sie wird schon vor der Berührung wahrgenommen. «Man spürt es schon kommen.»
- Sie setzt sich nach der Berührung fort. «Es geht noch weiter.»

Bildhafte Vorstellungen, die helfen, diese Qualität herzustellen, sind:

- die Hände wie an der Wasseroberfläche bewegen
- ins Wasser eintauchen, ohne dass es aufspritzt

- die Berührung so gestalten, als wolle man einen Schlafenden nicht wecken
- sich in die zarten Bewegungen der Lymphgefäße und Blutkapillaren hineinversetzen, in denen noch primäres Strömen und Pulsieren stattfinden
- Lautgestaltungen in der Eurythmie studieren, wobei man nicht Physisches oder Wasser, sondern am ehesten noch Luft verdichtet
- es hilft auch, die Vorstellung zu haben von
  - empfangen und abgeben
  - herein- und herausfliessen lassen
  - sich annähern und sich entfernen
- die Hand vom Oberarm und Ellenbogen aus zu führen
- physisch und in der Vorstellung Gegenbewegungen zu praktizieren.

Der Mensch fühlt sich in seinem materiellen Sein angesprochen, wenn man sich nur an den physischen Leib wendet. Richtet man sich aber an die Lebenskräfte, fühlen sich diese angesprochen.

Es ist eine Tatsache, dass sich Wesensverwandtes immer erkennt. Daher ist zweierlei nötig: das Wissen um das Lebendige und die Bereitschaft, einen Umgang damit zu pflegen. Die ständige Anwesenheit von Schwere bleibt eine Realität: die Schwere der einreibenden Hand und des Körpers der Einreibenden. Aber so wie Tänzer und Schauspieler ihren physischen Leib zum Instrument des Seelisch-Geistigen werden lassen können, so kann auch die Einreibende lernen, ihre Schwere zu verwandeln.

> Das Steife muss verschwinden und die Regel
> nur die geheime Grundlinie des lebendigen Handelns werden.
>
> J. W. v. Goethe in «Regeln für Schauspieler» [Glaser, 1999]

Die oben genannten Gesichtspunkte kommen auch in Folgendem zur Anwendung.

9.8.2 Die Raumesrichtung, aus der die Berührung kommt

Die berührende Hand kommt aus verschiedenen Raumesrichtungen an den Körper heran: von oben, unten, der Seite und den Übergangszonen. Von oben kommend bewegt sie sich *mit*, und von unten kommend *entgegen* der Schwerkraft. Der Berührte erlebt die Berührung von oben daher beschwerend, auch wenn es sich nur um einige Gramm Gewicht handelt. Die Berührung von unten wird dagegen niemals als Druck erlebt, selbst wenn eine ganze Extremität angehoben wird – wohlgemerkt mit lockeren und entspannten Händen. Wenn z. B. angestrebt wird, den Unterschenkel gleichzeitig von oben und unten mit der gleichen Intensität zu berühren, wird der Berührte äußern, dass die obere Hand eindeutig schwerer ist.

Beim Einreiben ist daher darauf zu achten, dass die von oben berührende Hand grundsätzlich leichter geführt wird, um nicht zu belasten, und die von unten berührende (gelöste) Hand den Kontakt intensiviert, um dem Berührten den Eindruck von geschlossener Anwesenheit zu vermitteln. Zwei Beispiele können das verdeutlichen:

- Bei der Verdichtung am Wadenmuskel: In Supination von unten kommend sollte die Berührung *relativ* intensiv sein.
- Bei der Verdichtung am Arm: In Pronation von oben kommend sollte die Berührung *relativ* leicht sein.

Wenn die Hände, wie bei der Oberschenkel-Einreibung in fließenden Übergängen von allen Seiten kommen (von fast-unten – über seitlich und oben – wieder seitlich und von oben), verändert sich die Berührungsintensität auf Grund dieses Phänomens unentwegt. Die verschiedenen Ausgestaltungen der Teilkörper-Einreibungen werden in Kapitel 16 beschrieben.

9.8.3 Die Empfindsamkeit von Körperregionen

Die Empfindsamkeit für Berührung und Druck ist je nach Körperregion verschieden.

Beispiel: Bauch-Einreibung

Die Gegend über dem Sonnengeflecht und Magen ist recht sensibel. Bei der Bauch-Einreibung führt der Weg aber über diesen Bereich.

Außerdem kommt die Hand von oben mit der Schwerkraft. Es ist also doppelte Behutsamkeit erforderlich. Um keine Irritationen zu verursachen, «schwebt» die Hand über diese Region hinweg.

Wie macht sie das, ohne den Kontakt zu verlieren?

Während die linke Handwurzel noch rechts des Sonnengeflechts Kontakt hat, geht die Fingerhand gelöst darüber hinweg. Sobald die Fingerbeeren jenseits des Sonnengeflechtes bei 1:00 h Kontakt aufnehmen, löst sich die Handwurzel. Es besteht also permanent Kontakt, während die wärmestrahlende Hand wie ein Delphin (**Abb. 9-11, 9-12**) den Solarplexus überspringt.

In Verbindung mit der wandernden Aufmerksamkeit bedeutet das: *Der* Ort in der Hand, wo sich die Aufmerksamkeit befindet, berührt den Solarplexus nicht. Die übrige Hand, in der die Aufmerksamkeit nicht ist, darf aber sehr wohl Kontakt damit bekommen. Er wird die notwendige Leichte haben, wenn die Behandlerin in der Lage ist, diesen Teil der Hand völlig zu entspannen.

Dasselbe gilt für die nachstehend beschriebenen Sprünge.

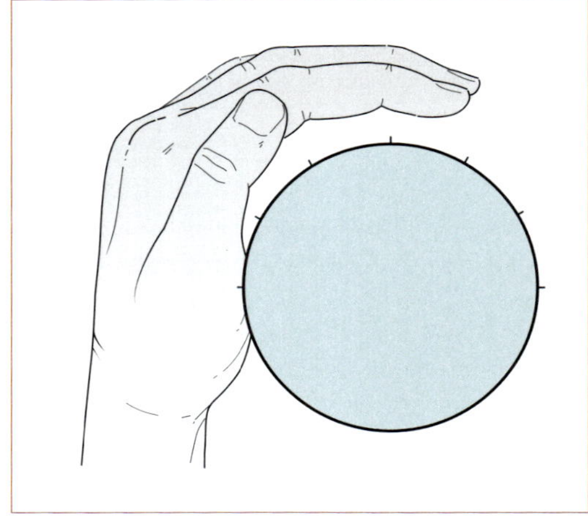

Abbildung 9-11: «Delphinsprung» linke Hand.

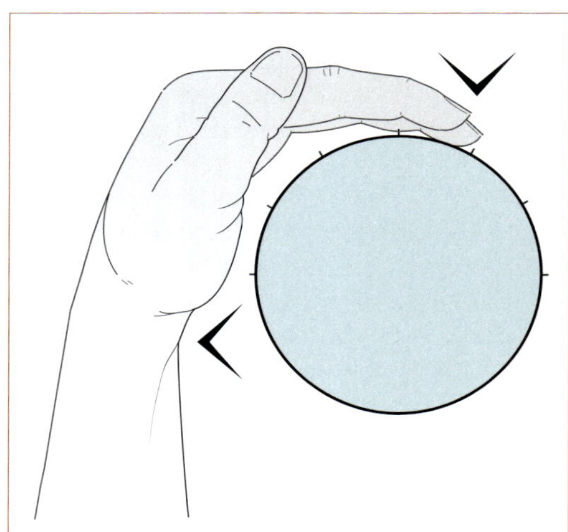

Abbildung 9-12: «Delphinsprung» linke Hand.

Beispiel: Kniegelenks-Einreibung

Dieselbe Technik kommt bei der *Knie*-Einreibung zur Anwendung. Hier wird anstelle des Sonnengeflechtes die Sehne des M. quadriceps überquert. Dabei ist die Tatsache ausschlaggebend, dass sich die Hand quer zum Muskel- bzw. Sehnenverlauf bewegt und diesen nicht irritieren sollte.

Beispiel: Schultergelenks-Einreibung

Ein weiteres Beispiel ist die Schultergelenks-Einreibung, auch «Schulterkäppchen» genannt. An dem entsprechenden Ort befinden sich nur knöcherne und sehnige Strukturen (u. a. Ansatz des M. deltoideus) – *die* Problemzone beim Schulter-Arm-Syndrom. Deshalb setzt die Hand auch hier ganz weich über.

Ob die Hand dabei Kontakt behält oder nicht, ist abhängig vom Verhältnis zwischen Gestalt und Größe des einzureibenden Gebietes und der einreibenden Hand. Bildet sich ein Hohlraum, verhindert die Wärmestrahlung der Hand ein Auskühlen. Behält die Hand Kontakt, kommt es besonders darauf an, dass er gelöst, leicht und warm ist.

Beispiel: Zweihand-Streichung am Fuß

Beim Fuß haben wir es mit dem Gegensatz von Fußsohle und Fußrücken zu tun. Die Fußsohle übernimmt bei jedem Schritt das gesamte Körpergewicht, während der Fußrücken lediglich eine schützende, wärmende Hülle erhält.

Darum begegnet die einreibende Hand der Fußsohle mit besonderer Dichte und Bewusstheit. Der Fußrücken hingegen wird nur umhüllt wie von einer Socke oder dem Deckleder eines Schuhs.

9.8.4 Herznähe und Herzferne

In den Einreibungen kommt im Wesentlichen nur *eine* Griffqualität aus dem Bereich der Massage zur Anwendung: die Effleurage bzw. die Streichung. In der Massage wird sie in Verbindung mit der Substanzauftragung als Einleitung oder Auftakt durchgeführt. Der aufgrund des geraden Verlaufs stark strömende Charakter ist in dieser Kürze vertretbar. Da die Einreibung länger dauert, ist die Form abzuwandeln, damit die Strömung das Herz und den Kopf nicht belastet.

In speziellen Fällen mag diese Strömung angebracht sein, was dann aber in den Bereich der Massage gehört. Bei den Einreibungen wird berücksichtigt, dass viele Menschen heute eher eine Ableitung vom Kopf, eine Entlastung des Herzens und eine «Erdung» zu den Füßen hin brauchen, da die veränderten Lebens- und Arbeitsbedingungen zu einer Überbeanspruchung des Nerven-Sinnes-Systems und zu einer geringeren Inanspruchnahme des Stoffwechsel-Gliedmaßen-Systems geführt haben. Deshalb werden die Streichungen überwiegend in Form von Kreisen oder Spiralen gemacht, wodurch sie einen mehr örtlichen Charakter erhalten.

Die Berührungsintensität ist demzufolge an den Füßen oder bei den Abstrichen am Rücken relativ intensiv:

- an den Füßen wegen der Herz- und Kopfferne
- am Rücken, weil die Verdichtungsphase eine ableitende Wirkung hat.

Mit zunehmender Nähe zum Herzen als einem Organ des rhythmischen Systems nimmt die Berührungsintensität ab. Am zartesten ist sie *direkt über dem Herzen* wie bei der Brust-Einreibung.

Auch wenn man sich bei der ohnehin schon leichten Handhabung die feinen Abstufungen kaum noch vorstellen kann, sollte man versuchen, sie herzustellen. Es im Bewusstsein zu haben, hat bereits seine Wirkung.

9.8.5 Organ-Einreibungen

Auch Pflegende führen Organ-Einreibungen durch (siehe Kapitel 19). Hier geht man ganz besonders behutsam mit der Berührungsintensität um. Insbesondere zwei Gesichtspunkte sind dabei leitend:

- Die Berührung wird fast ausschließlich von oben, d. h. *mit* der Schwerkraft hergestellt.
- Organe sind in ihrer Funktion noch viel mehr prozesshaft als Muskeln, Gelenke oder Knochen und daher sensibler und empfänglicher für jeden Eindruck.

Deshalb erfolgen das Verdichten und Lösen bei einer Organ-Einreibung

- nur auf der Ebene des zu- und abnehmenden Kontaktes und
- im Bewusstsein der Gegenbewegungen zwischen einreibender Hand bzw. einreibenden Händen und der behandelten Körperregion.

9.8.6 Zusammenfassung

Die in diesem Abschnitt aufgeführten allgemeinen Gesichtspunkte der Berührungsintensität fasst die **Tabelle 9-5** noch einmal zusammen.

Tabelle 9-5: Allgemeine Gesichtspunkte für die Berührungsintensität

Berührungsintensität	
intensiver	*leichter*
im Verdichten	im Lösen
von unten kommend	von oben kommend
entgegen der Schwerkraft	mit der Schwerkraft
in Supinationsstellung der Hand	in Pronationsstellung der Hand
bei geringer Empfindsamkeit	bei höherer Empfindsamkeit
über Muskeln und Gelenken	über den Organen
über/mit der Leitlinie	jenseits der Leitlinie
in Herzferne	in Herznähe
«erdend», inkarnierend	lösend

9.8.7 Ausnahmen und Besonderheiten

Folgende Beispiele beziehen sich auf die Verdichtungs- und Lösungsphasen.

Unter- und Oberarm-Einreibung

In der Verdichtungsphase ist die Intensität sehr zurückgenommen, weil sie in Pronationsstellung der Hand und von oben kommend – also mit der Schwerkraft – hergestellt wird.

In der Lösungsphase hingegen ist die Intensität größer, da sich die Hand in Supination befindet und von unten – entgegen der Schwerkraft – kommt.

Schultergelenks-Einreibung liegend

In der Verdichtungsphase hat die untere Hand einen satt empfangenden, die obere jedoch einen hüllenden Kontakt. In der zweiten Hälfte der Lösungsphase ist die Hand in Supinationsstellung von unten kommend und bildet daher – trotz Lösungsphase – einen dichteren, empfangenden Kontakt.

Zweihand-Streichung am Fuß

Um dem liegenden Patienten andeutungsweise ein Steh-Erlebnis zu vermitteln, hat die untere Hand bereits in der Kontaktaufnahme einen recht kräftigen und dichten Kontakt, während die obere Hand nur eine warme Hülle bildet.

In der Lösungsphase bilden beide Hände bis zu den Zehenkuppen einen warmen, umhüllenden und abschließenden Kontakt, der ein Erlebnis vermittelt – wie bei einem Schritt das Abrollen des Fußes zu den Zehen hin.

Dadurch erlebt sich der Behandelte im Fuß, ganz bei sich und erfährt durch den Widerstand einen Halt. Wenn die Berührung nicht wach und sicher genug ist, «verliert» sich der Behandelte oder «fühlt sich herausgezogen».

Brust-Einreibung

Die Berührung beginnt auf beiden Körperhälften von oben kommend (*mit* der Schwerkraft) und endet an den Flanken in seitlicher Stellung der Hand (zwischen Schwerkraft und Leichte). Die Verdichtung ist – auch wegen der Herznähe – daher sehr mild und schonend.

Die Lösung hat am Ende über der mittleren Axillarlinie einen Akzent, weil die Berührung nun von der Seite kommt *und* weil mit dem Ablösen das Erlebnis von Weit-Werden vermittelt werden soll. Daher löst sich die Hand nicht kontinuierlich bis in die Fingerbeeren, sondern die Fingerhand hat bis zum Schluss einen flächigen Kontakt und löst sich von der Mittelhand ausgehend in die Weite.

Bauch-Einreibung

Über dem Colon descendens erfolgt wegen der Nähe zum Ausgang des Darmes die entscheidende Anregung für die Darmtätigkeit. Deshalb ist es sinnvoll, dass die linke Fingerhand in der Lösungsphase nach dem «Delphinsprung» *noch einmal* zu- und abnehmenden Kontakt hat. Durch ein erneutes Eintauchen und Lösen erfolgt eine Intensivierung der Dynamik.

Abstriche

Die *Abstriche* in den Einreibungen haben zwei Besonderheiten:

- Die Verdichtung erfolgt *nicht über*, sondern *mit* dem Gewebe. Die Intentionsspannung breitet sich dabei über die gesamte Kontaktfläche aus. Das bewirkt einen *Sog.*
- Das verdichtete Gewebe wird im 1. Umkehrmoment nicht entlassen, sondern *in die Lösung mitgenommen.* Dies ist immer dann berechtigt, wenn die Hand in der Lösungsphase die Leitlinie nicht verlässt. Dadurch erhalten die Abstriche ihren eindeutig strömungsanregenden oder ab- und ausleitenden oder abschließenden und begrenzenden Charakter. Die Intensität des Verdichtens und der Mitnahme des Gewebes hat allerdings bei den verschiedenen Teilkörper-Einreibungen eine große Spielbreite.

Da jeder Abstrich seine besondere Note hat, werden sie kurz beschrieben.

Kreise um die Fußgelenke (Knöchelkreise)
Die Verdichtung unter Mitnahme des Gewebes erfolgt nicht örtlich, sondern *auf dem Weg* von der Achillessehne zum Rist. Im ersten Teil der Lösungsphase wird das Gewebe entlang dem

Rist in Richtung Zehen mitgenommen. Das heißt: Trotz der Lösungsphase ist der Kontakt recht dicht. Dann gleiten die Hände weich bis zur Achillessehne, um den Kreis zu schließen.

Bauchabstrich
Die Orientierungslinie ist das Colon descendens, beginnend an der linken hinteren Kurvatur in der Milzgegend. Die Verdichtung erfolgt in Supination durch ein angeschmiegtes Aufnehmen des Gewebes mit der Mittelhand.

Die Mitnahme des Gewebes in der Lösungsphase erfordert eine ganz besondere Geschicklichkeit, nämlich in Pronation – von oben berührend – nicht zu drücken, aber das verdichtete Gewebe auch nicht abrupt zu verlieren, sondern der Weichheit des Bauchgewebes in angemessener Weise zu entsprechen. (Bildhafte Vorstellung: Man legt seine Hand von oben so an eine Seifenblase, dass sie nicht zerplatzt, und rollt sie weiter.)

Fußsohlenabstrich
Die Verdichtung unter dem Quergewölbe ist für den Fuß etwas sehr Vertrautes, denn gewöhnlich lastet hier bei jedem Schritt das gesamte Körpergewicht. Mit so viel Druck wird man die Verdichtung natürlich nicht vornehmen, sondern nur so, wie das weiche Gewebe vom Quergewölbe des Fußes und des Daumenballens der einreibenden Hand es zulassen, ohne dabei die knöchernen Strukturen ins Erleben zu rufen. Ein minimaler Akzent fersenwärts ist bereits in der Verdichtung enthalten, damit kein Impuls in Richtung Zehen – das entspricht im Sinne der Dreigliederung der Kopfregion des Fußes – erfolgt.

Nach dem 1. Umkehrmoment: weiche Mitnahme des verdichteten Gewebes bis ins Längsgewölbe und nachlassende Intensität bis zum Grund der Ferse.

Paravertebraler Rückenabstrich
Die örtliche Verdichtung mit beiden Fingerhänden findet auf der Höhe des 7. Halswirbels statt. Die Mitnahme des verdichteten Gewebes erfolgt bis zur unteren Skapulaspitze. Das Wesentliche dieses Abstrichs ist erfolgt, wenn die Hand das verdichtete Gewebe «verloren» hat. In diesem Moment ist er sinngemäß zu Ende. Die Fortsetzung ist ein warmes Begleiten des vorhandenen Stromes, um die Richtung zu betonen und die Größe bzw. die Gesamtgestalt des Rückens zum Erlebnis zu bringen.

Flankenabstrich
Die Verdichtung erfolgt mit ganz weichen Mittelhänden an den hinteren Achselfalten (Mm. teres minor et major). Im 1. Umkehrmoment findet die Lösung *auch* in den Händen statt, sodass *keine Mitnahme* des verdichteten Gewebes erfolgt. Die Hände begleiten den Strom – mit den Mittelhänden über der mittleren Axillarlinie – weich und warm entlang der Flanken bis zu den Trochantern, die Körperform wie nachbildend. Der Grund für diese Weichheit des Abstrichs liegt darin, dass es an den Flanken keinen Muskel gibt, der in der Richtung der mittleren Axillarlinie verläuft. Vielmehr überkreuzen sich die von vorn und hinten kommenden Muskeln, sodass man eher von einer *Begegnungslinie* als von einer Leitlinie sprechen kann.

Durch die Berührung an den Flanken wird das Bewusstsein für die Grenze des Körpers zwischen vorn und hinten und für die seitliche Begrenzung des Körpers angesprochen.

9.9 Das Tempo in den Rhythmischen Einreibungen

Es gibt noch weitere Gesichtspunkte zur Einreibungs-Technik, bevor auf die Befindlichkeit des Patienten eingegangen wird.

9.9.1 Das Tempo als Gesamtausdruck

Als Orientierung für das Tempo gilt *die Atemfrequenz,* und zwar die eines ruhig schlafenden erwachsenen Menschen mit 12 bis 15 Atemzügen in der Minute. Die Atmung ist diejenige der beiden rhythmischen Funktionen, der eine stärker heilende Funktion zukommt [Selg, 2000].

Damit liegt die Dauer eines Kreises oder eines Striches, der kleinsten Einheiten in der Einreibung, bei fünf bis sechs Sekunden. Man kontrolliert die Zeit nicht mit der Uhr; die Zahlen dienen nur zur Orientierung. Die Einreibung erhält dadurch ein Tempo, das Ruhe und Entspannung bewirkt, die der Organismus in der Regel vorrangig benötigt. (Das wirft die Frage auf, ob für *Tempo* nicht ein anderes Wort benutzt oder geschaffen werden müsste.) Die Geschwindigkeit könnte eher noch weiter zur Stoffwechselseite neigen, d. h. noch langsamer sein, da viele Wirkungen der Einreibungen mit diesen Prozessen zu tun haben. Beispiele sind: Durchblutung, Durchwärmung, Ernährung, Beruhigung, Entspannung [Hildebrandt, 1986].

Die Frequenz sollte nicht schneller sein, nicht zur Nerven-Sinnes-Seite neigen, da eine nervös machende Wirkung eigentlich nie erwünscht ist.

9.9.2 Tempo und Körpermaße

Wie wirkt sich das Prinzip der Geschwindigkeit auf die verschiedenen Körpermaße aus?

Die Körpermaße beziehen sich auf drei Bereiche:

- Die *Körpergröße* erwachsener Menschen liegt ungefähr zwischen 1,50 bis 2,30 m.
- Die *Körperteile* unterscheiden sich ebenfalls sehr voneinander: z. B. Bauch- oder Fersenregion.
- Auch *im Verlauf eines Körperteils* ändern sich die Größenverhältnisse, z. B. an der Wade von der schlanken Achillessehne bis zum kräftigen Muskelbauch.

Die Unterschiede sind sehr deutlich und vielfältig.

Weiter muss zwischen zwei Tempi unterschieden werden:

- dem Tempo, das im übergeordneten Sinn einen Gesamtausdruck bewirkt und sich am Tempo der Atemfrequenz orientiert (siehe oben) und
- dem Tempo, das die Angleichung der verschieden großen Körperregionen an dieses übergeordnete Tempo ermöglicht. Demzufolge wird das Tempo während einer Einreibung generell so eingerichtet, dass die *Dauer* einer Einreibung bei verschieden großen Menschen oder auch Körperteilen keine großen Unterschiede aufweist. Auch bei Verschiedenheiten innerhalb eines Körperteils erfolgt eine Angleichung.

Beispiele:

- Die Kreise über der Achillessehne werden nicht schneller gemacht, nur weil sie kleiner sind als die Kreise über dem Wadenmuskel.
- Die Kreise über einem breiten Rücken werden nicht langsamer gemacht als über einem schmalen.
- Eine Ganzkörper-Einreibung dauert unabhängig von der Körpergröße stets ungefähr 25 Minuten.

Bezüglich der Strichlänge und Kreisgröße folgen die Hände exakt den Maßen der Körpergestalt. Bezüglich des Tempos findet eine permanente Angleichung statt. Das Räumliche ordnet sich dabei dem Zeitlichen unter.

9.9.3 Das Tempo innerhalb der Dynamik von Verdichten und Lösen

Für das *zeitliche* Verhältnis von Verdichten und Lösen innerhalb der kleinsten rhythmischen Einheit, nämlich eines Striches oder Kreises, gilt die Regel:

Die Lösungsphase soll entsprechend einem gesunden Verhältnis von Ein- und Ausatmung länger als die Verdichtungsphase sein – ohne konkrete Zeitangabe.

Es könnte sich um das Maß des Goldenen Schnittes handeln d. h.: Der kürzere Teil verhält sich zu dem längeren wie der längere zum Ganzen. Bühler stellte das für das Verhältnis der Systole zur Diastole fest.

Nun gibt es zwischen dem Weg der Verdichtung und der Lösung bei jeder Teilkörper-Einreibung ein anderes *räumliches* Verhältnis. Der Weg der Lösung ist zwar immer der längere, aber oft länger als benötigt. Die räumliche Differenz entspricht also nicht der zeitlich angestrebten. Das nachstehende Schema und die **Tabelle 9-6** verdeutlicht das zeitliche Verhältnis zwischen Verdichtung und Lösung.

Tabelle 9-6: Verhältnis von Verdichtung und Lösung

	Verdichtung	**Lösung**
zeitliches Ideal		
räumliche Realität von		
bis zum Extrem und alle Variationen dazwischen		

In Zahlen ausgedrückt:
das zeitliche Ideal
40 % zu 60 %
gegenüber der räumlichen Realität von
50 % zu 50 % (Achillessehne)
bis zum Extrem
1 % zu 99 % (z. B. bei Abstrichen und den Variationen dazwischen).

Der Lösungsweg ist also *räumlich* meistens erheblich länger, nur bei den Kreisen über der Achillessehne nicht. Um zu einem angemessenen *zeitlichen* Verhältnis zu kommen, bräuchte man theoretisch nur einen der beiden Wege zu verändern. Die Annäherung geschieht aber auf zweierlei Weise:

- durch ein *zeitliches Dehnen* des Verdichtungsweges und
- durch ein *zeitliches Raffen* des Lösungsweges.

Eine zeitliche Verlängerung des Verdichtungsweges erfolgt allerdings nicht nur, um ein angemessenes Verhältnis zur Dauer des Lösungsweges zu erhalten, sondern auch, um die Verdichtung nicht zu schnell, d. h. nicht zu plötzlich, mächtig oder bedrängend werden zu lassen. Das gilt insbesondere, wenn sie mit zwei Händen gestaltet wird.

Um sich die Annäherung der Tempi zu veranschaulichen, bedenke man, was jeder Autofahrer weiß: langsam in eine Kurve hineinfahren und ab dem tiefsten Punkt beschleunigen.

Wie man die Zeit strecken kann, wurde bereits beschrieben (wandernde Aufmerksamkeit, Gegenbewegungen berücksichtigen, Herstellung des größtmöglichen Rundes). Die Lösungsphase zeitlich zu kürzen/zu beschleunigen heißt keinesfalls zu hetzen. Der Eindruck von Eile darf niemals entstehen. Das gibt es nirgends in unserem *Körperbetrieb (Thomas Mann)* – d. h. in der Physiologie. Die Lösungsphase sollte stets Gelegenheit zur Entspannung geben.

Das wird der Einreibenden durch die Zuhilfenahme von Bildern erleichtert:

- durch die Vorstellung, etwas aus der Hand herausfließen zu lassen, etwas zu entlassen, etwas sich entfernen zu sehen oder
- die Herstellung des «Delphinsprunges», der in gewissem Sinne auch eine Zeitersparnis ist (siehe wandernde Aufmerksamkeit, Abschnitt 9.3.3).

Außerdem ist eine Angleichung der Tempi in beiden Händen erforderlich, weil

- das Zentrum der Mittelhand von den Enden der Hand unterschiedlich weit entfernt ist und
- die gleichzeitig zurückzulegenden Wege beider Hände unterschiedlich lang sein können.

Das soll am Beispiel der Verdichtungsphase der Kniegelenks-Einreibung dargelegt werden. Beide Hände beginnen gleichzeitig: die äußere (vom Knie aus betrachtet) beginnt an der Handwurzel und macht daher einen etwas kürzeren Weg als die innere Hand, die an der Fingerbeere des Mittelfingers einsetzt. Beide Hände sollen gleichzeitig mit den Zentren der Mittelhände über dem Gelenkspalt im Gegenüber ankommen.

Der äußere Weg am Kniegelenk ist leicht konkav und daher kürzer und der innere Weg stärker konvex und daher etwas länger. Die kürzeren Wege am Knie und in der Hand fallen

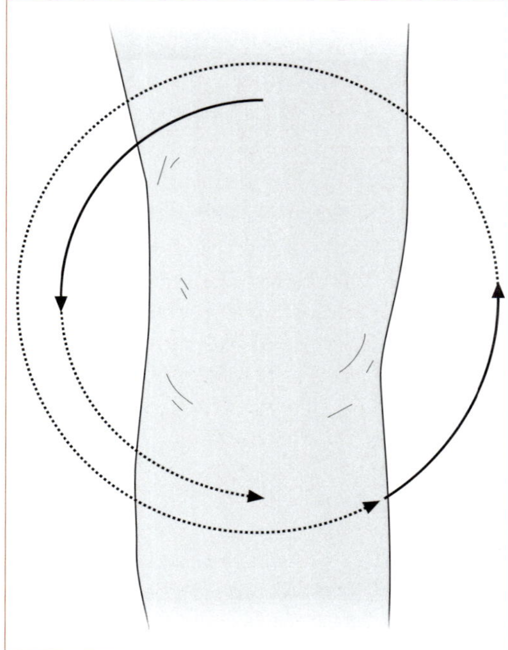

Abbildung 9-13: Wege am Kniegelenk.

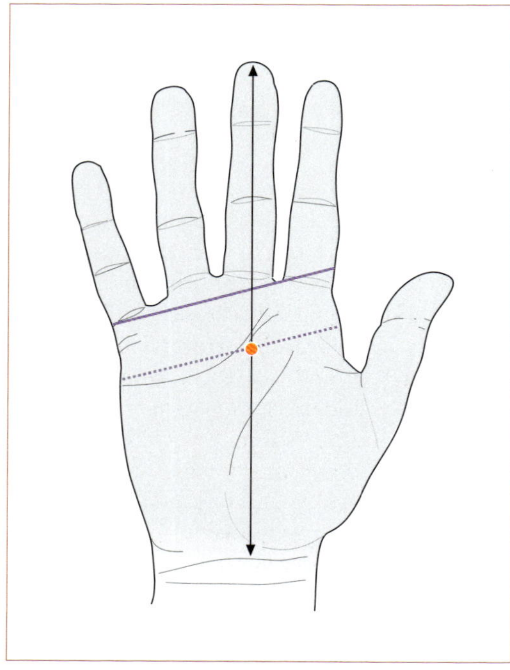

Abbildung 9-14: Weg durch die Hand.

zusammen und stehen den längeren Wegen an der Innenseite gegenüber. Ein Angleichen ist unverzichtbar, wenn die Hände nicht hintereinander herlaufen sollen.

Dieses elastische Anpassen ist ein ausgesprochen musikalisches Moment in der Gestaltung der Einreibungen.

9.9.4 Die Befindlichkeit des Patienten

Die Befindlichkeit des Einzureibenden ist im Hinblick auf das Tempo der Einreibung zweitrangig – es kommt im Wesentlichen auf den Rhythmus an.

Im menschlichen Körper/Organismus leben viele Rhythmen. Sie stören sich nicht, sondern unterstützen sich sogar gegenseitig durch ihre Andersartigkeit. Entscheidend dabei ist das jeweilige Verhältnis zueinander. Der Puls-Atem-Quotient ist vielleicht das bekannteste und wohl auch wichtigste Beispiel. Krankheit ist ein Rhythmusproblem und kein Tempoproblem. Deshalb bietet man in der Rhythmischen Einreibung ein urbildlich ausgewogenes Tempo in Anpassung an die jeweilige Gestalt des Körpers an.

Ein Grundsatz ist, die Atemfrequenz eines Erwachsenen oder noch niedrigere Frequenzen zugrunde zu legen, da diese den Funktionen wie Ernährung, Verdauung und Stoffwechsel angehören.

Atmung und Kreislauf befinden sich in der Mitte. Aufgrund der von hier ausgehenden Ausgleichs- und Harmonisierungsfunktion liegt es nahe, sich an die Mitte zu wenden und ihr eine verstärkende Unterstützung anzubieten. Darin besteht ja auch das Wesen der Pflege: den allgemeinen Lebenskräften des Menschen zu Hilfe zu kommen. Das ist durch eine rhythmisch gestaltete Behandlung unmittelbar möglich.

Eine Ausnahme stellt die atemstimulierende Asthma-Einreibung dar. Dabei legt man das Gewicht auf die Verlängerung der Ausatmung und richtet sich ganz nach dem individuellen Atemproblem.

Darüber hinaus wird sich die Behandlerin in verschiedenen Situationen auf die jeweilige Problematik wie Schmerzen, Ängste, Kälte, Ödem oder Krampfbereitschaft einstellen. Diese Einstellung kommt unwillkürlich in den Händen zum Ausdruck – u. a. auch im Tempo.

9.9.5
Die Fähigkeiten der Behandlerin

Sie geben einen weiteren Ausschlag für das Tempo. Es sollte der Behandlerin stets noch möglich sein, den Vorgang innerlich begleiten, d. h. mit ungeteilter Aufmerksamkeit dabei sein zu können.

Das wird zur Folge haben, dass ein Anfänger langsamer arbeitet als jemand mit mehr Übung. Die langsamen Anfänge werden allerdings besser nicht im Rahmen einer Pflegesituation gemacht, sondern in ausgesparten Übungssituationen über dem Handtuch, an einem Kissen, dem eigenen Knie und in einer Übgruppe oder im privaten Familien- oder Freundeskreis.

9.10
Die Dauer der Rhythmischen Einreibungen

Die Gesamtdauer einer Rhythmischen Einreibung erstreckt sich auf die Zeit der *Einreibung* und die anschließende *Nachruhe*. Das beruht darauf, dass obwohl der physische Leib berührt wird, der eigentliche «Ansprechpartner» in der Rhythmischen Einreibung der Lebens- oder Ätherleib ist.

Dieser hat einerseits die Fähigkeit, unmittelbar zu «verstehen», was ihm über die rhythmische Berührung gesagt wird. Deshalb braucht eine rhythmische Behandlung nicht viel Zeit. Wenn also ein Patient den Wunsch nach einer längeren Behandlung hat, muss man zwischen dem subjektiven Bedürfnis und dieser objektiven Tatsache unterscheiden.

Andererseits braucht der Ätherleib Zeit, um seine Antwort geben zu können. Der Ätherleib wird auch der Gewohnheitsleib genannt. (Es dauert ungefähr vier Wochen, bis sich eine neue Gewohnheit gebildet hat.) Darum benötigt man in der Regel nach einer Einreibung eine Nachruhe. Diese sollte immer etwas länger dauern als die Einreibung, damit der Ätherleib das Angebot in Ruhe annehmen kann.

Die Dauer der Einreibung beruht bis heute auf Angaben von Frau Dr. Hauschka und auf Erfahrungswerten. Sie gelten als Orientierung und sollten nicht festgeschrieben, sondern in Verbindung mit dem Verhalten des Behandelten gehandhabt werden.

- Bei einer *Teilkörper-Einreibung* sollte die Dauer von drei Minuten nicht überschritten werden. Je mehr Teilkörper-Einreibungen sich aneinander reihen, umso mehr verkürzt sich die Zeit der einzelnen Teile. Die *Ganzkörper-Einreibung* besteht aus 21 Teilkörper-Einreibungen und würde nach dieser Regel länger als eine Stunde dauern. Sie sollte aber 25 Minuten nicht überschreiten.
- Außerdem ist die Dauer *substanzabhängig*. Die Haut sollte am Ende der Behandlung die Substanz aufgenommen haben. Entscheidend ist der Fettgehalt der Substanz. Ein Tonikum z. B. enthält kein Fett und wird daher relativ schnell aufgenommen. Die Einreibung kommt zum Abschluss, wenn die Hand nicht mehr gleiten kann. Folglich gelten die unten angegebenen Richtwerte hierfür nicht.

9.10.1
Die Dauer der Nachruhe

Die Nachruhe ist ein unverzichtbarer Bestandteil jeder Behandlung, nicht nur der Einreibung. Es liegen auch hier Erfahrungswerte vor, die individuell gehandhabt werden müssen.

Das Nachruhen ist für manche Menschen ein Lernprozess. Es gibt Situationen, in denen das Einhalten der Nachruhe schwer fällt, z. B. bei Hyperaktivität und anderen Unruhe- oder Schwächezuständen. Dann beginnt man mit einer kurzen Ruhe, vielleicht nur einem kurzen Moment des Entspannens und versucht, die Zeit jedes Mal etwas auszudehnen. Eine aufgezwungene Dauer erzeugt Nervosität und macht alle Bemühungen der vorangegangenen Einreibung zunichte. Die Fähigkeit, eine längere Nachruhe halten zu können, ist als ein Ausdruck von Besserung zu werten. Bei sehr geschwächten Patienten, die anfangs eine längere

Ruhe benötigten, kann es die kürzer werdende Nachruhe sein.

Die Ruhe kann auch zu lange dauern. Man merkt das daran, dass der Behandelte in der Nachruhe unruhig oder nervös wird oder – nach zu langem Schlaf – sich anschließend dumpf oder benommen fühlt.

In allen Fällen bedarf es eines wachen Abspürens durch Beobachtung und Nachfragen, um das richtige Maß zu finden. Es ist nicht immer möglich und nötig, eine Nachruhe einzuhalten, wie z.B. im Rahmen der Morgentoilette am Waschbecken oder in anderen Pflegesituationen.

9.10.2 Richtwerte

Für die Dauer der Rhythmischen Einreibung mit fettigen Substanzen und der Nachruhe gelten folgende Richtwerte:

Tabelle 9-7: Dauer der Rhythmischen Einreibungen

	Einreibung	Nachruhe
Teilkörper-Einreibung	3–5 Minuten	± 15 Minuten
Ganzkörper-Einreibung	20–30 Minuten	± 30–45 Minuten
Arme und Beine	15–20 Minuten	± 30 Minuten
nur Arme und Beine	10–12 Minuten	± 20 Minuten
Organe	1,5–2 Minuten	± 15–30 Minuten

9.11 Substanzen in den Rhythmischen Einreibungen

Es sollen an dieser Stelle zu den unzähligen Rezepten und den vorzüglichen, sachkundigen und aufschlussreichen Beschreibungen der Arzneimittelfirmen und vieler Autoren nicht noch weitere hinzugefügt werden. Daher verweisen wir auf die Literaturangaben am Ende dieses Kapitels.

Ein *Erfahrungsaustausch* über die Anwendung und Wirkung verschiedener Substanzen oder eine Sammlung von Fallbeispielen wäre sicher anregend. Das ist an anderer Stelle geplant. Für jeden, der nicht nur Rezepte sucht, sondern einen Zugang zu den Wirkungen von Substanzen bekommen möchte, ist es entscheidend, an *einem* Beispiel Erfahrungen zu sammeln, um auf diesem Wege zu Sicherheit und Eigenständigkeit zu gelangen. Darin liegt ein mühsamer, aber auch sinnvoller und zeitgemäßer Weg.

In der Einreibung geht es fast immer darum, eine Substanz auf den Körper aufzutragen. Die Rhythmische Einreibung ist mit allen pflege- oder therapierelevanten Substanzen möglich, sei es Nivea-Körpermilch, Wildrosen- oder Phosphoröl, Bienengift- oder Voltarensalbe. Die rhythmische Berührungsqualität und der Behandelte stehen im Vordergrund und nicht die besondere Substanz. Die anthroposophisch orientierten Heilmittel- und Kosmetikhersteller und viele andere arbeiten unentwegt daran, ihre Produkte im Einklang mit Natur und Mensch herzustellen. Davon darf aber nicht abgeleitet werden, dass nur diese Produkte bei den Rhythmischen Einreibungen verwendet werden sollten.

9.11.1 Substanzformen

Substanzen kommen in folgenden Formen zum Einsatz:

- Salben
- Gele
- Emulsionen
- Lotionen
- Öle
- Essenzen in einer Verdünnung
- Milch oder Sahne
- Puder.

Die Substanzen sollten folgende Kriterien erfüllen:

- die Schutzfunktion der Haut unterstützen, ohne abzuschließen oder abzudichten
- die Haut nicht reizen

- in ihrer Komposition und Wirkung sollten sie über die Haut in deren dreigliedriger Funktion den ganzen Menschen ansprechen.

Pflanzenöle erfüllen diese Kriterien. Man unterscheidet hier fette und ätherische Öle. Die *fetten Öle* wie Mandel- oder Olivenöl wirken pflegend, beruhigend und wärmend. Sie kommen auch in reiner Form zum Einsatz, insbesondere das Olivenöl, da es in seinem Wärmeverhalten einen engen Bezug zum menschlichen Wärmeorganismus hat. Die *ätherischen Öle* regen durch die Düfte vielfältig die Sinne an. Sie haben eine mehr versprühende Wärmewirkung, stellen daher einen gewissen Reiz dar und haben außerdem eine leicht bakterizide Wirkung.

9.11.2 Umgang mit Substanzen

Allgemein gilt für die Dosierung: Weniger ist mehr. Zur Orientierung sind in der **Tabelle 9-8** für die häufigsten Einreibungen einige Zahlen aufgeführt. Diese variieren allerdings aufgrund der individuellen Körpermaße und der Hauteigenschaften. Ebenso fällt die Tropfengröße wegen der unterschiedlichen Dichte der Öle verschieden aus.

Wenn beim Verteilen der Substanz der Eindruck entsteht, sie reiche nicht aus, sollte man sofort etwas nachnehmen, anstatt die Einreibung dafür zu unterbrechen. Geübtere KollegInnen werden mit weniger Substanz auskommen, da die wandernde Aufmerksamkeit die Hände gleitfähiger macht. Bei weniger Übung unterstützt das Öl die mangelnde Gleitfähigkeit der Hände.

Keinesfalls darf nach der Einreibung ein Überschuss von Öl auf der Haut verbleiben. Trotz der Wärmenatur des Öles wirkt es kühlend, besonders wenn die eingeriebene Körperregion vorher kühl war. In der Regel nimmt die Haut bei einer angemessenen Dosierung die Substanz in der vorgesehenen Zeit auf.

Anders verhält es sich mit *Lotionen*. Die wässrige Konsistenz bedingt eine höhere Dosierung. Wegen der einsetzenden Verdunstungskälte ist besonders darauf zu achten, dass die Substanz eingezogen ist. Sobald das der Fall ist, ist die Einreibung beendet, denn auf der trockenen Haut ist ein Gleiten nicht mehr möglich. Deshalb kann die Dauer von den oben angegebenen Zeiten abweichen. Das trifft auch auf Milch, Sahne und verdünnte Essenzen zu.

Tabelle 9-8: Dosierung der Substanzen

Körperteil	Tropfenzahl	Milliliter
Rückenhälfte	15–20	≈ 0,5–1,0
ganzer Rücken	20–30	≈ 1,0–1,5
Knie/Oberschenkel	12–15	≈ 0,5–0,75
Wade	10	≈ 0,5
Fuß	4–6	≈ 0,25
Hand/Unterarm	10–15	≈ 0,5–0,75
Ellenbogen/Oberarm	10–15	≈ 0,5–0,75
Schulter	5–10	≈ 0,25–0,5
Brust	10–15	≈ 0,5–0,75
Bauch	15–20	≈ 0,75–1,0
Ganzkörper-Einreibung		≈ 15–20

Für den Einsatz der Einreibungen in *intensiveren Pflegesituationen* sei noch angemerkt, dass sie mehrmals täglich bis zu zweistündlich durchgeführt werden können. Bei der Dekubitusprophylaxe kann man nach jedem Lagewechsel zur Erholung des Gewebes eine kurze Einreibung machen. Es genügen drei *Tropfen* eines Öles oder entsprechend wenig Salbe, um die nötige Anregung, Entlastung und Pflege zu gewährleisten.

Anwärmen einer Substanz

Metallsalben können in der Tube in einem Wasserbad gewärmt werden, ohne dass die Substanz darunter leidet. Um eine Salbe anzuwärmen, kann die benötigte Menge auch während der Vorbereitungszeit auf den Handrücken gegeben werden. Bei Ölen ist ein wiederholtes Anwärmen zu vermeiden, weil das zum Qualitätsverlust führt. Deshalb wird die benötigte

Menge in eine kleine Flasche abgefüllt. Für das Wasserbad reicht heißes Leitungswasser. Das Gefäß sollte nie auf eine Flamme oder Herdplatte gestellt werden.

Gummihandschuhe

Für einige Substanzen oder in bestimmten Situationen ist die Benutzung von Handschuhen unvermeidlich: Entweder weil die Substanz zu aggressiv ist oder die Hygiene es verlangt. Auch mit Handschuhen kann die rhythmische Qualität hergestellt und vermittelt werden. Sie ist sogar sehr dazu geeignet, das Trennende und Befremdliche des Handschuhs überwinden zu helfen. Mit und ohne Handschuh – immer berührt man einen Menschen. Und das ist die entscheidende Begründung für die rhythmische Qualität in der Berührung.

10. Der Ablauf einer Rhythmischen Einreibung

Dieses Kapitel ist insgesamt stark verrichtungsorientiert und als Ergänzung zu den vorherigen Beschreibungen anzusehen. Grundsätzlich gelten dieselben Regeln wie für jede andere Pflegehandlung, z. B. bei einer Ganzkörperwaschung. Der Vollständigkeit halber wird der Ablauf dennoch dargestellt. Einige Aspekte der Aufzählung wurden bereits ausführlich behandelt.

Vorbereitung
- Organisation/Terminabsprachen
- Patienteninformation
- Material
- Raum/Umgebung
- Behandlerin

Durchführung
- Lagerung (s. Kap. 9.2.1)
- Wärmung (s. Kap. 9.7)
- Intimschutz (s. Kap. 9.7.7)
- Mengenangaben (s. Kap. 9.11.2)
- Substanzauftragung
- Einreibung (s. Teil 3)
- Nachruhe (s. Kap. 9.10.1)
- Gespräche während der Einreibung
- Beobachtung

Nachbereitung
- Material
- Patient und seine unmittelbare Umgebung
- Behandlerin
- Dokumentation

10.1 Vorbereitung

10.1.1 Organisation/Terminabsprachen

- Der Zeitpunkt für die Einreibung wird so gewählt, dass genügend Abstand zu der letzten Mahlzeit besteht und ausreichend Zeit für die Nachruhe vorhanden ist.
- Der Patient ist über den Termin und die benötigte Zeit informiert, damit er den Tag entsprechend planen und anwesend sein kann.
- Falls es Mitpatienten gibt, sind auch sie informiert. Sie wissen, dass während der Einreibung und der Nachruhe keine anderen Aktivitäten im Raum stattfinden – außer den notwendigen selbstverständlich. Sie können im Raum bleiben, können sich aber auch woanders aufhalten, wenn nichts dagegen spricht.
- Der Terminplan des Patienten ist so gestaltet, dass es nicht zu Überschneidungen mit anderen Therapien oder diagnostischen Maßnahmen kommt.
- Die KollegInnen sind darüber informiert, dass die Behandlerin während der Einreibung keine Anwesenheitstaste einschaltet, da sie nicht darauf reagieren kann.
- Ein Schild außen an der Tür zeigt an, wie lange die Pflegebehandlung und die Nachruhe dauern. Arztvisite, Medikamentenverteilung, Zwischenmahlzeiten, Zimmerreini-

gung, Terminabsprachen, Post-Verteilung, Besucher u. a. m. warten.

10.1.2 Patienteninformation

Außer der Terminabsprache erhält der Patient Informationen über den Verlauf der Behandlung und erhält Gelegenheit, Rückfragen zu stellen.

Er weiß, dass

- er darauf achtet, sich vorher nicht auszukühlen
- er vor der Einreibung noch einen Toilettengang macht
- die Nachruhe ein wichtiger Bestandteil der Einreibung ist. Das bedeutet, sich währenddessen mit nichts anderem zu beschäftigen, auch nicht mit Musik oder einem Buch.
- es wünschenswert ist, kurz einzuschlafen. Die Behandlerin achtet zu seiner Beruhigung auf die Zeit und meldet sich nach Verabredung.
- die Zeit für die Nachruhe ein Richtwert ist und er sich nicht zwingen muss, sie punktgenau einzuhalten
- ihn niemand in dieser Zeit stören wird. Das wird ermöglicht durch ein Schild an der Tür und das abgestellte Telefon.
- die Behandlerin wegen der erforderlichen Konzentration während der Einreibung keine Unterhaltung pflegt
- er gebeten ist, sich dennoch stets frei zu seiner Befindlichkeit zu äußern, da sie Vorrang hat. Die Einreibung kann problemlos jederzeit unterbrochen oder beendet werden.
- er nach der Einreibung die ihm angenehmste Lage einnehmen kann
- die Behandlerin während der ersten Nachruhe nachfragt, ob er warm wird und sich wohl fühlt
- er sich anschließend nicht abwaschen oder duschen muss – erst recht nicht nach einer größeren oder Ganzkörper-Einreibung. Mit dem Wasser gehen die entfaltete Kraft und Wärme verloren.
- er seinen Wärmeorganismus pflegt, indem er durch zweckmäßige Kleidung seine Wärme konstant hält
- er sich darin üben kann, seine Wärmereaktionen zu beobachten, und damit einen großen Beitrag zur Beurteilung seiner Genesung erbringt.

10.1.3 Material

- Die Auswahl der Tücher richtet sich nach der Größe des Einreibungsgebietes und der Summe der aufeinanderfolgenden Teilkörper-Einreibungen.
- Sie dienen dem Wärme, Intim- und Bettschutz.
- Molton oder Flanell aus Baumwolle sind zu bevorzugen, da sie wärmer auf der Haut sind und eine Kochwäsche vertragen. Hand-, Dusch- oder Badetücher können zusätzlich eingesetzt werden.
- Sie werden mit Wärmflaschen oder über der Heizung vorgewärmt.
- Als Lagerungsmaterialien dienen in der Regel eine *Knierolle* und ein zusätzliches *kleines Polster* in der Größe einer Nackenrolle, das sich vielseitig während einer Einreibung verwenden lässt: um die Knierolle zu verstärken (es gibt nicht *die* ideale, für alle Menschen passende Knierolle), die Außenrotation eines Beines zu beheben, den Ellenbogen für die Schulter-Einreibung zu stützen oder den Fuß für die Oberschenkel-Einreibung hochzulagern.
- Die Flasche mit der eventuell bereits vorgewärmten Substanz befindet sich in einem Becher. Dieser ist mit saugfähigem Papier ausgelegt, damit die Flasche leise abgestellt werden kann. Der Becher dient der Vermeidung von Ölspuren in der Umgebung.

10.1.4 Raum/Umgebung

- Der Raum ist frisch gelüftet, bei einer Temperatur von mindestens 21 °C.
- Das Fenster ist geschlossen, um Durchzug und Geräuschbelästigungen zu vermeiden.
- Der Lichteinfall blendet nicht. Er kann evtl. mit der Gardine reguliert werden.
- Eventuell wird ein Sichtschutz zu einem an-

deren Patienten hin aufgestellt, um vor allem die Privatsphäre zu garantieren.

- Der Ort der Einreibung ist ungehindert zugänglich.
- Es besteht Bewegungsfreiheit neben dem Bett. Möbel oder Gegenstände engen nicht ein.
- Das Telefon ist abgestellt, Radio und Fernsehen ausgeschaltet.
- Ein Glas mit einem Getränk steht griffbereit (Hustenreiz, Durst).
- Kosmetiktücher sind sicherheitshalber in der Nähe (Nase, Tränen, Öl-Überschuss).

10.1.5 Behandlerin

- Sie besorgt sich die notwendigen Informationen über den zu Behandelnden, insbesondere über den Verlauf und die Wirkungen vorangegangener Einreibungen (über Patientenakte, Gespräch mit dem Patienten und Rapporte).
- Das Äußere ihrer Erscheinung ist auf die Behandlung abgestimmt:
  - warme, saubere Hände mit kurz geschnittenen Fingernägeln
  - Jeglicher Schmuck an den Händen und Unterarmen ist abgelegt, weil er durch eine zufällige Berührung unbeabsichtigt Bewusstsein wecken kann.
  - Die Haare fallen nicht nach vorn und lassen das Gesichtsfeld frei.
  - Tücher und Ketten hängen nicht nach vorn.
  - Der Atem ist frisch.
  - Es hängt kein Duft von aufdringlichem Parfüm, Essen oder Rauch in den Kleidern.
- Die Behandlerin macht sich ein Bild von der Situation des zu Behandelnden und ruft in sich auf, was sie jetzt ansprechen möchte. Das Bild der verwendeten Substanz kann dabei hilfreich sein.
- Die Konzentration auf einen bestimmten Aspekt aus der Summe der zu beachtenden Kriterien kann für die Durchführung der Rhythmischen Einreibung hilfreich sein (z. B. innere oder äußere Umkehr, wandernde Aufmerksamkeit, Gegenbewegungen). Niemand ist in der Lage, gleichzeitig an alles zu denken.
- Die hergestellte Aufmerksamkeit, vielleicht verbunden mit der Frage, wie der Verlauf dieses Mal wohl sein wird, ist eine große Hilfe, abschalten, alle Anforderungen des Tages für eine Weile zurückstellen und für einige Minuten innere Ruhe schaffen zu können.

10.2 Durchführung

10.2.1 Substanzauftragung

Nur bei großflächigen Einreibungen findet vorab ein Verteilen der Substanz statt. Hier wird noch einmal der Gesichtspunkt erwähnt, dass *auch* diese Berührungen ganz *im Kontext der rhythmischen Qualität* hergestellt werden.

Die *Substanzauftragung* hat mehrere Ziele:

- die Verteilung der Substanz
- Wahrnehmung des einzureibenden Gebietes
- den Einzureibenden auf den Duktus der Einreibung einzustimmen, indem vom ersten Moment an die rhythmische Qualität hergestellt wird.

10.2.2 Gespräche während der Einreibung

Die Behandlerin weiß, dass sie sich ganz auf die Behandlung konzentrieren muss und keinen Freiraum für Unterhaltung oder ein Gespräch hat. Es ist nun eine Frage der Diplomatie, wie man es dem Behandelten mitteilt – verbal oder nonverbal, vorher oder in der aktuellen Situation. Das Verschweigen kann dazu führen, dass während der Behandlung eine schwierige Situation entsteht. Die Vorankündigung kann abweisend und verunsichernd wirken.

Das Vorgespräch kann umgekehrt entlastend wirken, denn manchmal sprechen Patienten nur deshalb, weil sie meinen, es müsse immer etwas geredet werden. Das Thema anzusprechen eröffnet einen Freiraum, der oft ganz dankbar und selbstverständlich von dem Behandelten angenommen wird. – Also: eine psychologische Gratwanderung.

Allerdings muss die Behandlerin auch wissen, dass die Einreibung auf leiblicher *wie auch auf seelischer Ebene* eine öffnende Wirkung hat. Daher ist es nötig, fein abzuspüren, ob sich der Behandelte *endlich* öffnen und etwas aussprechen kann, was ihm bis dahin nicht möglich war. Dann ist die Entscheidung zu treffen, ob man die Einreibung zugunsten eines Gespräches besser abbricht oder für einen späteren Zeitpunkt einen Gesprächstermin vereinbart.

Die öffnende Wirkung kann sich auch so äußern, dass der Behandelte – meistens sind es Frauen – in Tränen ausbricht. Das kann geschehen, weil alles Mögliche in ihm aufsteigt, kann aber auch der Ausdruck dafür sein, dass er von dieser Art der wohltuenden Zuwendung beeindruckt bzw. überwältigt ist. Das ist sehr nachvollziehbar, wenn man sich in die Lage eines Patienten versetzt, der nach dem Erfahren einer ernsten Diagnose, dem Erleben einer Operation mit eventuell sich anschließender Bestrahlung und/oder Zytostase jetzt etwas erlebt, was gar nicht aggressiv, sondern im Gegenteil geradezu friedlich ist.

10.2.3 Beobachtung

Vor der Einreibung handelt es sich um Beobachtungen im Zusammenhang mit der Befindlichkeit – die Beweglichkeit, Schmerzen, Stimmung/Launen, Bewusstseinslage betreffend.

Während der Einreibung wird die Behandelnde überwiegend über die Hände etwas wahrnehmen bzgl. Temperatur, Turgor, Tonus, Beschaffenheit der Hautoberfläche, aber auch die Färbung der Haut und Atmungsphänomene. Weiter kommen während der Einreibung wahrzunehmende Reaktionen und Äußerungen des Behandelten hinzu.

Nach der Einreibung beziehen sich die Beobachtungen auf das Wärmeverhalten, Veränderungen gegenüber dem vorausgehenden Bild der Befindlichkeit, auf Appetit, Ausscheidung oder Schlaf. Das betrifft die Zeit der Nachruhe, des aktuellen Tages und der darauffolgenden Nacht *(siehe Kap. 11 Wirkungen, 12 Indikationen)*.

Die Beobachtungen können durch einen Fragebogen ergänzt werden, den der Patient führt.

10.3 Nachbereitung

10.3.1 Material

- Die *Substanzen* werden wieder an ihren Lagerort zurückgebracht, wo sie sachgerecht aufbewahrt werden können.
- Die *Lagerungsmittel* befinden sich im günstigsten Fall außerhalb des Patientenzimmers an einem Stützpunkt, um dort gelüftet zu werden. Mit neuen Schutzhüllen versehen können sie dann auch für andere Patienten benutzt werden.
- Die *Tücher* werden am besten an der frischen Luft oder in einem gut belüfteten Raum aufgehängt.
- Bei Benutzung von Öl ist es ratsam, die Tücher wöchentlich, bei Ganzkörper-Einreibungen nach jedem Gebrauch zu wechseln, weil sich das Öl sonst nur schwer entfernen lässt – trotz Gallseife, scharfer Waschmittel und Zentralwäscherei.

10.3.2 Der Patient und seine unmittelbare Umgebung

- Direkt nach der Einreibung erfolgt die Nachfrage, ob die Lage für die Zeit der Nachruhe so angenehm ist. Wenn eine Änderung erwünscht ist, hilft die Behandlerin, bis das Resultat befriedigend ist.
- Das Getränk und die Rufanlage sind griffbereit; die Uhr sichtbar.
- Die Vorhänge werden je nach Lichteinstrahlung noch weiter zugezogen.
- Je nach Witterung können ein Oberlicht oder das Fenster einen Spalt geöffnet werden.

- Man sollte abwägen, ob Möbel und auch das Bett wieder in die ursprüngliche Position zurückgebracht werden müssen oder ob es zu viel Unruhe auslöst.
- In jedem Fall wird ein höhenverstellbares Bett wieder in die Aussteigeposition gebracht.
- Während der Nachruhe, bei der es primär um die Entwicklung der eigenen Wärme geht, erkundigt sich die Behandlerin nach ungefähr fünf Minuten, ob die Wärmereaktion eingesetzt hat oder ob eine Unterstützung von außen erforderlich ist.
- Nach Ablauf der Ruhezeit informiert sie den Patienten, ist evtl. beim Aufstehen behilflich, erkundigt sich nach dem Erleben der Ruhezeit und ergänzt diese Informationen durch ihre eigenen Wahrnehmungen.

10.3.3 Behandlerin

- Nach dem Verlassen des Zimmers vermerkt sie auf dem Schild an der Tür die Dauer der Nachruhe auf einem Klebestreifen oder einer Klebeetikette, die anschließend wieder entfernt werden können.
- Außerhalb des Patientenzimmers wäscht sie sich die Hände. Das kann als der *äußere* Abschluss der Behandlung angesehen werden.
- Nach dem Aufräumen macht sie in der Patientenakte Notizen. Dadurch kommt die Behandlung zu einem *inneren* Abschluss – auch wenn selbstverständlich die weitere Fürsorge und die folgenden Beobachtungen noch dazu gehören.
- Die Besinnung ist eine Art Rückblick auf den Verlauf und die gemachten Beobachtungen, dem sich einige Fragen anschließen können:
  - Deckt sich das Bild, das ich mir zuvor gemacht habe, mit der Realität?
  - Ist mir gelungen, was ich herstellen wollte?
  - Wenn nein, warum nicht?
  - Was möchte ich das nächste Mal anders machen?

10.3.4 Dokumentation

Die Einträge nach jeder Einreibungsbehandlung dienen

- dem eigenen Rückblick
- der Information der anderen Mitarbeiter beim Rapport, im Pflegegespräch, der Ärzte-Therapeutenkonferenz
- der Kontinuität der Behandlung, indem Erfahrungen und Beobachtungen jeweils berücksichtigt werden und
- ermöglichen es, einen Abschlussbericht mit einer Auswertung des Verlaufs zu machen.

Die Auswertung bewirkt nicht nur, dass persönliche Erfahrungen gemacht, sondern dass diese auch der allgemeinen Entwicklung in der Pflege zur Verfügung gestellt werden können, z. B. zu Forschungszwecken.

11. Die Wirkung der Rhythmischen Einreibungen

Bevor über Indikationen etwas gesagt wird, soll die Frage der Wirkungen behandelt werden, um den Zusammenhang zu verdeutlichen.

11.1 Einflussnehmende Faktoren

Dank der höchst differenzierten Ausgestaltung der menschlichen Wesenheit haben *alle Faktoren*, die mit der handelnden Person, den Substanzen und Materialien, der Umgebung, der Atmosphäre und natürlich dem Zustand des Behandelten zu tun haben, eine Wirkung. Sie alle zu nennen und jedem im Einzelnen nachzugehen, übersteigt die Möglichkeit dieses Kapitels, deshalb werden nur einige aufgeführt:

- die innere und äußere Vorbereitung des Patienten
- die Gestaltung der Umgebung und die Herstellung einer vertrauensbildenden Atmosphäre
- die Berührung an sich
- die rhythmisch gestaltete Bewegung in der Berührung
- die Substanz (inkl. Anbau, Herstellungsverfahren)
- die Nachruhe
- die Beobachtung des Patienten
- die Befindlichkeit und die Bedürftigkeit des Behandelten/Patienten
- die pflegetherapeutische und/oder medizinische Idee oder das Konzept
- die Patientenbesprechung
- die Schulung und Erfahrung der Behandlerin
- die Gesinnung der Behandlerin und
- die äußere und innere Vorbereitung der Behandlerin.

11.2 Ansprache des Menschen durch Rhythmische Einreibungen

Die verschiedenen Betrachtungsweisen des Menschen lassen mehrere Möglichkeiten der Ansprache zu.

- Im Sinne der *Funktionellen Dreigliederung*
  - wirkt die Berührung über und direkt auf das Nerven-Sinnes-System
  - wirkt die rhythmisch gestaltete Behandlung direkt auf das rhythmische System und indirekt regulierend auf die polaren Organisationen
  - wirkt die unmittelbar reagierende Wärmeorganisation auf den Stoffwechsel.
- Im Sinne der *Viergliederung* findet eine Wirkung auf das Zusammenspiel der unteren und oberen Wesensglieder statt.
- Im Sinne von *Aufbau und Abbau* (Entzündung und Sklerose) wirkt sie vermittelnd, ausgleichend und harmonisierend zwischen diesen beiden Tendenzen.
- Vor dem Hintergrund der *zwölf Sinne* werden letztendlich alle Sinne beteiligt, besonders aber werden die sogenannten unteren oder Leibessinne (der Lebens-, Tast-, Eigenbewegungsund Gleichgewichtssinn) angesprochen.

11.3 Reaktionen des Organismus

Zu den möglichen Reaktionen des Organismus gehören u. a.:

- Wärmeanregung, -regulierung
- Regulierung der Atmung
- Lösung von Krämpfen und Verspannungen
- Besserung der Beweglichkeit
- Schmerzlinderung
- Regulierung des allgemeinen Stoffwechsels d. h.
- verbesserte Durchblutung und Ernährung des Gewebes und
- bessere Wundheilung
- Entlastung des Kopfes bei Migräne
- Stimulation der Verdauung: sowohl anregend wie auch beruhigend
- Anregung des Lymphstroms (bei Ergüssen und Ödemen, zur Milchbildung)
- Regulierung des Wach- und Schlafrhythmus
- Entspannung und Beruhigung (bei Unruhe und Ängsten, Sorgen und Bedrängnis)
- Bildung von Vertrauen und Geborgenheit (Hülle)
- bessere Orientierung, klareres Bewusstsein, bessere Konzentration
- klares Empfinden für den Körper in seiner Ausdehnung und/oder seinen Grenzen (bei Missempfindungen, Anorexia nervosa)
- gesteigertes Wohlbefinden (bei beeinträchtigtem Lebenssinn).

Es muss bedacht werden, dass jede rhythmische Maßnahme niemals zwingend wirkt. Die Antwort des menschlichen Organismus erfolgt in freier Weise und orientiert sich an seinem vorrangigen Bedarf. Es kann sich somit etwas herausstellen, was zuvor gar nicht bemerkt wurde.

Beispiel: Ein Patient erhält morgens eine Bein-Einreibung, um besser in seinen Leib zu kommen und wacher zu sein. Aber es entsteht bei ihm ein großes Schlafbedürfnis. Darin äußert sich sein Schlafdefizit, was er bis dahin gut überspielen konnte. Die rhythmische Behandlung sorgt für einen aktuell benötigten Ausgleich, ohne dabei etwas zu übersehen oder außer Acht zu lassen. In diesem Beispiel muss erst geschlafen werden, bevor sich die Wachheit steigern kann.

11.4 Wirkung auf die Behandlerin

Eine weitere Wirkung erfährt die Behandlerin an sich selbst. Jede Bemühung um eine rhythmische Gestaltung wirkt auch ordnend und harmonisierend auf sie zurück. Sie erlebt das z. B. daran, dass sie trotz aller Anspannung und Beanspruchung gut und schnell abschalten kann, dass eine Unruhe oder Unpässlichkeit anschließend verschwunden ist und sie sich sogar ruhiger und frischer fühlt.

12. Indikationen

Aus der Kenntnis der Berührungsqualität und der Substanzen und durch die gezielte Beobachtung des Patienten entsteht im Idealfall im Gespräch mit KollegInnen, Arzt und Therapeuten – im sogenannten Patientengespräch, bei dem der Patient mit einbezogen wird – ein individuelles Ergebnis.

Die Wirksamkeit einer Anwendung erhöht sich in dem Maße, wie ein Ringen um die Lösung einer therapeutischen Frage stattfindet, auch wenn das Ergebnis schlussendlich Parallelen zu ähnlichen Erfahrungen oder Situationen aufweist [Spranger, 1995].

Es gilt, sich stets vor lähmender Routine und Gedankenlosigkeit zu schützen, indem man versucht, mit Staunen und Freude wie ein erstes Mal in jede Situation oder Begegnung hineinzugehen, denn:

«*In unserer Zeit müssen wir wieder hinausstreben über Phrase, Konvention und Routine … – zu dem, wodurch in jeder einzelnen Handlung des Lebens wieder Geist liegt, so dass wir nicht aus einem Automatischen heraus handeln.*» [Steiner, 1964]

12.1 Anwendung der Rhythmischen Einreibungen

Die Rhythmischen Einreibungen kommen in der Körperpflege einschließlich der Prophylaxen und in der speziellen Pflege zur Anwendung.

12.1.1 Pflegetherapeutische Maßnahmen

Bei der *Pflege der Haut* ist zu bedenken, dass sie das größte Sinnesorgan des Menschen ist. Zugleich finden hier vielfältige Stoffwechselfunktionen statt. Die rhythmischen Funktionen vermitteln zwischen diesen beiden. In dem Organ Haut erscheint die Funktionelle Dreigliederung wieder. Die Berührung der Haut steht somit immer im Bezug zum ganzen Menschen und durch die rhythmische Qualität insbesondere zum Rhythmischen System.

Die Auswahl der Substanz richtet sich nach dem Zustand der Haut und des Gewebes. Fragen wie – braucht die Haut Feuchtigkeit oder Trocknendes, Schutz, Anregung, Kräftigung, Heilendes – werden losgelöst von der Einreibung entschieden. Die Technik der Einreibung wird das jeweilige Anliegen unterstützen, weil die rhythmische Qualität darin besteht, sich dem Zustand der Haut anpassen zu können. Des Weiteren wirken viele Substanzen über die Haut auf die *verschiedenen Funktionen des Organismus.* So besteht die Möglichkeit, mit Bronchialbalsam über die Haut die Atmung zu unterstützen, und zwar, indem die Substanz über den *Stoffwechsel* der Haut an den Organismus vermittelt wird, die ätherischen Inhaltsstoffe durch Verdunstung inhaliert werden können und die rhythmische Berührung unmittelbar auf das Verdichten und Lösen in der Atmung einen Einfluss nimmt.

Bei der Dekubitus- und Thromboseprophylaxe wirken ebenso die Substanz und die rhythmische Berührung zusammen. Dabei kommt die Substanz zunächst der Haut selbst zugute und unterstützt über die Haut den Gewebe-Stoffwechsel und den venösen Rückstrom. Für die Hautpflege und die Prophylaxen liegt die Entscheidung für die Einreibung und die Wahl der Substanz *eigenständig* bei den Pflegenden.

Aufgrund der vielfältigen Wirkungen besteht auch die Möglichkeit, die Rhythmischen Einreibungen über den Rahmen der Hautpflege und der Prophylaxen hinaus zur Anwendung zu bringen. Pflegetherapeutische Maßnahmen können sich mit ärztlichen Verordnungen decken oder diese ergänzen. Eine Absprache in der Zusammenarbeit ist sinnvoll, damit die Einreibung wie die Substanz in das Behandlungskonzept des Arztes passen und es nicht zu Überschneidungen und Gegenwirkungen – z.B. durch Medikamente – kommt.

12.1.2 Ärztliche Verordnungen

Bei medizinischen Verordnungen steht oft die Substanzwirkung im Vordergrund wie in folgenden Beispielen: Kupfersalbe für die Füße, Rosmarinsalbe für die Unterschenkel, Phosphor-Öl für die Kniegelenke, Thymian-Öl für die Oberschenkel, Kümmel-Öl für den Bauch, Aconit-Öl für den Nacken, Schlehenblüten-Öl für die Arme oder Solum-uliginosum-Öl für den Rücken. Hierbei handelt es sich oft um eine lokale Behandlung von Beschwerden.

Darüber hinaus gibt es den Bezug von Körperregionen zueinander oder zwischen Organen und Funktionen, z.B.:

- Oberschenkel-Einreibung bei Verdauungsstörungen
- Fuß-Einreibung bei Einschlafschwierigkeiten
- Arm-Einreibung bei Essstörungen
- Milz-Einreibung bei einer Schwäche des Immunsystems.

Auch hier ergänzen sich die Wirkungen der Rhythmischen Einreibung und der Substanz.

12.1.3 Eine weitere Möglichkeit der Therapiefindung

Sie besteht darin, dass man von den Wirkungen der Rhythmischen Einreibungen ausgeht und sie mit dem Bedarf bzgl. der Befindlichkeit oder des Beschwerdebildes in Verbindung bringt.

Beispiele sind:

- die Anregung der Durchblutung und Ernährung des Gewebes
  - bei der Dekubitus-Prophylaxe
  - bei der Wundheilung
- die Durchwärmung
  - bei Kältezonen
  - bei Einschlafstörungen, die mit Kältezonen einhergehen
  - bei kältebedingten Beschwerden wie Verspannungen, Krämpfe, Schmerzen und arthrotisch und rheumatisch bedingten Bewegungseinschränkungen
- eine Rhythmisierung
  - zur Erleichterung oder Vertiefung der Atmung
  - zur Tonisierung der Gefäße
  - zur Regulierung des Schlaf-wach-Rhythmus
  - zur Regulierung der Verdauungstätigkeit
- eine Bewusstseinsweckung
  - um das Körperempfinden zu verdeutlichen: für Grenzen oder für bestimmte Regionen des Körpers
  - um das Erleben von Gesundheit zu unterstützen
  - um die Orientierung in Zeit und Raum zu verbessern
  - um das Vertrauen in die Umgebung und die Mitmenschen zu fördern
  - um das Selbstbewusstsein zu stärken.

12.2 Anwendungsbereiche

Das Verständnis der Wirkung einer rhythmisch gestalteten Berührung gibt jeder Behandlerin die Möglichkeit, eigenständig damit umzugehen. Die folgenden Beispiele sind keine Rezepte, sondern sollen für einige Situationen und Fachbereiche die zutreffendsten Gesichtspunkte ansprechen. Der vielfältige Einsatz der Rhythmischen Einreibungen kann hier nicht detailliert beschrieben werden. Die Reihenfolge der Fachbereiche orientiert sich am Lebenslauf.

Nicht erwähnt ist die ganze Fülle der Spezialbereiche, obwohl insbesondere auf den Gebieten Chirurgie und Intensivmedizin die rhythmische Berührung von großem Wert ist. Ein Forschungsergebnis und einige Studien dazu liegen bereits vor.

12.2.1 Die schwangere Frau

Die schwangere Frau empfindet die einhüllende Gebärde der Rhythmischen Einreibung recht wohltuend. Wesentlich dabei ist, dass die Behandlerin das im Mutterleib heranwachsende Kind bei jeder Berührung im Bewusstsein hat.

Angezeigt sind die Rhythmischen Einreibungen bei:

- müden Beinen
- Verspannungen im Rücken und
- allgemeinen Befindlichkeitsstörungen wie Erschöpfung.

Substanzen können die Wirkung der Rhythmischen Einreibung noch gezielt unterstützen.

12.2.2 Die schwangere Frau in einem Kurs für Rhythmische Einreibungen

Sie darf die Rhythmischen Einreibungen praktizieren und beobachten, aber in keiner Phase der Schwangerschaft die Rolle des «Demonstrations- oder Übungsobjektes» einnehmen. Der Organismus ist in dieser Zeit für alle Einflüsse viel sensibler und offener als gewöhnlich. Für das heranwachsende Kind gilt das in noch stärkerem Maße, wenn man bedenkt, dass sogar Stimmungen und Empfindungen leibbildend wirken.

In einem Kurs werden keine pflegetherapeutischen Behandlungen gemacht, sondern hier werden erste Übungsschritte in der Praxis der Einreibungen getan. Ausprobieren, Fehler machen, zwischendurch innehalten, die Berührungen wiederholen, sich während des Handelns ein Feedback geben und sich über Fragen austauschen, eine Einreibung weit über das zeitliche Maß einer Behandlung hinaus ausdehnen, keine Nachruhe einhalten – all das gehört dazu. Das wäre eine Zumutung für Mutter und Kind und ist daher zu vermeiden.

12.2.3 Vor der Geburt

Die Ganzkörper-Einreibung erweist sich als eine gute Möglichkeit, um

- bei beginnender Wehentätigkeit anregend zu wirken oder
- auch zu entspannen, um der Frau noch einmal zum Schlafen zu verhelfen.

Jedoch ist bei vorzeitiger Wehentätigkeit Vorsicht geboten.

12.2.4 Unter der Geburt

Der reguläre Geburtsverlauf kann unter anderem durch Einreibungen im Kreuzbereich, der Beine oder der Füße unterstützt werden, um

- Schmerzen zu lindern
- die Atmung zu vertiefen und
- durch die Anwesenheit allgemein zu beruhigen.

Mutter und Kind befinden sich unter der Geburt in einem Grenzbereich, wo das Rhythmische besonders wirksam ist.

12.2.5 Nach der Geburt

Nach der Geburt kann durch Rhythmische Einreibungen ein regulierender Einfluss genommen werden auf

- die Rückbildung (Rücken- und Bauch-Einreibung)

- Stimulation der Blut- und Milchbildung (Arm-Einreibung)
- die Unterstützung des venösen Rückstroms in den Beinen (Unterschenkel-, Bein-, Bauch-Einreibung)
- die seelische Stabilisierung (Arm- und Bein-Einreibung).

12.2.6 Säuglinge

Motive für die rhythmische Berührungsqualität bei einem gesunden Säugling sind:

- die umhüllende Gebärde des Vorgeburtlichen nachzubilden
- den Aufbau des Leibes und der noch in Entwicklung befindlichen Organe unterstützend zu begleiten
- den empfindlichen Wärmeorganismus in seiner gesunden Ausbildung zu stimulieren und
- mit Worten Steiners gesagt: die Arbeit der Engel am Leibe des kleinen Kindes fortzusetzen.

Warme Hände sind ein unbedingtes Muss. Die Formen sind alle rund und den kindlichen Formen elastisch angepasst. Die Technik besteht in einer extremen Vereinfachung und im Weglassen von Spezifika. So wird ein Säuglingsfüßchen erst mit Beginn des Stehens und Gehens ausgebildet und benötigt daher eine andere Ansprache als beim Erwachsenen.

Jede Einreibung wird wie ganz selbstverständlich in die täglichen Verrichtungen integriert. Die Zuwendung zu dem Kind kann durch Summen, Singen oder Erzählen begleitet werden.

Für den *kranken* Säugling gilt dasselbe, nur ist größere Vorsicht geboten!

12.2.7 Kinder

Die sogenannten Kinderkrankheiten sind charakteristisch für diese Zeit. Mit zunehmendem Alter können zu den mehr funktionellen auch seelische Störungen hinzukommen wie Unruhe- und Angstzustände mit Auswirkungen auf Schlafen, Essen und Ausscheidung, Atmung, Lebens- und Lernfreude und das allgemeine Wohlbefinden. Die Vereinfachung der Rhythmischen Einreibungen gilt noch für die ersten Lebensjahre:runde Formen, kurze Anwendungen und *warme* Hände.

Die Einreibung des eigenen Kindes wirkt förderlich auf die Mutter-Vater-Kind-Beziehung. Daher unterweisen Betreuende die Eltern gern darin, wie sie diese Anwendung bei ihrem Kind machen können.

12.2.8 Heilpädagogik/Sozialtherapie

Eine Aufgabe in der Heilpädagogik und Sozialtherapie besteht darin, über das Leibliche die seelisch-geistige Entwicklung von Kindern, Jugendlichen und Erwachsenen zu fördern. Dazu gehört insbesondere die Pflege der unteren, der Leibessinne. Aber auch die Pflege des Wärmeorganismus ist ein Schwerpunkt.

Beide Bereiche können sowohl durch rhythmische Lebensführung wie durch rhythmische Behandlungen unterstützt werden. Die Einreibungen und vor allem die *Organ-Einreibungen* spielen da eine besondere Rolle. Für Kinder gilt außerdem das bereits oben Genannte.

12.2.9 Psychiatrie

Zu diesem umfassenden Gebiet sei Folgendes erwähnt: Die durch die Anthroposophie erweiterte Psychiatrie basiert auf folgenden Motiven:

«*Der Leib als Instrument der Seele*» [Bühler, 1955] und: «*Es handelt sich immer darum, dass der Geist in seiner Fähigkeit, sich zu äußern, von dem physischen Organismus gestört wird, und nie um eine eigentliche Erkrankung des geistigen oder seelischen Lebens.*» [Steiner, 1965]

Entscheidend für die Pflege ist, dass nicht die Krankheitsbezeichnung, sondern Phänomene für die Wahl einer Behandlung leitend sind.

Bei den Störungen handelt es sich im Wesentlichen um folgende drei Themenkreise:

1. die Wärme mit einem Zuviel oder Zuwenig
2. Schwere und Leichte mit der Tendenz, einseitig nach dem einen oder andern zu neigen und
3. die Mitte, die verloren geht, indem die Schwingungsfähigkeit nachlässt, sodass der von hier ausgehende ordnende Ausgleich nicht erfolgen kann.

Der Rhythmus – angeboten in der Lebensgestaltung und in den verschiedenen Therapien – ist das Nonplusultra. Die Rhythmischen Einreibungen nehmen dabei häufig die Rolle ein, den Boden für spezielle Therapien zu bereiten oder die Patienten dafür empfänglicher zu machen. Für die Stimulation des Wärmeorganismus kann Ähnliches gesagt werden: «Ein kalter Körper ist nicht behandelbar.» [Sauer, 2000]. Mit anderen Worten: Die Anwesenheit von Wärme ist notwendig, um das Ich eines Menschen in der Therapie zu erreichen. Das gilt sowohl für die Wirkung von Medikamenten – ob Homöopathie oder Schulmedizin – wie für künstlerische Therapien.

Die Teilkörper-, Organ- und Ganzkörper-Einreibungen, natürlich ergänzt durch andere äußere Anwendungen, sind zur Anregung des Wärmeorganismus eine brauchbare Unterstützung. Sie wirken außerdem auf ein gesundes Zusammenwirken der Wesensglieder.

12.2.10 Neurologie

Ein Aspekt aus dem Bereich neurologischer Störungen ist das Überwiegen von Schwere und Kälte, wobei die Veränderung auf körperlichem Gebiet das Seelisch-Geistige stark tangiert. Bei einer Parese ist sehr deutlich zu erleben, wie sich das Bewusstsein aus der gelähmten Region zurückzieht, sodass diese für den Betreffenden einfach nicht mehr existiert.

Mit Hilfe der Rhythmischen Einreibungen regt man die physiologischen Funktionen des gelähmten Körperteils an. Es handelt sich darum, dem Organismus und dem Menschen über die rhythmische Berührung etwas von dem anzubieten, was er sonst in vielfältiger Weise an Bewegung, Durchwärmung, Berührung und Beachtung selber leisten würde. Daher stehen hier die mehrmals täglich angewendeten Teilkörper-Eeinreibungen im Vordergrund.

Die Ganzkörper-Einreibung ist insbesondere angezeigt, wenn einem Menschen mit einer Lähmung zum Erlebnis seiner Ganzheitlichkeit verholfen werden soll.

12.2.11 Altenpflege

Im Alter zieht sich das Leben zunehmend aus dem Physischen zurück. Das *muss sich nicht*, aber *kann* sich bemerkbar machen in der eingeschränkten Beweglichkeit, der nachlassenden Funktion vieler Organe, vor allem der Sinnesorgane und der unzureichenden Durchwärmung des Körpers.

Die Rhythmischen Einreibungen können der vielfältig auftretenden Schwere wohltuend entgegenwirken. Wenn außerdem die Orientierung beeinträchtigt ist und sich Ängstlichkeit und Misstrauen, Trauer und Resignation einstellen, gibt es reichlich Gelegenheit, die rhythmische Berührungsqualität ohne Substanz über der Kleidung einzusetzen, seien es Berührungen im Tagesablauf oder bewusst eingesetzte Streichbewegungen über dem Rücken oder an den Füßen. Sie verhelfen zu Orientierung und vermitteln Sicherheit und Vertrauen.

Die Altenpflege ist ein großes Feld der kreativen Nutzung der Rhythmischen Einreibungen.

12.2.12 Sterbende Menschen

Solange der Mensch in seinem Leib anwesend ist – und das ist er bis zum letzten Atemzug – bedarf er der Hilfestellung. Das ganze Repertoire der Prophylaxen ist vonnöten, aber auch der Beistand durch die menschlich begleitende Nähe. Besonders kommt es darauf an, allen Missempfindungen, Unbequemlichkeiten und der mangelnden äußeren und inneren Beweglichkeit hilfreich und angemessen entgegenzuwirken. Die Sorge, zu stören oder einen Menschen am Sterben zu hindern, entschärft sich, wenn man um Sorgfalt und Behutsamkeit bemüht ist.

Der Schlaf als «der kleine Bruder des Todes» tritt nur ein, wenn man warme Füße hat, d.h. wenn der ganze Leib vom Ich ergriffen ist. So ist es auch leichter zu sterben, wenn die Wärme und somit das Ich den ganzen Leib durchdrungen haben. Die Qualität der Rhythmischen Einreibung ist besonders geeignet, um in dieser Pflegesituation Hilfestellung zu geben.

13. Kontraindikationen

Die Rhythmischen Einreibungen sind *kontraindikationsfrei*, denn die rhythmische Berührungsqualität beinhaltet, sich in elastischer Anpassung und stetiger Erneuerung allen Situationen anpassen zu können. Voraussetzung ist allerdings, dass die Einreibende in der Lage ist, diese Qualität herzustellen.

Erwähnt sei jedoch:

- Weder defekte Haut noch eine Wunde werden eingerieben. Die Definition der Einreibung besagt ja, dass es sich dabei um die Behandlung der Haut handelt. Fehlt diese oder ist sie verletzt bzw. zerstört, kann in dieser Region keine Einreibung gemacht werden.
- Die Einreibung wird nur mit Einverständnis des Einzureibenden vorgenommen. Das herauszufinden und entsprechend zu handeln, ist Gegenstand der Schlüsselqualifikationen und keine Frage der Kontraindikation.

Darüber hinaus sind die «Spielregeln» fließend. Sie orientieren sich stärker an den Fähigkeiten der Einreibenden als an der Situation des Einzureibenden. In einigen Institutionen werden bereits Absprachen getroffen, welche die Fähigkeiten der Pflegenden berücksichtigen. Die Akzeptanz der eigenen Grenzen ist ein Ausdruck von Professionalität. Demzufolge machen Anfänger noch keine Einreibungen

- bei Patienten in akuten Zuständen (z. B. Herzinfarkt, Apoplexie, Schüttelfrost, Status asthmaticus, Koliken, Thrombose, Embolie)
- bei hoch fieberhaften Prozessen (z. B. Pyelonephritis, Pneumonie, Thrombophlebitis, Infektionskrankheiten, Sepsis)
- bei Entzündungen (z. B. Mastitis, Panaritium, Herpes, akuter Rheumatismus)
- bei Risiko-Schwangerschaften.

In allen genannten Fällen kann natürlich die bereits erlernte rhythmische Berührungsqualität in die ohnehin stattfindenden Pflegemaßnahmen wie die Waschung, die Hautpflege und die Prophylaxen integriert werden.

Mit Übung, Erfahrung und zunehmender Sicherheit erweitern sich die Grenzen.

Dann kann z. B.

- eine offene Wunde von der Umgebung her eingerieben werden, um die Durchblutung und den Stoffwechsel des Gewebes anzuregen
- dem Asthmatiker mit der Waden-Einreibung abwärts Erleichterung verschafft werden
- bei einem Fiebernden mit kalten Extremitäten (auf Grund einer Kreislaufdisregulation) durch eine Einreibung von Bauch und Beinen eine bessere Wärmeumverteilung und somit eine Temperatursenkung herbeigeführt werden
- einem berührungsempfindlichen hochentzündeten Gelenk mit ruhigen nicht beschwerenden Streichungen Entlastung verschafft werden oder
- bei einer Querschnittslähmung mit erhöhter Spastik Entspannung erreicht werden.

Die innere Einstellung auf die vorhandene Situation hat eine starke Wirkung. Die klassischen Kontraindikationen verlieren dadurch ihre Gültigkeit.

14. Anforderungen an die Behandlerin

Das *Erlernen* der bewussten Handhabung dieser an sich natürlichen Fähigkeit, einen Menschen richtig zu berühren, hat eine Schwierigkeit. Die Bewusstmachung wirkt zunächst beeinträchtigend auf die bereits vorhandene Fähigkeit. Ein Beispiel ist das Balancieren entlang einer auf den Boden gemalten Linie, das einen schwanken lässt, obwohl man in der Lage ist, geradeaus zu gehen und außerdem keine Absturzgefahr besteht.

Was ist der Sinn dieses «Neuerwerbs»?

Die bewusst erworbene Fähigkeit bedeutet nicht nur eine neue Fertigkeit, sondern auch einen Zuwachs an Persönlichkeitsbildung, denn damit stellen sich zunehmende Eigenständigkeit und Kreativität ein. Eine natürliche Fähigkeit unterliegt immer der Gefahr, verloren zu gehen. Was ich mir aber bewusst erworben habe, ist wirklich «ein Stück» von mir (Zuckmayer).

So kann sich Pflege zu einer Kunst entwickeln. Das Wesen der Kunst besteht u. a. ja darin, dass eine natürliche Fähigkeit verwandelt und dadurch auf eine neue Ebene gehoben wird.

In diesem Sinne kann das Bemühen um die im Grunde vertraute rhythmische Berührungsqualität ein Beitrag sein, Pflegekunst zu fördern.

> Allmählich erkennt man den Zusammenhang.
> Aber nur dadurch,
> dass man immer ganz bewusst und aktiv
> auf eine methodische Art und Weise
> sich an einen Punkt heranarbeitet,
> wo etwas Weiteres geschieht
> im Sinne der Bewusstseinserweiterung.
> Die Aktivität ist die Voraussetzung,
> dass einem etwas gegeben wird.
>
> Aus einem Gespräch mit J. Beuys

Die Beweglichkeit, die nötig ist, um mit diesem *einen* Motiv – *Verdichten/Umkehr – Lösen/Umkehr* – den verschiedenen Gegebenheiten und Situationen in einer Rhythmischen Einreibung gerecht zu werden, kommt dem Tanz nahe, wie es mit Worten von Augustinus beschrieben ist.

> *TANZ der BEFREIUNG*
>
> Ich lobe den Tanz,
> denn er befreit den Menschen von der Schwere der Dinge,
> bindet den Vereinzelten zur Gemeinschaft.
> Ich lobe den Tanz,
> der alles fordert und fördert,
> Gesundheit und klaren Geist und eine beschwingte Seele.
> Tanz ist Verwandlung des Raumes, der Zeit, des Menschen,
> der dauernd Gefahr läuft zu zerfallen,
> ganz Hirn, Wille oder Gefühl zu werden.
> Der Tanz dagegen fordert den ganzen Menschen,
> der in seiner Mitte verzaubert ist von der Begehrlichkeit
> nach Menschen und Dingen
> und von der Dämonie der Verlassenheit im eigenen Ich.
> Der Tanz fordert den befreiten, den schwingenden Menschen
> im Gleichgewicht aller Kräfte.
> Ich lobe den Tanz.
> Mensch, lerne tanzen,
> sonst wissen die Engel im Himmel nichts mit dir anzufangen.
>
> Augustinus

Augustinus spricht verschiedene Seiten des leiblich-seelisch-geistigen Zusammenwirkens an. In der letzten Zeile klingt allerdings ein Zusammenspiel an, was darüber hinaus geht, nämlich das zwischen Menschen und Engeln. Dieser Zusammenhang kann meines Erachtens zweifach verstanden werden: Die Engel möchten mit den Menschen etwas anfangen können, wenn diese wieder in den Himmel zurückgekehrt sind, oder: *Die Engel im Himmel* möchten etwas mit den Menschen schon zu deren Lebzeiten anfangen können, sozusagen als ihren Mitarbeitern. Dazu brauchen sie die äußerlich und innerlich bewegten (tanzenden) Menschen auf der Erde. Dieses Zusammenwirken kann in seiner polaren Natur (Mensch – Engel) als ein rhythmischer Vorgang angesehen werden.

Wenn R. Steiner den Rhythmus als «halbgeistig» bezeichnet, so ist der geistige Anteil als das anzusehen, was im Himmel, also von den Engeln geleistet wird. Der andere Teil besteht darin, dass die Menschen auf Erden Bedingungen schaffen, die den Engeln das Hereinwirken ermöglichen.

Indem Engel und Menschen etwas miteinander anfangen, wird die Erde ein Stückchen mehr zum Himmel oder etwas «Himmel auf Erden».

15. Übungen

15.1 Übung am Ballon

Ziel

Erfahrungen mit einer völlig entspannten Hand machen:

- sich die Hand von der Gestalt des Gegenstandes formen lassen
- Gegenbewegungen beachten lernen
- die Aufmerksamkeit in der Hand steigern
- eine lebendige und behutsame Berührung herstellen
- eine Ortsveränderung der Hand ohne deren aktive Mitwirkung

Durchführung

Nehmen Sie einen aufgeblasenen Luftballon. Der Ballon und die eigenen Hände werden gepudert, damit eine geräuscharme und gleitende Berührung möglich ist.

1. Der Ballon wird an dem verknoteten Ende so in die Hand genommen, dass er fixiert ist. Die andere Hand hängt in Pronationsstellung herab (wie die Hand des Adam in: «Die Erschaffung des Adam» von Michelangelo). Der Ballon wird von unten an die Hand herangeführt, bis sie sich lückenlos angeschmiegt hat. Die gelöste Hand reagiert nur. Aufgabe: wahrnehmen, wie es sich in der Hand anfühlt, wenn ihre Stellung von außen verändert wird.
2. Der Ballon wird ruhig gehalten. Die gelöste Hand wird an den Ballon herangeführt, indem der Oberarm/die Schulter sie nach vorn bewegen. Der Ellenbogen bringt die Hand in die Supinationsstellung. Der Oberarm entfernt die Hand wieder von dem Ballon. Es entsteht eine angeschmiegte, umhüllende Berührung des Ballons – ohne eine aktive Mitwirkung der Hand. Während die Hand dem Ballon entgegengebracht wird, stellen Sie sich vor, der Ballon käme auf die Hand zu. Während die Hand den Ballon wieder verlässt, stellen Sie sich vor, der Ballon würde sich entfernen. Ziele: von der eigenen Bewegung absehen und den berührten Gegenstand in die Berührungsbewegung mit einbeziehen.

15.2 Übung zur wandernden Aufmerksamkeit

Ziel

- Gelöstheit
- Bewegung und Wachheit der Hand miteinander zu verbinden, ohne die willkürliche Muskulatur der Hand zu benutzen

Bildvorstellung, mit der in der Übung umgegangen wird:

Die Hände sind innen von vielen Augen übersät. Diese können unabhängig von einander geöffnet und geschlossen werden.

Sie entsprechen

- in geöffnetem Zustand dem wachen Tagesbewusstsein

- in geschlossenem Zustand
  1. dem schlafenden Bewusstsein (d.h. sie nehmen nichts wahr)
  2. dem träumenden Bewusstsein (d.h. sie wissen, wo sie sind, ohne zu sehen).

Die geöffneten Augen haben einen leicht erhöhten Tonus, so wie das wach blickende Auge im Ausdruck und der Blickrichtung eine erhöhte Spannkraft hat.

Im geschlossenen Auge – ob träumend oder schlafend – fehlt diese Spannkraft und deshalb auch der Tonus.

Zur Berührung in der Rhythmischen Einreibung: Die Berührung besteht aus zwei Phasen. Herstellen und Lösen des Kontakts.

Beides erfolgt im Prozess des zu und abnehmenden Kontaktes und der zu- und abnehmenden Berührungsintensität. Die Veränderungen erfolgen in ständigem Fluss und in größtmöglicher Entspannung. Der grundlegende Unterschied zwischen den beiden Phasen beruht auf dem Spannungsunterschied – vergleichbar mit dem Spannungsunterschied zwischen dem geöffneten, wachen und dem geschlossenen träumenden oder schlafenden Auge.

Beispiel:

1. Zunehmender Kontakt von den Finger-Endgliedern bis zur Handwurzel.
   Es gibt kontinuierlich einen neuen Ort in der Hand, an dem der Kontakt entsteht:
   1., 2., 3. Fingerglied, Fingergrundgelenke, Mittelhand, Handwurzel – um die größeren Stationen zu nennen.
   Jeweils am Ort des neuen Kontaktes öffnen sich die Augen – was gleichbedeutend mit einer leicht erhöhten Spannung ist – um sich im nächsten Moment wieder zu schließen – was gleichbedeutend mit Entspannung ist.
   In der Phase des zunehmenden Kontaktes, der Verdichtung vollzieht sich ein steter Wechsel zwischen geöffneten, wachen und geschlossenen, schlafenden Augen.
2. Abnehmender Kontakt von der Handwurzel zu den Endgliedern.
   Es gibt kontinuierlich einen neuen Ort in der Hand, an dem der Kontakt sich wieder löst: Handwurzel, Mittelhand, Fingergrundgelenke, 3., 2., 1. Fingerglied.
   Jeweils am Ort des neuen Kontaktes sind die geschlossenen Augen ein wenig wacher, d.h. träumend, um im nächsten Moment wieder zu schlafen. Beides geschieht in ganz entspanntem Zustand, wobei sich die träumende Wachheit nur in erhöhter Aufmerksamkeit äußert.
   In der Phase des abnehmenden Kontaktes, der Lösung vollzieht sich ein Wechsel zwischen geschlossen-träumenden und geschlossen-schlafenden Augen.

1. Übung

Streichen Sie mit der völlig entspannten Hand über eine Hosennaht, beginnend an den Fingerbeeren und von dort bis zur Handwurzel und wieder zurück. Die Naht kann kontinuierlich an einem neuen Ort in der Hand bemerkt werden. Die Naht weckt sozusagen die Aufmerksamkeit. Dort, wo sie in der Hand erscheint, öffnen sich die Augen, um sich im nächsten Moment wieder zu schließen.

In diesem Sinne wird von *wandernder Aufmerksamkeit* gesprochen.

2. Übung

Streichen Sie mit der völlig entspannten Hand über ein glattes Textil ohne eine Naht, beginnend an den Fingerbeeren und von dort bis zur Handwurzel und wieder zurück. Die Aufmerksamkeit wird willentlich an den jeweils neuen Ort des Kontaktes geschickt und vermittelt den Eindruck, man suche die Naht.

3. Übung

Die Ausführung entspricht der Übung 2, aber mit veränderter Richtung der Kontaktaufnahme vom Kleinfingerrand in Richtung Daumen und umgekehrt.

4. Übung

Während des *zunehmenden* Kontaktes wandert die Aufmerksamkeit *entgegen* der Bewegungsrichtung durch die Hand.

Während des *abnehmenden* Kontaktes ist Beides möglich: wandernde Aufmerksamkeit *entgegen* und *mit* der Bewegungsrichtung.

Streichen Sie mit der entspannten Hand über ein Textil und bilden Sie den Kontakt, beginnend an den Fingerbeeren. Wenn der Kontakt voll und die Aufmerksamkeit am Handgelenk angekommen ist, löst sich der Kontakt wieder, und zwar vom Handgelenk beginnend in Richtung Fingerbeeren – unter Beibehaltung der Bewegungsrichtung der Hand (z. B. Substanzauftragung am Unterschenkel).

5. Übung
Der zunehmende Kontakt kann zweimal hintereinander erfolgen: von den Fingerbeeren in Richtung Handwurzel und anschließend noch einmal von den Fingerbeeren in Richtung Mittelhand. Wenn die Aufmerksamkeit das erste Mal an der Handwurzel angekommen ist, «springt» sie von der Handwurzel zu den Fingerbeeren (z. B. beim vollen Kreis um das Kniegelenk). Der Teil der Hand mit den schlafenden Augen muss sich nicht physisch ablösen, wenn er dem schlafenden Zustand entsprechend gelöst ist.

Literaturverzeichnis

Bertram, M.: Der therapeutische Prozess als Dialog. Strukturphänomenologische Untersuchung der Rhythmischen Einreibungen nach Wegman/Hauschka. Pro Business, Berlin 2005

Bockemühl/Schad: Erscheinungsformen des Ätherischen. Freies Geistesleben, Stuttgart 1977

Bühler, W.: Der Leib als Instrument der Seele. Freies Geistesleben, Stuttgart 1955

Glaser, H.: Die Rhythmischen Einreibungen nach Wegman/Hauschka. Menschengemäße Berührung pflegen. Gesundheitspflege initiativ, Esslingen 1999

Große-Brauckmann, E.: Der Atemzug – Bild und Vorbild für das Tun der Hände bei der Rhythmischen Einreibung. Rundbriefe Ostern (S. 41–47) und Michaeli (S. 8–16) 1990, Verband anthroposophischer Pflegeberufe e. V.

Große-Brauckmann, E. (i. V.): Unveröffentlichtes Konzept der AG für Ausbildner für Rhythmische Einreibungen, Bad Liebenzell, 1997

Grossmann-Schnyder, M.: Berühren. Hippokrates, Stuttgart 1996

Hauschka, M.: Rhythmische Massage nach Dr. Ita Wegman. Menschenkundliche Grundlagen. Margarethe Hauschka-Schule, Boll 1984

Heimann, R.: Der Rhythmus und seine Bedeutung für die Heilpädgogik. Urachhaus, Stuttgart 1989

Hildebrandt, G.: Die rhythmische Organisation des Menschen und ihre Bedeutung für die Heilkunst. Verein für anthroposophisches Heilwesen, Bad-Liebenzell 1986

Hoerner, W.: Zeit und Rhythmus, Die Ordnungsgesetze der Erde und des Menschen. Urachhaus, Stuttgart 1978

Klages, L.: Vom Wesen des Rhythmus. Gropengiesser, Zürich und Leipzig 1944

Kühlewind, G.: Der sanfte Wille. Freies Geistesleben, Stuttgart 2000

Lusseyran, J.: Das wiedergefundene Licht. Siebenstern TB, Hamburg, 1963

Sandkühler, M.: Wasser, Elixier des Lebens. Urachhaus, Stuttgart 2000

Sauer, M.: Referat vom 03.10.2000 am Goetheanum, Dornach

Schwenk, Th.: Das sensible Chaos. Freies Geistesleben, Stuttgart 1976

Selg, P.: Vom Logos menschlicher Physis. Verlag am Goetheanum, Dornach/CH 2000

Spranger. Ch.: Krankenbeobachtung. Urachhaus, Stuttgart 1995

Steiner, R.: Die Offenbarungen des Karma. Rudolf Steiner-Nachlassverwaltung, Dornach 1956

Steiner, R.: Pädagogischer Jugendkurs. Rudolf Steiner-Nachlassverwaltung, Dornach 1964

Steiner, R.: Physiologisch-Therapeutisches auf Grundlage der Geisteswissenschaft. Rudolf Steiner-Nachlassverwaltung, Dornach 1965

Witzenmann, H.: Sinn und Sein. Freies Geistesleben, Stuttgart 1989

Literatur und Adressen zum Thema Substanzen

Ätherische Öle. Weleda Korrespondenzblätter für Ärzte, Nr. 133, November 1992

Hauschka, M.: Rhythmische Massage, Kap.: Ölqualitäten. Margarethe Hauschka-Schule, Gruibinger Straße 29, 73087 Boll/Göpp.

Hauschka R.: Substanzlehre. Vittorio Klostermann, Frankfurt/M. 1942

Hauschka R.: Heilmittellehre. Vittorio Klostermann, Frankfurt/M. 1965

Heilpflanzen in Haut- und Massageölen. Wala-Heilmittel GmbH, 73085 Eckwälden/Boll

Pelikan, W.: Heilpflanzenkunde I–III. Philosophisch-anthroposophischer Verlag am Goetheanum/Dornach, 1. Auflage 1958

Pelikan, W.: Sieben Metalle. 1. Auflage. Philosophisch-anthroposophischer Verlag am Goetheanum/Dornach 1952

Präparate-Informationen für die Physikalische Therapie. 2. Auflage. Weleda AG, Heilmittelbetriebe, 73527 Schwäbisch Gmünd

Schmidt, Dr. med. G.: Der Ölbildungsprozess. Werner Junge, Öldispersions-Apparatebau, 73087 Boll/Göpp.

Schramm, H.: Heilmittel-Fibel zur anthroposophischen Medizin. Novalis, Schaffhausen 1983

WELEDA pflege FORUM; Hefte 1–4 ff. Weleda AG, Heilmittelbetriebe, Postfach 1320, 73503 Schwäbisch-Gmünd

Weisendes und Wesentliches zu den Heilmitteln der Weleda. Weleda Schriftenreihe Heft 5, Weleda-Verlag Arlesheim, Schwäbisch Gmünd 1961

Zwiauer, J.: Fette und ätherische Öle in ihrer Wirkung auf die Haut. Weleda AG, Heilmittelbetriebe, 73527 Schwäbisch Gmünd

Teil 3: Praxis der Einreibungen

Die nachfolgenden Beschreibungen der Teilkörper-Einreibungen sind sehr detailliert und haben eher einen «technischen» Charakter. Sowohl bei der Lektüre des Textes wie auch in der Anwendung der Rhythmischen Einreibungen sollte beachtet werden, dass alle Durchführungskriterien, wie sie im zweiten Kapitel dargestellt worden sind, unbedingt mit-gedacht bzw. mit-praktiziert werden. Bei der Beschreibung der Teilkörper-Einreibungen werden sie als bekannt vorausgesetzt. Nur bei speziell ergänzenden Aspekten wird im Text auf die entsprechende Stelle des vorhergehenden Kapitels verwiesen.

Bei den Anwendungsbereichen der Teilkörper-Einreibungen gilt für alle, dass sie Bestandteil einer Ganzkörper-Einreibung sein können.

Es ist mir ein Anliegen zu betonen, dass die Rhythmischen Einreibungen nicht durch das Studium dieses Buches gelernt werden können. Diese Ausführungen sind vielmehr dazu gedacht, nach der Teilnahme an Kursen in Rhythmischen Einreibungen eine Möglichkeit zur vertieften Auseinandersetzung oder zum Nachschlagen zu haben.

Im Textverlauf der Beschreibungen von Teilkörper-Einreibungen werden die beteiligten Personen unabhängig von der Gleichstellung der Geschlechter als der Behandelte bzw. die Einreibende bezeichnet, um eine flüssige Lesbarkeit zu gewährleisten.

16. Teilkörper-Einreibungen

Monika Layer, Edelgard Große-Bauckmann

16.1 Rücken-Einreibung

Es werden drei Varianten der Rückeneinreibung beschrieben. Welche der Möglichkeiten gewählt wird, hängt von der Indikation bzw. Zielsetzung und/oder der Mobilität der Behandelten ab (siehe Kapitel 9.3, 12)

Bei den zur Verfügung stehenden Formen handelt es sich um

- die Rücken-Abstriche
- die Einhand-Einreibung im Sitzen
- die Zweihand-Einreibung im Liegen (phasenverschobene Kreise).

16.1.1 Rücken-Abstriche

Zu den Rücken-Abstrichen gehören die Wirbelsäulen- oder paravertebralen Abstriche und die Flankenabstriche (siehe Kapitel 9.3.1)

Anwendungsbereiche

- Bei zu starken Stoffwechselvorgängen im Bereich von Kopf/Nacken zur Ableitung
- zu hoher Blutdruck
- Einschlafhilfe
- Auftakt und/oder Abschluss der zweihändigen Rücken-Einreibung im Liegen

Wirbelsäulen-Abstrich

Lagerung
Der Behandelte liegt auf dem Bauch. Abhängig vom individuellen Bedarf können Füße, Bauch, Brust, Sternum oder Kopf mit kleinen Kissen unterpolstert werden. Die Unterarme liegen zur Entspannung der Schulter- und Nackenmuskulatur seitlich vom Kopf, die Oberarme nicht über Schulterhöhe.

Körperhaltung
Die Einreibende steht zu Beginn in einem zum Bett hin geöffneten Frontalschritt mit Gewicht auf dem vorderen Fuß. Der Abstand zum Patienten beträgt etwas weniger als eine Armlänge.

Während des Abstrichs werden Körper und Arme gleichzeitig bewegt. Zu Beginn des Lösens bewegt man sich mit dem Rücken leicht nach hinten, um den Raum für den weiteren Abstrich vorzubereiten. Danach geht man einen kleinen Schritt in Richtung Fußende und verlagert dabei das Gewicht auf das hintere Bein. Während des zweiten Umkehrmomentes richtet sich die Behandlerin auf und macht einen Schritt in Richtung Kopf des Behandelten.

Leitlinie
Es verlaufen zwei Leitlinien rechts und links der Wirbelsäule entlang des M. longissimus dorsi (längster Rückenmuskel) vom Ansatz am Nacken bis zum Kreuzbein.

Richtung/Größe
Man beginnt auf der Höhe des 7. Halswirbels und endet über dem Kreuzbein am Beginn der Gesäßfalte.

Beide Hände bewegen sich parallel nach caudal. Auch wenn die Abstriche die Form einer Geraden haben, sind sie doch durch die zweite Umkehr in der Weite als Ausschnitt eines unendlich großen Kreises zu denken.

Substanzverteilung
Der Wirbelsäulenabstrich wird mit möglichst wenig Substanz, nur ca. ¼ ml (5 Tropfen), durchgeführt, da sonst die Verdichtung nicht optimal hergestellt werden kann. Eine Verteilung erübrigt sich, da sich die Substanz bei der kleinen Menge ganz auf die Handflächen verteilt.

Der Prozess in den Händen
Das Kennzeichnende des Abstrichs an der Wirbelsäule ist die örtlich hergestellte Verdichtung des Gewebes. Diese wird in der Lösungsphase noch eine kleine Strecke entlang der Leitlinien mitgenommen. Wegen der intensiveren Verdichtung benötigt das Eintauchen viel Zeit. Der Lösungsweg braucht im Verhältnis dazu geringfügig mehr Zeit und hat ein entsprechend zügiges Tempo.

Das Gewebe wird mit der Fingerhand von den Fingergrundgelenken zu den Fingerbeeren saugend verdichtet, ohne dabei auf dem Gewebe zu gleiten. Nach Entstehung der größten Intensität erfolgt eine Lösung der Spannung im ganzen Körper, während sie in der Fingerhand erhalten bleibt. Die Verdichtung wird bei der Abstrich-Bewegung aufrecht erhalten bis etwa in Höhe der Schulterblattspitze. Bis dorthin wird das Gewebe mitgenommen, und erst hier kommt es zur Lösung in der Fingerhand.

Der Strom wird dann weiter bis zum Ende des Rückens begleitet, indem die Hände leicht bis auf die Höhe der Gesäßfalte gleiten. Dabei wandert die Aufmerksamkeit von den Grundgelenken bis zu den Fingerbeeren.

In der Vorstellung begleitet man den Strom bis in die Füße des Behandelten und vollzieht in Gedanken in der Weite die Umkehr, um dann die Hände – für den nächsten Abstrich – durch die Luft zum Kopf zurückzuführen.

Flanken-Abstrich

Lagerung
siehe oben, Wirbelsäulen-Abstrich

Körperhaltung
Die Einreibende steht zu Beginn in einem leicht geöffneten Schritt mit Gewicht auf dem vorderen Bein. Wegen der veränderten Handstellung ist die Beugung nicht so stark wie beim Wirbelsäulen-Abstrich.

Körper und Arme werden gleichzeitig bewegt.

Während des Lösens der Spannung in den Händen nimmt die Einreibende den Körper nach hinten, um den Raum für den weiteren Weg entlang des Rückens vorzubereiten. Sie macht einen kleinen Schritt in Richtung Fußende und verlagert dabei das Gewicht auf das hintere Bein. Nach der Lösphase richtet sie sich leicht auf.

Orientierungslinie
Für die Flanken-Abstriche orientiert man sich an der mittleren Axillarlinie.

Richtung/Größe
Man beginnt an der hinteren Axillarfalte und endet auf der Höhe der Trochanter. Beide Hände bewegen sich parallel nach caudal.

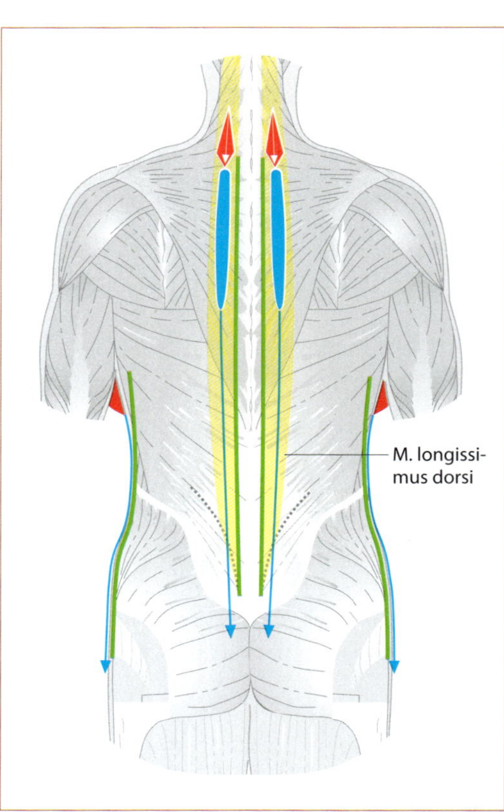

Abbildung 16-1: Wirbelsäulen- und Flanken-Abstrich.

Substanzverteilung
Der Flankenabstrich wird immer nach dem paravertebralen Abstrich ohne erneute Substanz durchgeführt.

Der Prozess in den Händen
Man gibt dem örtlichen Eintauchen viel Zeit. Der Lösungsweg dauert vergleichsweise etwas länger und das Tempo ist dementsprechend zügig.

Auf der Höhe der hinteren Axillarfalte wird vom Kleinfingerrand des Handtellers durch die ganze Mittelhand ein weich-saugender Kontakt hergestellt. Nach dem Moment der intensivsten Verdichtung löst man diesen in den Handflächen so weit, dass während des Abstrichs kein Gewebe mitgenommen wird.

Nach der äußeren Lösung begleitet man auch hier den Strom bis zu den Füßen und vollendet den Kreis auf dem Weg durch die Luft bis zur erneuten Kontaktaufnahme an der Axillarfalte.

16.1.2 Rücken-Einhand-Einreibung im Sitzen

Anwendungsbereiche

- Pneumonieprophylaxe
- Behandlung von Störungen der Atmung, z. B. Verschleimung
- Unterstützung der Aufrichtung nach langem Liegen
- Verspannungen

Lagerung

Im Bett sitzend
Der Behandelte kann im Bett selbst aufsitzen, indem er die Beine leicht anwinkelt und eine Knierolle zur Unterstützung unter die Oberschenkel bekommt. Die Knie können dann leicht auseinanderfallen. Damit die Flanken zugänglich sind, wird ein Kissen darübergelegt. Beide Ellenbogen können sich auf den Knien abstützen.

An der Längsseite des Bettes sitzend
Wenn die Füße den Boden nicht erreichen, werden sie unterstützt, z. B. durch eine Fußbank. Der Oberkörper wird durch Kissen auf den Oberschenkeln so gestützt, dass der Behandelte mit vor dem Oberkörper verschränkten Unterarmen aufrecht sitzen kann.

Auf dem Stuhl oder im Rollstuhl
Der Behandelte kann sich an Tisch oder Waschbeckenrand durch Auflegen der Arme abstützen (Achtung: kalte/harte Einrichtungsgegenstände abpolstern!). Es ist auch möglich, die Rückenlehne eines zweiten Stuhles mit darübergelegtem Kissen als Stütze zu benutzen.

Zur Erhaltung der Wärme wird dem Behandelten ein Kleidungsstück (z. B. Bademantel) von vorne angezogen. Wenn er auf der Bettkante sitzt, werden auch die Beine bedeckt. Ein angewärmtes Badetuch bedeckt den ganzen Rücken einschließlich der Hüften.

Körperhaltung

Ohne Standortwechsel wird die Einreibung auf beiden Rückenhälften mit derselben Hand durchgeführt. Mit Standortwechsel auf die andere Seite des Behandelten wechselt auch die Hand. Sitzt der Behandelte an der Längsseite des Bettes, muss der Standort gewechselt und die jeweils zugewandte Seite eingerieben werden.

Die Beugung des Körpers verstärkt sich auf dem Weg nach caudal.

Von der Einreibenden abgewandte Rückenhälfte
Bei der Behandlung der Seite, die von der Einreibenden abgewandt ist, stellt sie sich frontal zur Flanke des Behandelten. Damit der Unterarm der einreibenden Hand während der ganzen Einreibung horizontal gehalten werden kann, beugt sich die Einreibende zunehmend nach vorne und nimmt gleichzeitig das Becken nach hinten. Die nichteinreibende Hand liegt vorn am zugewandten Oberarm und hält dort während der ganzen Zeit Kontakt.

Der Einreibenden zugewandte Rückenhälfte
Zum Behandeln der Seite, die der Einreibenden zugewandt ist, muss sie den Stand um 90 Grad nach hinten drehen. Sie steht dann Schulter an Schulter mit dem Behandelten. Auch hier wird das Becken auf dem caudalen Weg nach hinten genommen.

Leitlinie/Orientierungslinie

Die Leitlinie für die Phase des Abstrichs verläuft über dem M. longissimus dorsi.

Die umhüllenden Kreise orientieren sich an keinem Muskelverlauf. Sie sind in ihren Grenzen festgelegt zwischen der Linie der Dornfortsätze und der mittleren Axillarlinie.

Richtung/Größe

Die Einreibung beginnt auf der Höhe des Dornfortsatzes des 7. Halswirbels und endet mit dem letzten Abstrich über dem Kreuzbein. Die Größe des Rückens und der einreibenden Hand bestimmen die Größe und Anzahl der Kreise (zwischen 6 und 8).

Die Verdichtungsphase in Form von handbreiten Abstrichen verläuft nach caudal. Von dort geht es weiter in einem über die Flanke geführten Kreis, der zur Leitlinie zurückkehrt.

Die Form wird begrenzt durch die Leitlinie des M. longissimus dorsi in Richtung zur Wirbelsäule. Bis zur Höhe der Schulterblattspitze verlaufen die Kreise über dem Schulterblatt. Ab dann werden sie seitlich in den Flanken durch die mittlere Axillarlinie begrenzt.

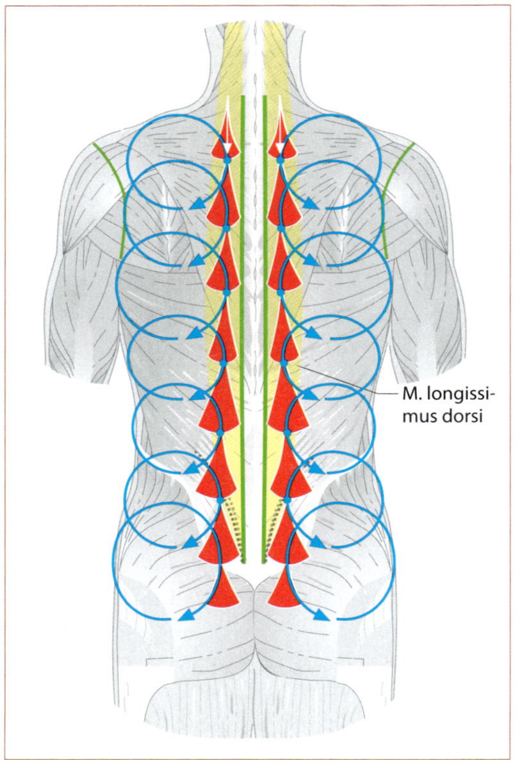

Abbildung 16-2: Rücken-Einhand-Einreibung.

Substanzverteilung

Ungefähr ½–1 ml Substanz (10 bis 20 Tropfen) werden vom Handteller der einreibenden Hand in der Mitte der jeweiligen Rückenhälfte nach unten in gleitender Berührung verteilt, zunächst von der Schulterblattspitze bis zu den Hüften, dann vom Nacken zu den Hüften. Die Substanz wird dabei langsam aus dem Handteller entlassen.

Der Prozess in den Händen

siehe Kapitel 9.4, 9.5, 9.6

Von der Einreibenden abgewandte Rückenhälfte

Während der Verdichtung entwickelt der Handteller in Gelöstheit durch saugende Qualität eine große Intensität. Diese wird im ersten Umkehrmoment völlig gelöst, sodass auch die Fingerhand Kontakt bekommt. Während des sich anschließenden Kreises bleibt der Kontakt gleichbleibend gelöst und nimmt während der Rückkehr zur Leitlinie nicht ab.

Um die wandernde Aufmerksamkeit durch die Hand zu erklären, hilft die Angabe von Uhrzeiten, wie sie der Einteilung auf einem Zifferblatt entsprechen: Während der Verdichtungsphase (Abstrich) wandert sie vom Kleinfingerrand durch den Handteller bis zum Daumenrand. Nach der innern Lösung wandert sie im Kreis von der Wirbelsäule auf der Position von 9 Uhr zum 5. Fingergrundgelenk bei 6 Uhr, weiter bis zum Mittelglied des Mittelfingers bei 3 Uhr an der Flanke, das Zeigefingergrundgelenk bei 12 Uhr und ist an der Wirbelsäule bei 9 Uhr an der Handwurzel angelangt.

Mit Hilfe der inneren Gelöstheit und der wandernden Aufmerksamkeit in der flächigen Hand vermeidet man einen Druck, der zu einer Gewebeverschiebung in Richtung Kopf und damit eventuell zu Kopfschmerzen führen würde.

Der Einreibenden zugewandte Rückenhälfte

Die Phasen der Verdichtung und des Lösens sowie deren Kriterien entsprechen denjenigen auf der abgewandten Seite, jedoch ist der Prozess der wandernden Aufmerksamkeit in der Hand spiegelverkehrt. Während der Verdichtungsphase wandert sie durch die Fingerhand vom Kleinfinger- zum Daumenrand.

Während der Phase des Lösens wandert sie von 3 Uhr an der Wirbelsäule vom Endglied des Mittelfingers ausgehend, erreicht bei 6 Uhr das Fingergrundgelenk des kleinen Fingers, bei 9 Uhr den Daumen-/Kleinfingerballen, bei 12 Uhr das Zeigefingergrundgelenk und ist bei 3 Uhr wieder an der Mittelfingerbeere angelangt.

In der Phase des Lösens wandert die Aufmerksamkeit um die ganze Hand, um das Gewebe bei gleichbleibendem Kontakt nicht zu verschieben und dem zu beschreibenden Kreis wärmende Qualität zu geben.

Den Abschluss bildet die letzte Verdichtung über dem Kreuzbein. Die Hand löst sich nach der Verdichtung des Handtellers oder der Fingerhand im ersten Umkehrmoment ab.

16.1.3 Rücken-Zwei-Hand-Einreibung im Liegen

Dabei handelt es sich um phasenverschobene Kreise mit der Verdichtung an den Flanken.

Anwendungsbereiche

Zur Erklärung der Anwendungsbereiche sind einige Anmerkungen zur Besonderheit dieser Einreibung notwendig: Die Rücken-Zweihand-Einreibung im Liegen (auch phasenverschobene Kreise genannt) bietet von ihrem ganzen Duktus die Möglichkeit, Schwere in Leichte zu verwandeln. Darum wird sie vor allem dann eingesetzt, wenn Menschen in besonderer Weise der Schwere ausgesetzt sind (siehe Kapitel 9.3, 9.8).

Beispiele:

- Im Körperlichen versteht man darunter die Bettlägerigkeit, wenn also die Schwerkraft auf eine große Körperfläche wirkt, insbesondere bei Lähmungen, Ödembildung oder bei großen Kälteregionen des Körpers.
- Im Seelischen können das Zustände wie Angst, Trauer, Erschöpfung, Müdigkeit, Depression oder Resignation sein.
- Im Biografischen liegt diese Situation vor, wenn sich Menschen in einem Zustand der Perspektive- oder Ziellosigkeit befinden.

Lagerung

Die Einreibung kann nur dann durchgeführt werden, wenn der Behandelte einige Minuten auf dem Bauch liegen oder in die stabile Seitenlage gebracht werden kann.

Abhängig vom individuellen Bedarf können Kopf, Füße, Bauch, Brust, oder Schultern mit kleinen Kissen unterpolstert werden. Die Unterarme werden zur Entspannung der Schulter- und Nackenmuskulatur seitlich vom Kopf gelegt, die Oberarme auf Schulterhöhe.

Zur Erhaltung der Wärme sind die Arme entweder durch Tücher bedeckt oder es wird ein Bademantel oder eine Jacke von vorne angezogen. Ein Badetuch deckt den ganzen Rücken ab.

Körperhaltung

Der Abstand zum Behandelten hängt von dessen Körpergröße und der Spannweite der Arme der Behandlerin ab. Es empfiehlt sich, von der rechten Bettseite aus einzureiben.

Man beginnt in leichter Schrittstellung etwa auf Höhe der mittleren Brustwirbelsäule. Das Gewicht liegt auf dem hinteren Bein.

Am Ende des Lösens – um den zweiten Umkehrmoment herum – wird jeweils ein kleiner Schritt nach hinten gemacht, um so die nötige Distanz zum Rücken des Behandelten auf dem Weg nach caudal beibehalten zu können.

Orientierungslinien

Die Kreise auf dem Rücken folgen keinem Muskelverlauf. Der Rückenstrecker als Leitlinie und die mittlere Axillarlinie als Orientierungslinie haben lediglich begrenzende Funktion.

Richtung/Größe

Die Einreibung bewegt sich insgesamt nach caudal.

Die Kreisrichtung verläuft gegen den Uhrzeigersinn. Beide Hände bewegen sich gleichzeitig in dieselbe Richtung, befinden sich jedoch an unterschiedlichen Stellen (Phasen) des Kreises, um 180° verschoben (phasenverschoben). Die

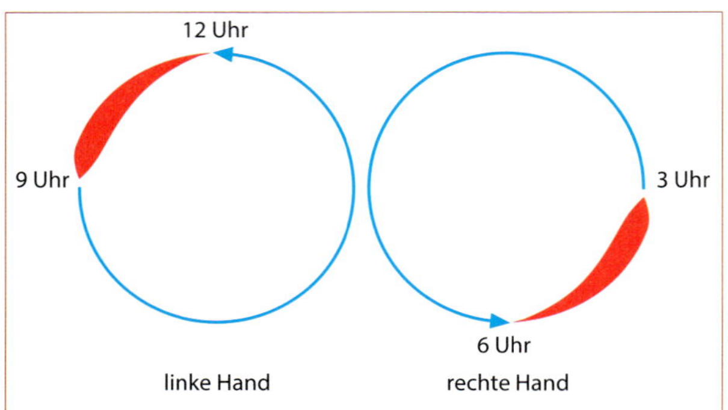

Abbildung 16-3: Phasenverschobene gleichsinnige Kreise.

rechte Hand beginnt bei 6 Uhr, die linke Hand bei 12 Uhr jeweils in Richtung Flanke.

Der obere Rand der beiden Kreise befindet sich auf der Höhe des 7. Halswirbels, das Ende auf der Höhe des Kreuzbeins. Über dem Schulterblatt sind die Kreise häufig am kleinsten und weiten sich im Verlauf der Einreibung bis zum Kreuzbein über die gesamte rechte und linke Rückenseite. Die Kreisgröße variiert zwischen den Schultern und den Hüften.

Substanzverteilung

Für diese Einreibung benötigt man wegen der großen Fläche relativ viel Substanz, 1–1,5 ml (20 bis 30 Tropfen). Sie wird in Wirbelsäulennähe und an den Seiten des Rückens gleichmäßig in einer Berührungsintensität verteilt, die dem gelösten Streichen auf einer Wasseroberfläche gleichkommt.

Der Prozess in den Händen

Die Verdichtung durch die rechte Hand erfolgt auf dem Weg von 6 bis 3 Uhr. Dabei wandert die Aufmerksamkeit von den Fingerbeeren bis in die Mittelhand. Die linke Hand verdichtet zwischen 12 und 9 Uhr. Hier wandert die Aufmerksamkeit von der Handwurzel in die Mittelhand. Nach der inneren Lösung bleibt der Kontakt auf dem restlichen Kreisweg leicht. Durch die wandernde Aufmerksamkeit inklusive Delphinsprung in der rechten Hand und die innere Gelöstheit vermeidet man das Auftreten von Schwere, welche durch die Pronation der Hände (mit der Schwerkraft) auf dem Kreisabschnitt, der nach cranial führt, leicht entstehen kann.

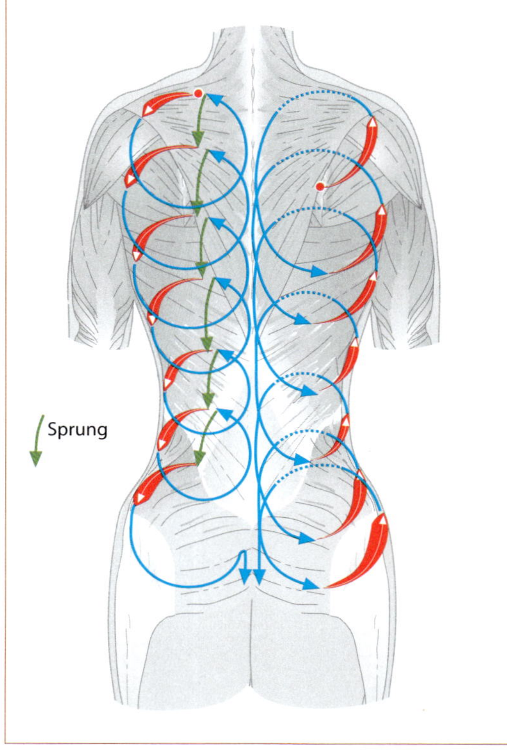

Abbildung 16-4: Rücken-Zwei-Hand-Einreibung.

Die rechte Hand verdichtet ohne einen zusätzlichen Impuls ausschließlich im wandernden Kontakt, um den Kopf nicht zu belasten. Sie bildet auf diese Weise für die linke Hand einen gelösten Gegenpart.

Beide Hände lösen die Intensität im ersten Umkehrmoment: die rechte Hand bei 3 Uhr, die linke Hand bei 9 Uhr.

Für den Begegnungsmoment gilt es zu berücksichtigen, dass der Behandelte bereits ein Erlebnis von Parallelität hat, kurz bevor die Hände der Behandlerin an den Flanken auf gleicher Höhe sind.

Zum Abschluss eines Kreises «zieht» die rechte Hand nach caudal, um von dort einen neuen Kreis zu beginnen. Die linke Hand «springt» nach Abschluss eines Kreises von der Fingerhand in den Handballen vor und kann dann den neuen Kreis wieder bei 12 Uhr beginnen. Beide Hände versetzen so den Beginn um einen Radius nach caudal.

Die Einreibung endet mit beiden Händen gleichzeitig. Dazu gibt es zwei Möglichkeiten:

1. Die Hände lösen sich auf Höhe des Steißbeins – parallel den Leitlinien folgend – im wandernden Kontakt von der Mittelhand in die Fingerbeeren.
2. Die Hände lösen sich direkt nach dem ersten Umkehrmoment an den mittleren Axillarlinien – ebenfalls von der Mittelhand zu den Fingerbeeren – nach caudal.

16.2 Arm-Einreibung

Die Armeinreibung setzt sich zusammen aus fünf verschiedenen Teilkörper-Einreibungen, die in folgender Reihenfolge durchgeführt werden:

- Hand
- Unterarm
- Ellenbogen
- Oberarm
- Schulter.

Meistens wird der Arm als Ganzes eingerieben. Die Schultereinreibung wird am häufigsten separat durchgeführt.

16.2.1 Anwendungsbereiche

- Einschlafhilfe
- Anregung des aufbauenden Stoffwechsels z. B. bei Kachexie durch Tumoren oder AIDS
- Förderung der Körperwahrnehmung bei Hemiplegie
- Lymphödem nach Mamma-Amputation
- Gelenkschmerzen

16.2.2 Lagerung

Der Behandelte liegt auf dem Rücken. Ober- und Unterarm werden mit Tüchern so abgedeckt, dass sie getrennt voneinander auf- und zugedeckt werden können. Dafür eignet sich ein langes Duschtuch. Seine obere Hälfte wird unter dem Schulterblatt so fixiert, dass das Tuch von oben über die Schulter geschlagen werden kann. Die untere Hälfte des Tuchs wird unter den Unterarm gelegt, welcher angewinkelt mit der Hand auf dem Bauch oder der Brust liegt.

Zu Beginn der Einreibung wird eine kleine Rolle in Höhe des Trochanters platziert. Darauf wird

1. der Unterarm abgelegt, während die Innenseite des Oberarmes eingerieben wird, und
2. der Ellenbogen während der Schultereinreibung gestützt.

Weitere Hinweise zur Lagerung sind unter den entsprechenden Teilkörper-Einreibungen beschrieben.

16.2.3 Körperhaltung

Für die Teilkörper-Einreibungen ändert sich der Stand der Einreibenden, was bei den entsprechenden Textstellen beschrieben wird.

Die starke Beweglichkeit des Armes erfordert eine gute Unterstützung bzw. einen sicheren Halt durch die Einreibende an den Hand- und Ellenbogengelenken.

Die große Herausforderung bei der Arm-Einreibung besteht in der flüssigen Gestaltung des Ablaufs trotz mehrmaligem Wechsel der Lagerung. Aufwelche Art dieses geschehen kann, wird unter dem Stichwort «Aufnahme und Unterstützung» bei den Teilkörper-Einreibungen erläutert.

16.2.4 Hand-Einreibung

Lagerung

Der Oberarm liegt neben dem Oberkörper, während der Unterarm angewinkelt mit der Hand auf dem Abdomen liegt.

Körperhaltung

Die Einreibende steht in einer aufrechten, trotzdem leicht zugewandten Haltung in der Verlängerung der Achse des aufgenommenen Unterarmes. Der Körper bleibt bei dieser ganz örtlichen Einreibung locker und ruhig.

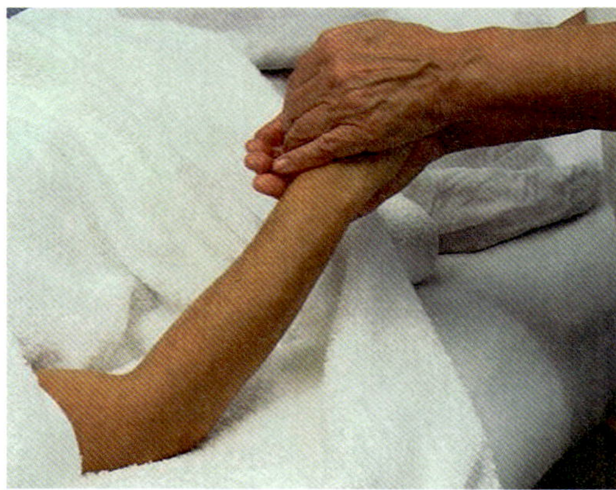

Abbildung 16-5: Hand-Einreibung.

Aufnahme und Unterstützung

Die Einreibende nimmt mit der inneren *supinierten* Hand die Hand des Behandelten auf, *dessen Handgelenk mit der Fingerhand stabilisierend*, und *führt sie* ihrer äußeren Hand entgegen. Diese legt sich so von oben auf, dass sich die Fingergrundgelenke des Behandelten in der tiefsten Querrinne ihrer Mittelhand befinden.

Jetzt «schauen» Daumen und Finger der Einreibenden zur Daumenseite des Behandelten, dessen Finger locker über ihrem Daumenballen liegen. Die Hände nehmen eine Mittelstellung zwischen Supination und Pronation ein (**Abb. 16-5**).

Nach der Unterarm-Einreibung, die sich direkt an die Hand-Einreibung anschließt, wird die Hand/der Unterarm wieder auf dem Abdomen abgelegt.

Orientierungslinie

Diese Einreibung wird ohne eine Gleit-/Streichbewegung der Hände auf dem Gewebe durchgeführt. Man bewegt sich also *mit* und nicht *über* dem Gewebe. Insofern folgt die Bewegung weder einer Leit- noch einer Orientierungslinie. Sie wendet sich vielmehr an die Mitte der Mittelhand als einen Orientierungs*ort*.

Um sich dem speziellen Charakter dieses Griffes anzunähern, kann man sich das Bild der spiralig angeordneten Herzmuskulatur vorstellen, die sich kontrahiert und dilatiert. Der Walk-Griff imitiert die Funktion des Herzmuskels.

Richtung/Größe

Die Richtung des Griffes geht im Rund in die Tiefe der Hand und von dort wieder in die Weite des Raumes.

Die Größe orientiert sich an der Elastizität des Gewebes.

Substanzverteilung

Wegen des örtlichen Charakters der Hand-Einreibung entfällt eine Verteilung. Nach der vorausgegangenen Verteilung am Unterarm befindet sich noch genügend Substanz an den Händen.

Der Prozess in den Händen

Verdichtung und Lösung werden mit beiden Händen der Einreibenden gemacht. Die Zentren ihrer Mittelhände gehen dabei *in einem Rund* ins Innere der Hand des Behandelten und wieder hinaus. Die wandernde Aufmerksamkeit beschränkt sich auf den Weg, der mit dem elastischen Gewebe der Hände und dem des Behandelten möglich ist. In der Vorstellung jedoch macht die Behandelnde einen Weg, der von weit her durch die Arme kommt und dann wieder in die Weite geht.

Im Moment des dichtesten Kontaktes erfolgt die innere Lösung, ohne dabei das Verdichtete loszulassen. In der Lösung bewegen sich beide Hände in dem begonnenen Rund weiter, jetzt aber vom Inneren der Hand wieder in die Weite (von der knöchernen Hand weg).

Am Ende der äußeren Lösung wahrt man den Kontakt, geht in der Vorstellung jedoch mit der Bewegung in die Weite. Der Entschluss zu einer neuen Verdichtung und der damit verbundene Richtungswechsel zum Inneren der Hand ist der zweite Umkehrmoment.

Das Zentrum der Bewegung liegt in der Handmitte, die übrige Hand schwingt nur mit. Es handelt sich bei diesem Griff um eine äußerlich sehr kleine Bewegung, weil sie mit dem Gewebe und nicht in der Fläche durchgeführt wird. Erlebt wird diese Bewegung jedoch als sehr groß.

Nach der Phase des Lösens wird die Hand des Behandelten für die Unterarm-Einreibung in Supination auf das Handgelenk der Einreibenden gelegt.

Insgesamt wird der Arm wegen der Herznähe sehr zart und behutsam behandelt. Die Intensität wird in Richtung Schulter schwächer.

16.2.5 Unterarm-Einreibung

Lagerung

siehe Hand-Einreibung, 16.2.4

Körperhaltung

Man steht am Bett in Richtung der verlängerten Achse des aufgenommenen zu behandelnden Armes. Um die einreibende Hand möglichst elastisch an den Arm anschmiegen zu können, wird sie eher von unten herangeführt. Dazu beugt sich die Einreibende und nimmt im Sinne der Gegenbewegung das Becken nach hinten. Am Ende der Lösphase richtet sie sich wieder auf, indem sie das Becken wieder nach vorne nimmt.

Aufnahme und Unterstützung

Während der Unterarm-Einreibung ruht der Handrücken des Behandelten auf dem distalen Unterarm der Einreibenden, sodass die Handgelenke von beiden dicht übereinander liegen. Die stützende Hand der Einreibenden wird nach unten abgewinkelt, um der einreibenden Hand Platz zu schaffen. Nach dem Aufnehmen des Armes sind je nach Stabilität der Position kleine Korrekturen an der Lage des Ellenbogens vorzunehmen.

Nach der Hand-Einreibung wird zunächst die Kleinfingerseite des Unterarms (ulnare Seite) mit der inneren Hand eingerieben. Beim Wechsel auf die radiale Seite rollt sich der freie Unterarm der Einreibenden vom Daumen her unter das zu stützende Handgelenk des Behandelten (in die Supination), während sich gleichzeitig die stützende (äußere) Hand wegrollt.

Das Aufnehmen und Ablegen erfolgt jeweils mit der flachen Hand ohne eine Greifbewegung mit dem Daumen. Dadurch behält der Behandelte bei aller Sicherheit auch seine Freiheit, denn so könnte er sich jederzeit aus der Berührung herauslösen.

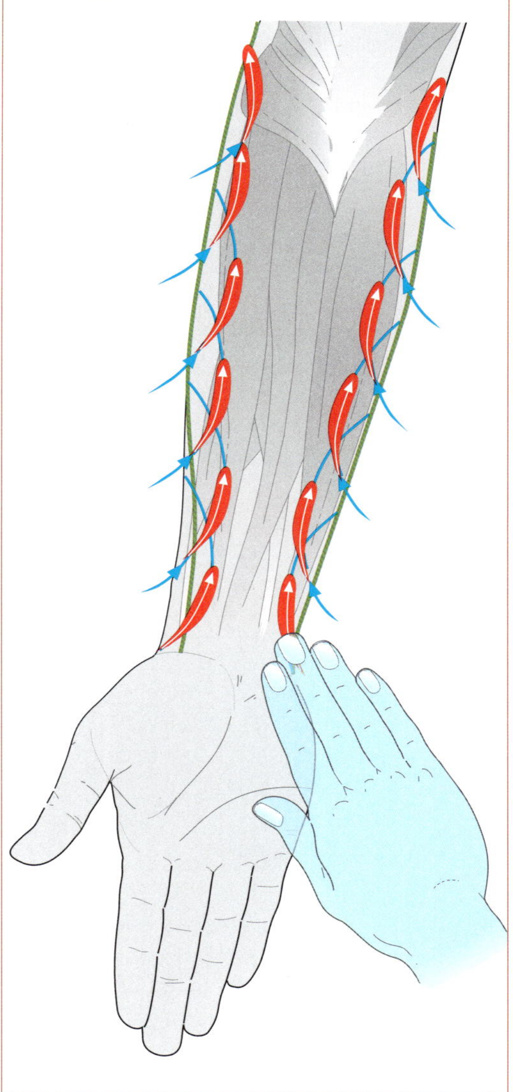

Abbildung 16-6: Unterarm-Einreibung.

Leitlinie

Die Leitlinien des Unterarms verlaufen zentral durch die Muskelgruppen der Streck- und Beugemuskeln von Ulna und Radius jeweils zwischen Handgelenk und Ellenbeuge zum distalen Ende des Oberarms.

Das sogenannte «Umspielen» der Leitlinie beginnt am Unterarm damit, dass die einreibende Hand dem Muskelverlauf nicht geradlinig, sondern diagonal folgt.

Richtung/Größe

Die Einreiberichtung ist zentripetal/herzwärts. Die innerlich gelösten Finger dürfen dabei die Grenze zur anderen Armhälfte überschreiten. Die Kreise werden in Richtung Ellenbogen entsprechend der Gestalt des Unterarmes größer.

Zur Bezeichnung «innen» und «außen» am Unterarm: In Supinationsstellung ist die Fortsetzung des Handtellers die Innenseite und die Fortsetzung des Handrückens die Außenseite des Unterarms. Insofern berühren die Kreise an der ulnaren und radialen Muskelgruppe sowohl die Innen- wie die Außenseite.

Substanzverteilung

Je nach Größe des Unterarms werden ca. ½–¾ ml (10 bis 15 Tropfen) Substanz den Leitlinien folgend vom Handgelenk zur Ellenbeuge hin verteilt.

Dabei wandert der Kontakt von der Fingerbeere des 3. Fingers (Mittelstrahl) ausgehend, direkt der Leitlinie folgend in Richtung Mittelhand. Sobald sie sich an der stärksten Stelle des Muskelbauchs befindet, löst sich die Hand über das 3./2./1. Fingerglied bis ca. einen Finger breit über die Ellenbeuge hinaus.

Der Prozess in den Händen

siehe Kapitel 9.3, 9.6, 9.8

Die Verdichtung erfolgt an der Leitlinie in Pronation der einreibenden Hand jeweils von der Fingerbeere des 2. und 3. Fingers ausgehend. Diese Phase muss sehr leicht gestaltet werden, da die Berührung von oben kommt (mit der Schwerkraft). Zur Verdichtung genügt hier schon der zunehmende Kontakt.

Die innere Lösung (Entspannung in der Hand) mit Intentionswechsel findet an der Leitlinie am Ort der größten Verdichtung statt. Danach beginnt der Übergang in die Supination.

Die weitere Lösung erfolgt in zwei Phasen:

1. Mit gleichbleibendem Kontakt geht die Hand in Supination über und stellt dabei einen satteren Kontakt her als in der Verdichtungsphase, da jetzt die Berührung von unten kommt.
2. In Supinationsstellung löst sich die Hand im wandernden Kontakt und mit wandernder Aufmerksamkeit bis in die Fingerbeere des Fingers.

Da die Hand in der Supination mit der Leichte und entgegen der Schwerkraft wirkt, ist es nötig, trotz Lösphase den Kontakt bewusst dicht und anwesend zu gestalten. So wird das Lösen nicht als Verlassen erlebt.

Die Intention zur erneuten Verdichtung erfolgt, wenn die Einreibende in der Vorstellung die Bewegung in der Weite umkehren lässt und die Hand in Pronationsstellung bringt. Das spiralige Verdichten und Lösen und die Berührungsintensität kann man mit einem Bild «wie mit Wolken umhüllen» umschreiben.

Beide Hände beenden ihren Weg, indem sie nach der inneren Lösung weiter in Richtung Ellenbeuge gleiten und den Kontakt zu den Fingerbeeren hin lösen bis etwa einen Finger breit über die Ellenbeuge hinweg. Danach wird die Hand des Behandelten wie beschrieben auf seinem Körper abgelegt.

16.2.6 Ellenbogen-Einreibung

Lagerung

siehe 16.2.4 Hand- und 16.2.5 Unterarm-Einreibung.

Körperhaltung

Damit sich die einreibende Hand auf der Achse des Kreisweges um das Ellenbogengelenk bewegen kann, steht die Behandlerin sehr nahe am Bett.

Während der Verdichtung beugt sich die Einreibende so weit, bis sich die Hand gut an den Ellenbogen anschmiegen kann. Am Ende der Lösphase richtet sich die Einreibende wieder auf.

Aufnahme und Unterstützung

Die äußere Hand, die das Öl aufgenommen hat, gibt dem Oberarm in Supinationsstellung von außen Halt, während die innere Hand den Ellenbogen aufnimmt. Letztere legt den Daumen in Pronationsstellung von innen an den Ellenbogen heran. Mit dem Daumen gleichzeitig hebend und sich in Supination umwendend empfängt sie den Ellenbogen mit dem äußeren Epicondylus am tiefsten Ort des Handtellers. Die stützende Hand senkt den 5. und 4. Finger nach unten ab und gibt der einreibenden Hand somit Raum.

Bei einem schweren Oberarm hält die äußere Hand den Ellenbogen, während die innere Hand am Oberarm nachgreift und mit der gesamten Fläche den Oberarm unterstützt. Dadurch liegt der Unterarm des Behandelten auf dem Unterarm der Einreibenden.

Orientierungslinie

Beim Ellenbogen gibt es keinen leitenden Muskelverlauf. Die Orientierungslinie verläuft rund um das Gelenk und schließt dabei alle markanten knöchernen Anteile ein (die Epicondylen des Oberarms und das Ellenköpfchen).

Richtung/Größe

Die Richtung um das Gelenk ergibt sich aus der Regel, dass am Arm die Verdichtung stets in Pro-nation der einreibenden Hand durchgeführt wird. Die Größe der Einreibung ist von der Stärke des Arms abhängig.

Substanzverteilung

Die äußere Hand entnimmt ½–¾ ml (10 bis 15 Tropfen) für Ellenbogen und Oberarm. Sie verteilt es auf der Außen- und Innenseite des Oberarms, bevor die Ellenbogeneinreibung beginnt.

Eine Substanzverteilung am Ellenbogen erübrigt sich, da dies bereits auf dem ersten Weg der Einreibung geschieht und derselbe Weg mehrfach wiederholt wird.

Der Prozess in den Händen

Die Verdichtung beginnt in Pronation ausgehend von der Fingerbeere des 3. Fingers über das 2. und 3. Fingerglied in Richtung Mittelhand durch den wandernden Kontakt und die wandernde Aufmerksamkeit. Dabei beginnt die einreibende Hand an der oberen Kante der Ulna und verdichtet, bis die Mittelhand am oberen Epicondylus liegt.

Jetzt erfolgt die innere Lösung durch die Entspannung in der Hand. Der Übergang von der Pronation zur Supination beginnt.

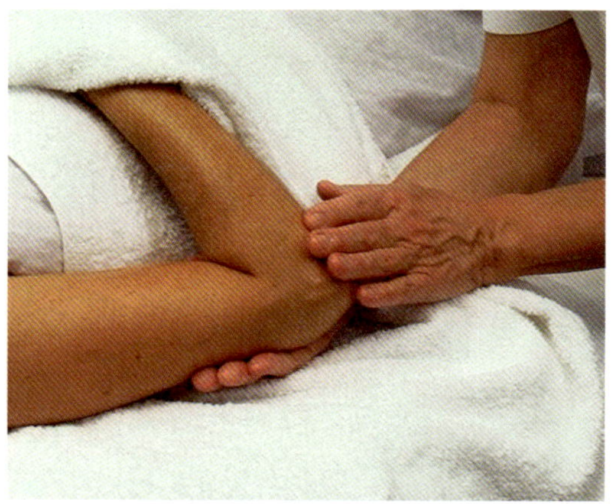

Abbildung 16-7: Lagerung bei der Ellenbogen-Einreibung.

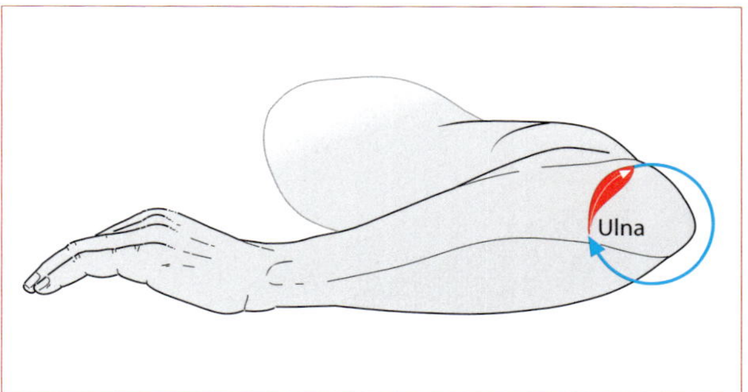

Abbildung 16-8: Ellenbogen-Einreibung.

Bei gleichbleibendem Kontakt wandert die Aufmerksamkeit vom Grundgelenk des 5. Fingers zum Grundgelenk des 2. Fingers, bis die Mittelhand am unteren Epicondylus liegt. Die äußere Lösung erfolgt, indem die Hand von der Mittelhand über das 3./2./1. Fingerglied zum Ausgangspunkt zurückgeführt wird. Hier geht die Bewegung unsichtbar in die Weite über den Arm hinaus und kehrt dort um, wenn der Entschluss zur Wiederholung gefasst wird. Gleichzeitig wendet sich die Hand in die Pronation um.

So entsteht, wenn der Mittelstrahl der Hand der Orientierungslinie folgt, ein warmes und umhüllendes Rund um das Gelenk. Der Kontakt ist dabei trotz aller Leichte dicht, sodass der Ellenbogen vollständig umhüllt wird bzw. nichts ausgespart bleibt.

16.2.7
Oberarm-Einreibung

Lagerung
siehe 16.2.6 Ellenbogen-Einreibung

Körperhaltung
Für die Einreibung der Außenseite entfernt sich die Einreibende nach der Ellenbogen-Einreibung mit einem kleinen Schritt zur Seite etwas vom Bett. Für die Innenseite des Oberarms steht die Einreibende im Winkel von fast 90 Grad (frontal) zum Bett.

Während der Verdichtungsphase wird die Beckenregion zurückgenommen. Im ersten Teil der Lösphase wird diese Position beibehalten, und erst im zweiten Teil bis zum Ende der Lösphase richtet sich die Einreibende auf: für die Außenseite leicht, für die Innenseite stärker.

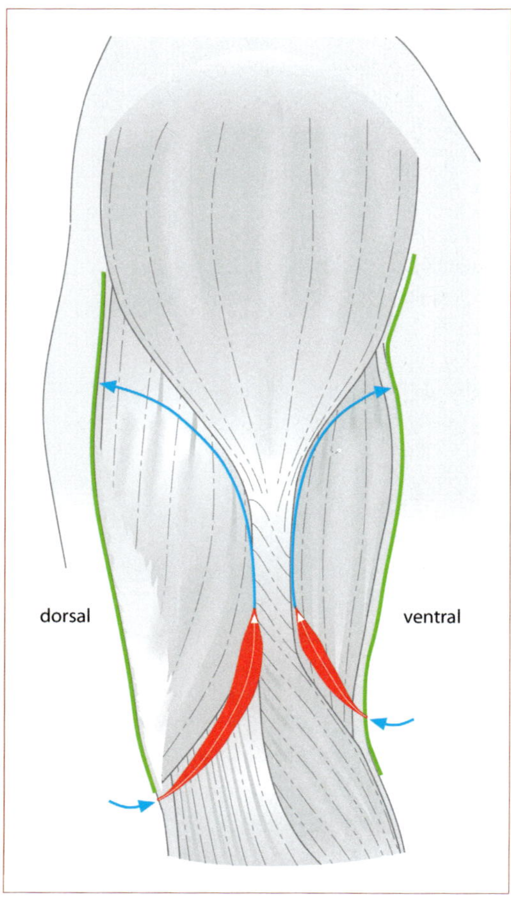

Abbildung 16-9: Oberarm-Einreibung innen und außen.

Aufnahme und Unterstützung
Für die Einreibung an der Außenseite legen sich nach der Ellenbogen-Einreibung der 5. und 4. Finger der haltenden Hand wieder an das Ellenbogengelenk. Oder die innere Hand geht mit Hilfe der äußeren Hand vom Oberarm zum Ellenbogen zurück. Während der Einreibung wird die Fingerhand abgesenkt.

Für die Innenseite des Oberarms übernimmt die äußere Hand die Unterstützung des Ellenbogengelenks. Sie rollt sich vom Daumen so heran, dass auch hier der Epicondylus am tiefsten Ort des Handtellers zu liegen kommt. Gleichzeitig rollt sich die innere Hand über den Daumen weg. Die innere Hand legt dann den Unterarm/die Hand des Behandelten in Pronation auf das bereitgelegte Polster etwa in Höhe des Trochanters. Dadurch vergrößern sich der Abstand des Oberarms zum Körper und der Winkel des Ellenbogengelenks.

Nach der Einreibung der Innenseite legt die innere Hand den Unterarm zurück auf den Oberkörper des Behandelten und deckt ihn ab.

Man führt – in Vorbereitung der Schulter-Einreibung – den Oberarm so dicht wie möglich an den Rumpf heran. Die innere Hand übernimmt dazu unter dem Handtuch die Unterstützung des Ellenbogens. Die äußere Hand kann dann ungehindert das Polster unter den Ellenbogen schieben. Dabei ist zu beachten, dass es nur unter dem Ellenbogen liegt (nicht unter dem Oberarm), damit kein Freiraum für die Schulter-Einreibung verloren geht.

Leitlinie
Am Oberarm befinden sich zwei Leitlinien. Die erste verläuft an der Außenseite des Oberarms entlang des M. triceps vom Ellenbogenköpfchen zur hinteren Achselfalte. Auf der Innenseite verläuft sie entlang des M. biceps von der inneren Ellenbeuge zur vorderen Achselfalte.

Richtung/Größe
Bei den lokalen Einhandkreisen werden die Leitlinien nicht direkt berührt, sondern «um-

spielt». Die Verdichtungsphase der Kreise verläuft dabei herzwärts.

Außenseite
Das einzureibende Gebiet wird nach cranial begrenzt durch den M. deltoideus, nach caudal durch den Epicondylus des Humerus. Ansonsten entspricht das Gebiet der Größe des Muskelbauches des M. triceps.

Innenseite
Das Gebiet der Innenseite umfasst den Bereich des M. biceps. Es wird nach cranial begrenzt durch den seitlichen Rand des M. deltoideus, nach caudal durch die Ellenbeuge.

Beide Einreibungen berühren sich lückenlos an der Unter- und Oberseite des Oberarms.

Substanzverteilung

Die Substanz – ½–¾ ml (10 bis 15 Tropfen) – wird vor der Ellenbogen-Einreibung am äußeren und inneren Oberarm verteilt, an der Außenseite vom Ellenbogen aus mit dem Mittelstrahl der Leitlinie folgend zur hinteren Achselfalte. Der Kontakt baut sich etwa bis in die Mittelhand auf und löst sich bis zu den Fingerbeeren wieder.

Auf der inneren Seite des Oberarms wird die Substanz über des M. biceps von der Ellenbeuge bis zum inneren Rand des M. deltoideus mit einer quer durch die Mittelhand verlaufenden kurzen, aber wiederholten Streichbewegung abgegeben.

Der Prozess in den Händen

siehe Kapitel 9.3, 9.6

Der Prozess in der Hand ist auf der Innen- und Außenseite derselbe: Ausgehend von den Fingerbeeren wandert der Kontakt in der Verdichtungsphase in Richtung Mittelhand der pronierten Hand.

Im Moment des maximalen Kontakts erfolgt die innere Lösung. Danach, während des Wechsels von Pronation in Supination, schwingt die Hand bei gleichbleibendem Kontakt an den inneren Rand des M. biceps bzw. M. triceps, sodass sie das Muskelgewebe in der Mittelhand aufnehmen kann. Die Aufmerksamkeit wandert dabei in der Mittelhand vom 5. zum 2. Finger quer durch die Hand.

Von hier aus wird die Hand zum Ausgangsort des Kreisweges vom 3. über das 2. und 1. Fingerglied zurückgeführt, um in Supinationsstellung mit den Fingerbeeren anzukommen.

Unsichtbar fließt die Bewegung in der Vorstellung über den Arm hinaus in die Weite in den rückwärtigen Raum, um von dort umzukehren. Erst jetzt wendet sich der Unterarm zur Pronation um.

Zum Abschluss der Einreibung löst die Hand nach der inneren Lösung den Kontakt über die Fingerbeeren in Richtung hintere bzw. vordere Achselfalte.

Auf beiden Seiten berühren die gelösten Finger die Vertiefung zwischen dem M. biceps und M. triceps auf der Innenseite des Oberarms an der Arteria brachialis (die Stelle, an der eine arterielle Blutung abgedrückt wird). Dadurch entsteht eine wirkliche Umhüllung des Oberarms, vergleichbar mit der Umhüllung am Unterarm («wie mit Wolken umhüllen», S. 130).

16.2.8 Schulter-Einreibung

Anwendungsbereiche

- Teil der Arm-Einreibung
- Schmerzen bei Schulter-Arm-Syndrom

Lagerung

Im Liegen
Der Arm liegt so, wie am Ende der Oberarm-Einreibung beschrieben.

Wie schon zu Beginn der Arm-Einreibung liegt das Kopfkissen nur unter dem Kopf, damit die Schultergelenke frei bleiben. Dazu kann man entweder ein kleines Kissen benutzen oder ein großes, dessen Spitze auf Schulterblatthöhe an der Wirbelsäule liegt.

Im Sitzen
Zum Stützen des Unterarms legt man ein Kissen auf den Schoß des Behandelten.

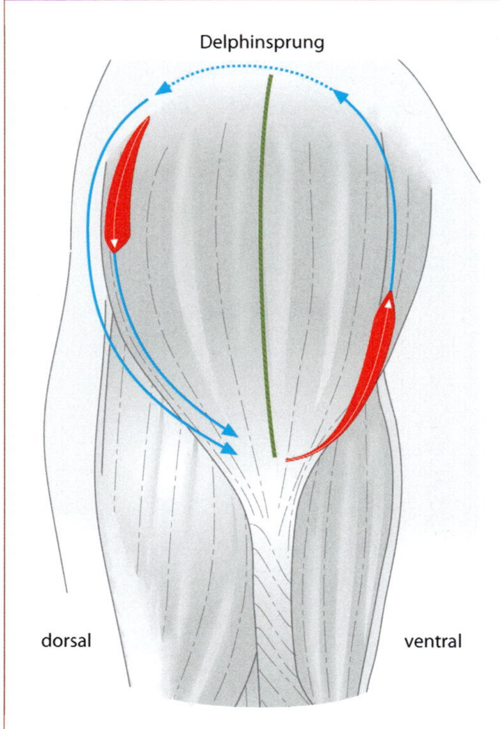

Abbildung 16-10: Schulter-Einreibung.

Körperhaltung

Schulter-Einreibung im Liegen

Die Unterarme der Einreibenden bewegen sich parallel zum Oberarm des Behandelten, wobei sich bis zum ersten Umkehrmoment die untere Hand in Supination und die obere Hand in Pronation befindet. Dazu tritt man dicht an das Bett heran.

Damit die Handgelenke locker gehalten werden können, nimmt die Einreibende in Richtung Fußende die größtmögliche Distanz zum Schultergelenk des Patienten ein.

In der Verdichtungsphase ist der Rücken stärker geneigt, während sich die Einreibende am Ende der Lösphase leicht aufrichtet.

Schulter-Einreibung im Sitzen

Die Einreibende steht frontal zur Seite des Behandelten, so dass sie ihre Hände parallel von vorn und hinten kommend bewegen kann. Dazu ist der Oberkörper stark gebeugt.

In einer Variante sitzt die Einreibende. Dies hat den Vorteil, dass sie relativ aufrecht bleiben kann.

Leitlinie/Orientierungslinie

Die Leitlinie verläuft auf der Außenseite des Oberarms vom Ansatz des M. deltoideus zum sehnigen Ansatz des Muskels auf der Schulterhöhe. Sie geht durch den mittleren der drei Teile des Muskels.

Während der Einreibung wird die Leitlinie umspielt, und insofern ist der eigentliche Weg der Einreibung eine Orientierungslinie. Sie verläuft oval, der Form des M. deltoideus entsprechend. Das Oval ist begrenzt nach vorne durch die Achselfalte, verläuft auf der Gelenkoberseite über das Acromion und wird auf der hinteren Seite von der hinteren Achselfalte begrenzt.

Richtung/Größe

Die Schulter wird mit einem «Wärmekäppchen» im Sinne der phasenverschobenen Kreise umhüllt (siehe 16.4 Bauch-Einreibung; 16.5.4 Knie-Einreibung).

Die Richtung verläuft dabei von vorne nach oben zur Schulterhöhe und auf der Rückseite des Schultergelenks zurück. Der Mittelstrahl der Hände folgt der Orientierungslinie, sodass ein größtmögliches Oval um das Schultergelenk entsteht.

Die äußere Hand setzt in Kreisrichtung seitlich der Schulterhöhe ein, während die innere Hand diagonal dazu seitlich vom Ansatz des M. deltoideus beginnt.

Substanzverteilung

Ungefähr ¼–½ ml (5 bis 10 Tropfen) Substanz werden in beiden Händen verteilt. Eine Substanzverteilung am Schultergelenk entfällt.

Der Prozess in den Händen

siehe Kapitel 9.3, 9.6, 9.8

Schulter-Einreibung im Liegen

Die äußere Hand beschreibt fast einen halben Kreis «Mondenhand», die innere Hand einen vollen Kreis «Sonnenhand» (s. S. 138, 141). Beide Hände bewegen sich während der Verdichtungsphase in gegenüberliegender Position in gleichem Tempo.

Zur Verdichtung setzt die äußere Hand mit der Handwurzel in Supination bei 11 Uhr (rechte Schulter) bzw. 1 Uhr (linke Schulter) ein. Die innere Hand beginnt in Pronation mit den Fingerbeeren der mittleren drei Finger bei 5 Uhr (rechte Schulter) bzw. 7 Uhr (linke Schulter).

Beide Hände verdichten bis zum stärksten Teil des Muskelbauches bei 3 Uhr und 9 Uhr. Gleichzeitig ist die Aufmerksamkeit in beiden Mittelhänden angekommen, die Kontaktfläche am größten und die Berührungsintensität am stärksten.

Jetzt folgt der Moment der inneren Lösung, ohne den Kontakt zu verlieren. Ab jetzt verhalten sich die beiden Hände unterschiedlich. Die untere Hand lässt das empfangene Gewebe nicht fallen. Nach der inneren Lösung vollendet sie ihren Weg, indem die Aufmerksamkeit von der Mittelhand in die Fingerbeeren wandert. Dort löst sich die Hand ab.

Die obere Hand folgt der Orientierungslinie und überquert die höchste Stelle des Gelenks am sehnigen Ansatz des M. deltoideus. Ungefähr bei 2 Uhr (rechte Schulter) bzw. 10 Uhr (linke Schulter) löst sich die Fingerhand zum «Delphinsprung» über die Schulterhöhe. Bei 11 Uhr bzw. 1 Uhr taucht sie über die Fingerbeeren wieder ein und vollendet den Kreis. Dabei wandern die Aufmerksamkeit und der Kontakt von den Fingerbeeren zum 3. Fingerglied, von dort quer durch die Fingerhand und auf dem Weg zum Ausgangspunkt des Kreises zurück zu den Fingerbeeren.

Die Bewegung geht im zweiten Umkehrmoment unsichtbar nach hinten über den Arm hinaus in die Weite und kehrt dort auf Grund des Entschlusses, einen weiteren Kreis anzuschließen, um. Währenddessen ändert die Hand die Bewegungsrichtung, indem die Einreibende den Ellenbogen an den Rumpf herannimmt. Gleichzeitig erfolgt eine für den Behandelten unmerkliche Drehung über der Fingerbeere.

In der Verdichtungsphase empfängt die äußere Hand das Gewebe wie in einer Schale und berührt mit entsprechend größerer Intensität. Die innere Hand verhält sich dazu wie der Deckel einer Schale mit entsprechend geringerer Berührungsintensität.

Den Abschluss bildet die vollständige Lösung der oberen Hand über die Fingerbeeren nach Beendigung des Kreisweges bei ca. 6 Uhr.

Schulter-Einreibung im Sitzen

Der Prozess in der Hand verläuft wie bei der Einreibung im Liegen. Da die Hände von vorn und hinten herankommen, ist die Berührung gleich intensiv.

Der Abschluss erfolgt über dem Rückenstrecker. Mit dem «Delphinsprung» wendet sich die vordere Hand in Richtung Wirbelsäule. Nach einem zunehmenden Kontakt in Richtung Mittelhand löst sie sich zu den Fingerbeeren hin ab. Die Hand liegt dabei über dem M. longissimus mit den Fingern nach caudal.

16.3 Brust-Einreibung

16.3.1 Anwendungsbereiche

- Atembeschwerden
- Behandlung von Bronchitis
- Schmerzen nach Operationen, z. B. Mamma-Amputation
- Pneumonieprophylaxe

16.3.2 Lagerung

Der Behandelte liegt mit flachem oder bei Atembeschwerden mit leicht erhöhtem Oberkörper auf dem Rücken, den Kopf nicht zu tief in den Kissen. Die Arme liegen mit genügend Abstand seitlich des Oberkörpers. Unter den Knien liegt eine Knierolle zur Entspannung der Bauchdecke. Man bittet den Behandelten, den Kopf während der Einreibung auf die jeweils andere Seite zu drehen.

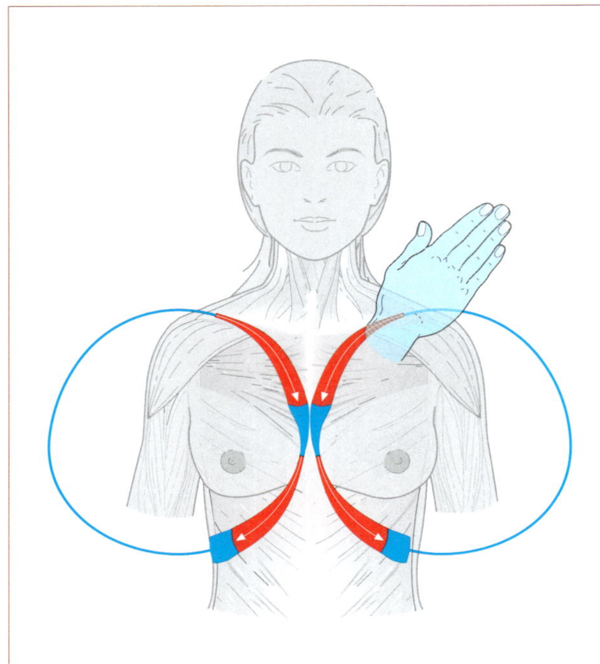

Abbildung 16-11: Brust-Einreibung linke Seite.

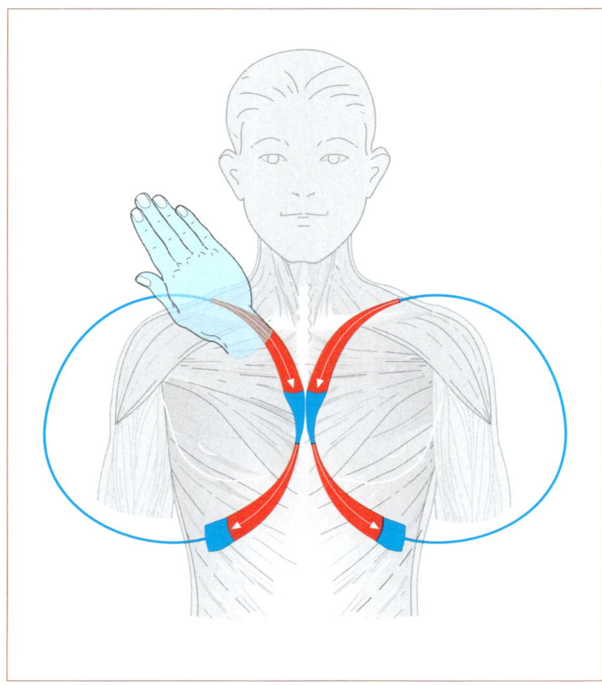

Abbildung 16-12: Brust-Einreibung rechte Seite.

16.3.3 Körperhaltung

Die Behandlerin steht auf der rechten Bettseite. Der Schritt ist klein und zum Bett hin geöffnet. Das Gewicht ist tendentiell auf das hintere Bein verlagert.

Die Einreibung wird auf beiden Körperseiten mit derselben Hand durchgeführt, wobei man auf einer Bettseite stehen bleibt. Man beginnt auf der – von der Einreibenden aus betrachtet – entfernten Seite. Für den Wechsel auf die nahe Seite macht man einen kleinen Schritt fußwärts. Ansonsten bleibt der Stand während der Einreibung unverändert.

Vor der zweiten Verdichtung richtet sich die Einreibende leicht auf. Die Richtung in der Hand dreht sich auf dem Weg zur Flanke um 90 Grad. Während des zunehmenden Kontakts auf diesem Weg nimmt man das Becken leicht zurück.

Die nichteinreibende Hand ruht auf der zugewandten Seite seitlich am Ansatz des Delta-Muskels. Während der Behandlung wird ein innerer «lauschender» Bezug zwischen beiden Händen hergestellt.

Diese Einreibung ist auch im Sitzen möglich, wobei dann ein Seitenwechsel von Stand und Hand der Einreibenden stattfinden muss.

16.3.4 Orientierungslinie

Da es im Brustbereich keinen für die Einreibung eindeutigen Muskelverlauf gibt und die Funktionen von Herz und Lunge keine Richtung vorgeben, orientiert man sich an den nachstehend beschriebenen anatomischen Strukturen.

16.3.5 Richtung/Größe

In der Vorstellung ist die Einreibung ein großer Kreis mit Richtung von der Clavicula zur Sternumspitze und von dort aus flankenwärts. Nach Ablösung der Hand wird der Kreis in der Luft in Richtung Clavicula vollendet.

Begrenzt wird der Kreis auf dem Körper cranial durch die Clavicula, zur Körpermitte hin durch das Sternum. Der untere Rippenbogen bildet die Grenze nach caudal und die mittlere Axillarlinie nach lateral.

16.3.6 Substanzverteilung

Es werden jeweils ½–¾ ml (10 bis 15 Tropfen) pro Seite unterhalb der Brust bis zur Flanke verteilt.

16.3.7 Der Prozess in der Hand

siehe Kapitel 9.3, 9.6, 9.8

In der Brust-Einreibung liegen zwei Rhythmen übereinander. Der größere Rhythmus ergibt sich aus dem Weg von unterhalb der Clavicula bis zur Sternumspitze und den Weg von dort bis zur Flanke bzw. mittleren Axillarlinie.

Diese beiden Phasen des größeren Rhythmus sind in sich wiederum rhythmisch durch zu- und abnehmenden Kontakt differenziert: Auf halbem Weg zur Sternumspitze nimmt der Kontakt zu, bis die Aufmerksamkeit in der Mittelhand angelangt ist. Danach nimmt der Kontakt zur Sternumspitze hin ab, bis nur noch die Fingerbeere des Mittelfingers Kontakt hat.

Auch der zweite Weg ist in sich differenziert: Von den Fingerbeeren ausgehend bewegt sich die Hand den Rippenbögen folgend flach bis an die mittlere Axillarlinie. Auf halbem Weg hat – je nach Größe der Hand – eventuell die ganze Hand Kontakt, an der mittleren Axillarlinie nur noch die Fingerhand. In Richtung der Flanke nimmt die Intensität der Berührung zu, obwohl man sich in der Lösphase befindet.

Der Abschluss erfolgt durch die flächige Lösung der Hand von der Mitte der Fingerhand. Die Form wird vollendet, indem man in einem Bogen durch die Luft wieder zum Ausgangspunkt unterhalb der Clavicula zurückkehrt.

Die innere Gelöstheit und die wandernde Aufmerksamkeit helfen, die beiden Rhythmen zu differenzieren und, obwohl sich die Hand vorwiegend in Pronationsstellung befindet, den Charakter der Leichte zu erhalten.

16.4 Bauch-Einreibung

16.4.1 Anwendungsbereiche

- Anregung der Peristaltik bei Verstopfung
- Blähungen
- Darmkrämpfe

16.4.2 Lagerung

Der Behandelte liegt flach oder mit leicht erhöhtem Oberkörper auf dem Rücken. Die Arme liegen mit etwas Abstand seitlich vom Körper, die Hände evtl. auf der Brust.

Dem Behandelten wird ein angewärmtes Tuch zirkulär so um den Bauch gelegt, dass es vorn zu öffnen ist. Nach der Substanzentnahme öffnet man das Tuch und legt die Enden dicht an die Flanken, damit der Nierenbereich nicht auskühlt. Zur Entspannung der Bauchdecke wird eine Rolle unter die Knie gelegt.

16.4.3 Körperhaltung

Die Einreibende steht auf der rechten Seite des Behandelten dicht am Bett, ohne sich anzulehnen. Abhängig von Betthöhe und Körpergröße der Einreibenden steht diese geneigt und entsprechend weit in Richtung Fußende. In der Verdichtungsphase bewegt sich das Becken nach hinten, am Ende der Lösphase richtet sich der Körper leicht auf.

Die Hände liegen flach auf dem Abdomen und die Unterarme befinden sich auf gleichem Niveau. Die Einreibende blickt von beinwärts so auf das einzureibende Gebiet, dass der Kopf des Behandelten noch am oberen Rand ihres Blickfeldes erscheint.

16.4.4 Orientierungslinie

Im Bauchbereich haben wir als Orientierungslinie einen Kreis, der keiner Organform entspricht. Die Kreisform wird gewählt, weil damit

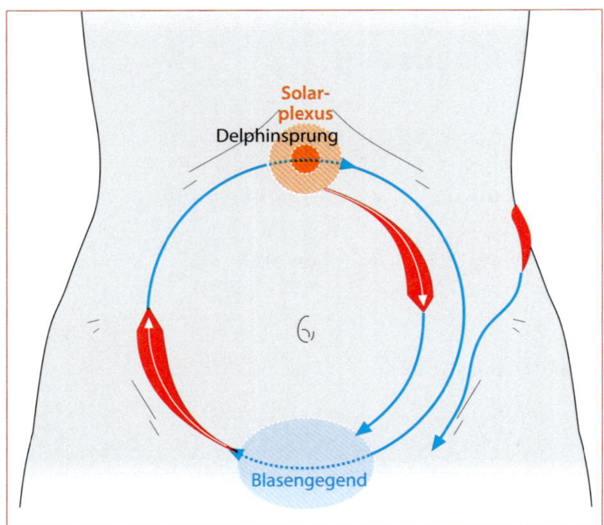

Abbildung 16-13: Bauch-Einreibung.

die Vielfalt der Bauchorgane im unspezifischen Rund zusammengefasst wird und der mit zwei Händen durchgeführte Kreis eine stark wärmende Wirkung hat.

Für den Colon-Abstrich gilt der Verlauf des Colon descendens als Orientierungslinie.

16.4.5 Richtung/Größe

Die Einreiberichtung des Kreises orientiert sich am Colonverlauf. Die Richtung verläuft also im Uhrzeigersinn. Der Abstrich folgt dem Verlauf des Colon descendens von der linken Kurvatur zur Leistenbeuge.

Die Größe des Kreises ergibt sich aus der Begrenzung durch die knöchernen Strukturen: die Beckenkämme rechts und links, die Rippenbögen rechts und links sowie die beiden Schambeine. Der Kreis an sich ist das größtmögliche Rund zwischen den Rippenbögen und den Darmbeinkanten.

16.4.6 Substanzverteilung

Die Substanz von ca. ¾–1 ml (15 bis 20 Tropfen) Menge wird in der Hand gut angewärmt. Von den Flanken her wird in Nabelhöhe mit beiden Händen Kontakt aufgenommen, wobei die Finger nach cranial zeigen. Die Hände bewegen sich ohne zu verdichten in Richtung Nabel bis 3 und 9 Uhr auf der Orientierungslinie. Von dort führen sie die Bewegung im Rund und im Uhrzeigersinn weiter (weitere Beschreibung bei der Lösphase).

16.4.7 Der Prozess in den Händen

siehe Kapitel 9.3, 9.6

Beide Hände bewegen sich gleichzeitig in phasenverschobenen Kreisen (siehe auch 16.5.4 Knie-Einreibung). Die linke Hand beschreibt dabei einen vollen Kreis «Sonnenhand», die rechte nahezu einen Halbkreis «Mondenhand». Die Berührungen sind generell aus der Leichte zu gestalten. Dabei hilft die Vorstellung vom Bauch als einer Kugel, um räumlich und nicht flächig zu arbeiten.

Rechte Hand: Von der Handwurzel ausgehend taucht die rechte Hand links (vom Behandelten aus gesehen) vom Solarplexus ein (1 Uhr) und baut den Kontakt auf, bis sich die Mittelhand ungefähr auf Nabelhöhe (3 Uhr) befindet. Nach dem Umkehrmoment löst sie sich über das 3./2./1. Fingerglied, bis sie innerhalb des Beckenkamms links der Blasengegend (5 Uhr) die Fingerbeeren ablöst.

Linke Hand: Die Längsseite des 5. Fingers taucht in der Appendixregion rechts der Blasengegend ein. Über das Grundgelenk des 5. Fingers bewegt sie sich innerhalb des Beckenkamms nach cranial, bis sie zeitgleich mit der rechten Hand bei 9 Uhr den intensivsten Kontakt aufgebaut hat. Die Aufmerksamkeit ist jetzt in der Mittelhand.

Nach dem ersten Umkehrmoment wandert die Aufmerksamkeit von der Mittelhand Richtung Handwurzel. Dadurch gleiten die Finger ganz gelöst über die Regionen des Solarplexus. Bei 1 Uhr «springt» die Aufmerksamkeit in die Endglieder des 2. bis 5. Fingers. Mit zu- und abnehmendem Kontakt und gleichzeitig quer durch die Fingerhand wandernder Aufmerksamkeit bewegt sich die Hand innerhalb des Beckenkamms nach caudal, bis sie in der Blasengegend (bei 5 Uhr) mit den 1. Fingergliedern ankommt. Auch hier findet zur Überbrückung der Blasengegend ein Sprung statt. Danach beginnt der nächste Kreis wiederum mit der Längsseite des 5. Fingers.

Der Weg bzw. die jeweilige Hand über dem Colon descendens hat einen etwas stärkeren Akzent, um eine Betonung zum Darmausgang hin zu setzen. So nutzt die linke Hand die Kontaktzunahme in der Lösphase zu einer nochmaligen Verdichtung über dem Colon descendens.

Dieser Teil der Bauch-Einreibung endet mit der zu Ende geführten Lösphase der linken Hand – vor dem zweiten Umkehrmoment links vor der Blasengegend.

Colon-Abstrich

siehe Kapitel 9.4, 9.8

Der Colon-Abstrich beendet die Bauch-Einreibung.

Die Verdichtung erfolgt mit der rechten Hand, welche mit den Fingern in Richtung Wirbelsäule über der linken Flexur positioniert wird. Vom Kleinfingerrand aus in Richtung Daumen wird der Kontakt hergestellt und das Gewebe in Richtung Zimmerdecke aufgenommen. Sobald die Mittelhand die größte Intensität erreicht hat, wird nach der inneren Lösung der Abstrich in Richtung Leistenbeuge geführt. Dabei springt die Aufmerksamkeit in die Handwurzel und wandert von dort über die Mittelhand in die Fingerbeere des 3. Fingers. Dort löst sich die Hand vollständig ab. Die linke Hand hält währenddessen Kontakt in der rechten Flanke und «lauscht» auf die Aktivität der rechten Hand, die ihren Weg mehrmals wiederholt.

16.5 Bein-Einreibung

Abhängig von der Situation bzw. Indikation können die verschiedenen Teilkörper-Einreibungen am Bein einzeln oder kombiniert angewandt werden. Zur Bein-Einreibung gehören: Unterschenkel-, Knie-, Oberschenkel- und Fuß-Einreibung (siehe Kapitel 9.3).

16.5.1 Anwendungsbereiche

- Thromboseprophylaxe
- Dekubitusprophylaxe
- Durchblutungsstörung in den Beinen
- kalte Extremitäten
- Schmerzen im Unterschenkel-Knie-Bereich (Arthrose, Rheuma, Traumata)

16.5.2 Kontraindikationen

- bestehende Thrombose
- offene Wunden

Wichtiger Hinweis
Ungeübte Hände sollten keine Bein-Einreibungen bei Schwangeren durchführen; vor allem in den ersten drei Monaten könnte ein Abort ausgelöst werden.

16.5.3 Unterschenkel-Einreibung

Anwendungsbereiche

- als Teil der Bein-Einreibung/Ganzkörper-Einreibung
- als Einschlafhilfe in Kombination mit der Fuß-Einreibung
- zur Beruhigung bei Ängsten
- zur Harmonisierung der Atmung, besonders bei Ausatembeschwerden (Asthma)
- als Thromboseprophylaxe

Lagerung

Die Kniekehle wird mit Hilfe einer Knierolle bis zwei Fingerbreit in Richtung Oberschenkel frei gelagert. Der Abstand zur Unterlage sollte groß genug sein, um der einreibenden Hand genügend Spielraum zu geben. Eine starke Außenrotation kann durch Unterlagerung der Hüfte oder der Außenseite der Knierolle ausgeglichen, muss aber nicht vollständig aufgehoben werden.

Körperhaltung

Die Einreibende steht in einem Frontalschritt so weit entfernt, dass ihre Unterarme parallel zum Unterschenkel geführt werden können und sie

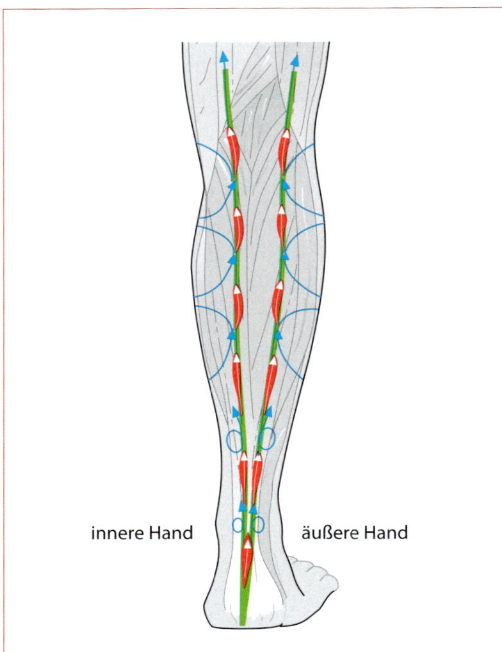

Abbildung 16-14: Unterschenkel-Einreibung.

sich dabei in einem labilen Gleichgewicht halten kann. In der Verdichtungsphase verlagert sie das Gewicht mit einer stärkeren Rundung der Gestalt ein wenig nach hinten. Am Ende der Lösphase erfolgt eine leichte Aufrichtung, während der Unterarm wieder an den Körper herangeführt wird.

Die nichteinreibende Hand liegt an der Außenseite in Höhe des Muskelmaximus mit den Fingern nach cranial. An der Innenseite kann sie entweder mit dem Handteller die Ferse aufnehmen oder sich an die Innenseite des Fußgelenks legen. In beiden Fällen soll die einreibende Hand nicht behindert werden und im Brustbereich der Einreibenden keine Einengung entstehen.

Leitlinien

Alle vier Leitlinien des Beines beginnen an der Ferse. Entlang der Achillessehne verlaufen sie gemeinsam. Die Teilung in zwei Leitlinien am Unterschenkel erfolgt mit der Teilung des M. gastrocnemius. Sie verlaufen geradlinig, nur der Plastik des Muskels folgend in Richtung der Muskelansätze am Femur (3. + 4. Leitlinie, siehe S. 67).

Richtung/Größe

Die Richtung der Kreise verläuft zentripetal, herzwärts.

Die Kreise beginnen an der Leitlinie und schwingen schienbeinwärts nach außen und zur Leitlinie zurück, dabei spiralig kniewärts wandernd. Die Kreisrichtung ist somit auf beiden Wegen gegenläufig.

Die Größe der Kreise richtet sich nach der Breite der Achillessehne, der Zunahme des Bindegewebes und der Stärke des Muskelbauches.

Substanzverteilung

Die benötigten ½–1 ml werden mit beiden Händen nacheinander – in Supinationsstellung mit dem Mittelstrahl der Leitlinie folgend – verteilt.

Die erste Berührung findet mit der Fingerbeere am Fersenbein statt. Der Kontakt nimmt bis zum Muskelmaximum kontinuierlich zu, um sich auf einem recht kurzen Weg in Richtung Kniebeuge am Zeigefingergrundgelenk wieder zu lösen.

Der Prozess in den Händen

Die Verdichtung erfolgt jeweils in Supination, das heißt in einer der Schwere entgegengesetzten Stellung der Hand.

Über der Achillessehne sind ein seitliches Ausschwingen und ein Wechsel zur Pronation nicht möglich. Dennoch findet durch die innere Lösung und den Intentionswechsel – im Sinne von Empfangen und Abgeben – ein Qualitätswechsel statt. Der kurze Weg geht nur von der Fingerbeere zum zweiten Fingerglied und zurück.

Bei zunehmender Kreisgröße bleibt der Kontakt nach der inneren Lösung im oberen Kreisdrittel unvermindert und nimmt während der Rückkehr zur Leitlinie kontinuierlich ab. Der zweite Umkehrmoment erfolgt – auch bei den kleinsten Kreisen –, indem die Bewegung in der Vorstellung über den Arm hinausgeht und in der Weite umkehrt.

Den Abschluss bildet die Lösphase des letzten Kreises. Sie verläuft in Richtung Kniekehle, etwa zwei Fingerbreit über die Kniefalte hinaus. Die Bewegung wird nach cranial abgegeben, da sich der Leitlinienstrom darüber hinaus fortsetzt.

16.5.4 Knie-Einreibung

Anwendungsbereiche

- Schmerzen im Knie
- Trauma mit Schwellung
- kalte Kniegelenke
- Teil der Oberschenkel-Einreibung/der Bein-Einreibung

Lagerung

Bei einer Einzelbehandlung wird das Knie durch eine Rolle direkt unterlagert. Schließt sich die Oberschenkel-Einreibung an, siehe unter 16.5.5.

Körperhaltung

Die Einreibende steht in einem Frontalschritt so weit entfernt, dass sie beide Arme frei führen und sich in einem labilen Gleichgewicht halten kann. Die Unterarme sind parallel zum Unterschenkel.

Der Körperschwerpunkt ist im Becken. Das Körpergewicht liegt hauptsächlich auf dem hinteren Bein.

In der Verdichtungsphase wird das Becken nach hinten genommen und die Gestalt stärker gerundet. Am Ende der Lösphase richtet sich der Körper leicht auf.

Leitlinien/Orientierungslinien

Das Kniegelenk wird überwiegend von Sehnen und Bändern gehalten, die jedoch nicht in Kreisform um das Gelenk herum verlaufen. Dennoch finden wir hier Leit- und Orientierungslinien.

Eine Leitlinie des Kniegelenks befindet sich an dessen Innenseite: der Verlauf des M. sartorius von der Tibia bis zum Gelenkspalt. Die zweite Leitlinie folgt dem M. tensor fasciae latae, der das Gelenk an der Außenseite in Höhe des Gelenkspaltes nur tangiert.

Der weitere Kreisweg um das Kniegelenk ist als Orientierungslinie zu verstehen. An der Oberseite des Knies liegt die Sehne des M. rector femoris quer zur Einreiberichtung.

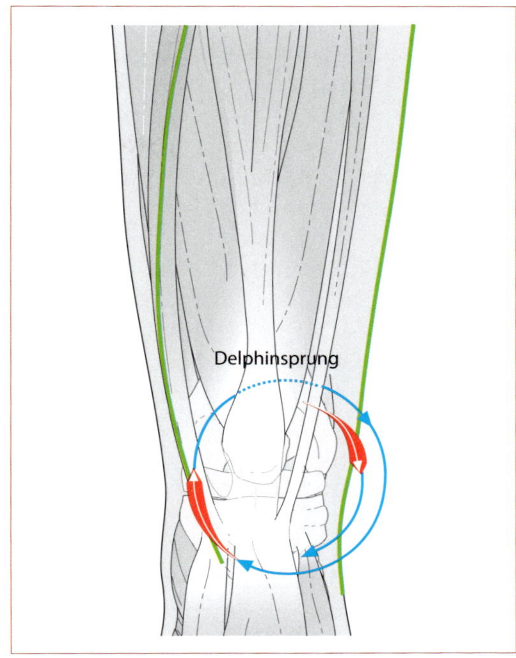

Abbildung 16-15: Knie-Einreibung.

Richtung/Größe

Das Knie wird mit beiden Händen gleichzeitig in phasenverschobenen Kreisen eingerieben. Die Richtung geht dabei von unten-innen nach oben-außen. Die innere Hand beschreibt dabei einen vollen Kreis (deshalb Sonnenhand), die äußere Hand nur einen Halbkreis (deshalb Mondenhand). Mit dieser Form wird das ganze Gelenk umhüllt.

Die Größe der Kreise ist gleichbleibend und wird durch die Leit- und Orientierungslinie bestimmt.

Der Ansatzpunkt der inneren Hand ergibt sich aus dem Ansatzpunkt des M. sartorius. Die äußere Hand setzt an der Außenseite des Kniegelenks außerhalb des M. rector femoris an.

Substanzverteilung

¼–½ ml (5 bis 10 Tropfen) als Richtgröße werden mit beiden Händen während der Einreibung direkt verteilt.

Der Prozess in den Händen

siehe Kapitel 9.3, 9.6

Die Verdichtung erfolgt mit beiden Händen gleichzeitig. Die innere Hand beginnt dabei mit den Fingerbeeren der mittleren drei Finger, die äußere Hand mit der Handwurzel. Auf dem kurzen Weg wandert die Aufmerksamkeit in beiden Händen bis in die Mittelhand.

Ansatzpunkt am linken Bein: Die innere Hand beginnt bei 7 Uhr, die äußere bei 1 Uhr.

Ansatzpunkt am rechten Bein: Die innere Hand beginnt bei 5 Uhr, die äußere bei 11 Uhr.

Im Gegenüber bei 3 und 9 Uhr befinden sich beide Mittelhände über dem Gelenkspalt. Nach dem Moment des dichtesten Kontaktes vollziehen sie im 1. Umkehrmoment die innere Lösung.

Die innere Hand bewegt sich im «Delphinsprung» über den M. rector femoris hinweg. Die Aufmerksamkeit wandert zunächst von der Mittelhand in Richtung Handwurzel. Dann «springt» sie zu den Fingerbeeren und wandert bis zum Gelenkspalt an der Außenseite des Kniegelenks zu den Fingergrundgelenken und von dort zurück zu den Fingerbeeren.

Der zweite Umkehrmoment erfolgt, indem die Bewegung in der Vorstellung über den Arm hinausgeht und in der Weite umkehrt, während der Ellenbogen bei gleichzeitiger Drehung über der Mittelfingerbeere adduziert wird.

Die äußere Hand löst sich über die Fingerbeeren vom Kniegelenk (rechtes Bein – 7 Uhr; linkes Bein – 5 Uhr). Sie vollendet den Kreis auf dem Weg durch die Luft, wenn eine erneute Verdichtungsphase stattfinden soll.

Beide Hände umhüllen das Kniegelenk, indem sie seine Kugelgestalt nachplastizieren unter Berücksichtigung der inneren Gelöstheit, der wandernden Aufmerksamkeit und der Gegenbewegungen.

Der Abschluss der Knie-Einreibung erfolgt entweder

- in der Weiterführung durch die Oberschenkel-Einreibung oder
- durch die Ablösung der inneren Hand
  a) nach Vollendung der Lösphase (Wärmeaspekt) oder
  b) indem sie sich nach dem ersten Umkehrmoment im Verlauf der Leitlinie des Schneidermuskels zu den Fingerbeeren hin löst (Strömungsaspekt).

16.5.5 Oberschenkel-Einreibung

Anwendungsbereiche

- als Teil der Bein-Einreibung und Ganzkörper-Einreibung
- zur Anregung der Verdauung

Der Oberschenkel hat einen engen Bezug zum Stoffwechsel-Gliedmaßen-System. Darum regt eine Rhythmische Einreibung die Verdauung an.

Lagerung

Der Oberschenkel wird mit Hilfe einer Rolle, die außen am Kniegelenk in Richtung Unterschenkel platziert wird, leicht hochgelagert, sodass man freien Zugang zur Außenseite des Oberschenkels hat. Zur Minderung des Drucks auf den Wadenmuskel wird der Fuß an der Ferse unterlagert.

Körperhaltung

Der Schritt ist klein und zum Bett hin geöffnet. Die Einreibende steht so weit entfernt, dass sie ihre Unterarme parallel zum Oberschenkel führen kann, ohne sich selbst den äußeren Arm zu blockieren.

In der Verdichtungsphase verlagert sie das Gewicht mit einer stärkeren Rundung der Gestalt ein wenig nach hinten. Am Ende der Lösphase richtet sie sich wieder leicht auf.

Die Länge des Oberschenkels erfordert, dass die Einreibende ihren Standort während des Einreibens in handbreiten Schritten nach cranial verändert.

Leitlinien

Die zwei für die Oberschenkeleinreibung gültigen Leitlinien sind

- die Sehne des M. tensor fasciae latae (Hosennahtlinie) von der Tibia-Außenkante bis zum Beckenkamm und
- der Verlauf des M. sartorius von der Tibia-Innenkante bis zum Beckenkamm entlang

des inneren Randes des M. quadriceps. Diese Leitlinie grenzt das Venendreieck in der Leistenbeuge ab, wohin zur Vermeidung von Stauungen kein Impuls gegeben werden sollte.

Richtung/Größe

Die Kreise werden von der Knie-Einreibung ausgehend mit beiden Händen phasenverschoben und in gleicher Richtung weitergeführt. Der Gestalt des Oberschenkels entsprechend werden die Kreise meistens zunächst größer und zum Ende hin kleiner als am Knie. Die beiden Leitlinien begrenzen sie und bedingen in Richtung Hüftgelenk ihre Verlagerung nach außen.

Substanzverteilung

Die benötigten ¼–¾ ml (12 bis 15 Tropfen) werden mit beiden Händen gleichzeitig verteilt. Dabei folgt die innere Hand in zu- und dann abnehmendem Kontakt dem Verlauf des M. sartorius. Die äußere Hand beginnt an der Außenseite des Kniegelenks und folgt mit ihrem Mittelstrahl dem Verlauf des M. tensor fasciae latae ebenfalls in zu- und abnehmendem Kontakt.

Beide Hände nehmen den Kontakt mit den Mittelfingerbeeren auf und lösen sich in der Trochanterregion mit den Mittelfingerbeeren ab. Die zunehmende Pronationsstellung der inneren Hand bedingt eine immer geringere Berührungsintensität gegenüber der äußeren Hand, die sich in Supinationsstellung bewegt.

Der Prozess in den Händen

Die Verdichtung erfolgt mit der inneren Hand auf der kurzen Strecke der Leitlinie des M. sartorius. Gleichzeitig verdichtet die äußere Hand am M. tensor fasciae latae.

Die Aufmerksamkeit wandert durch die Hände wie bei der Knie-Einreibung, aber mit folgenden Besonderheiten:

Der Weg der Verdichtung ist relativ kurz, da er ausschließlich an den Leitlinien stattfindet. Die innere Hand geht in Richtung Hüftgelenk zunehmend in Pronationsstellung. Mit einem großen «Delphinsprung» überquert sie den M. quadriceps.

Die äußere Hand geht während der Verdichtung in die Supinationsstellung und kommt mit der gelösten Fingerhand an der Unterseite des Oberschenkels mit den dortigen Leitlinien in Kontakt. Das bewirkt die ausgeprägte Umhüllung des Oberschenkels.

Am Ende/Höhepunkt der Verdichtungsphase befinden sich beide Mittelhände an den Leitlinien – entsprechend dem Gelenkspalt am Knie – im Gegenüber.

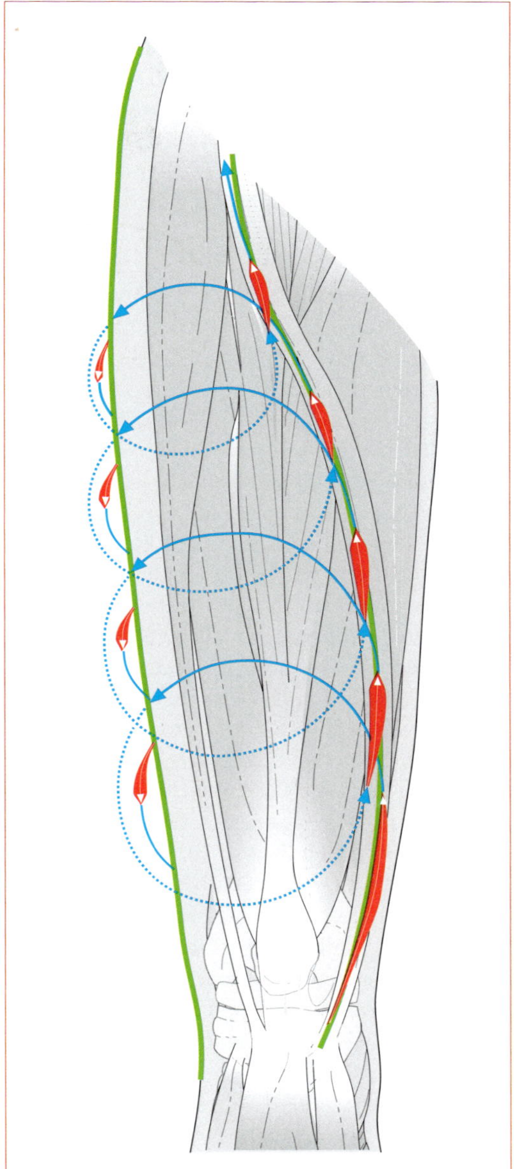

Abbildung 16-16: Oberschenkel-Einreibung.

Im Detail
Die Verdichtung mit der inneren Hand erfolgt auf einer kurzen Strecke der Leitlinie des M. sartorius. Dabei wandert die Aufmerksamkeit von der Fingerbeere des Mittelfingers in die Mittelhand.

Gleichzeitig verdichtet die äußere Hand am M. tensor fasciae latae.

Nach der inneren Lösung im ersten Umkehrmoment wandert die Aufmerksamkeit in der inneren Hand bis zur Handwurzel. Über den M. quadriceps hinweg erfolgt der «Delphinsprung». Danach schwingt die Hand an der Außenseite des Oberschenkels über die Fingerhand in die Fingerbeeren und kehrt so mit immer weniger werdendem Kontakt zur Leitlinie zurück. Kurz vor dem M. sartorius erfolgt der zweite Umkehrmoment. Die äußere Hand verdichtet auf einer kurzen Strecke des M. tensor fasciae latae von der Handwurzel in die Mittelhand. Nach dem ersten Umkehrmoment löst sie über die Fingerbeeren den Kontakt, vollendet den Kreis auf dem Weg durch die Luft und taucht erneut gegenüber der inneren Hand ein.

Ergänzend zur wandernden Aufmerksamkeit bewirken die innere Gelöstheit und die Gegenbewegungen, dass vor allem die innere Hand genügend leicht sein kann.

Der Abschluss erfolgt in der Gegend des Trochanters durch das Ablösen beider Hände. Die äußere Hand folgt ihrem üblichen Weg. Die innere Hand löst sich nach dem ersten Umkehrmoment von der Mittelhand zu den Fingerbeeren und gibt dabei die Bewegung nach cranial ab.

16.5.6 Fuß-Einreibung

Anwendungsbereiche
siehe Kapitel 12, 13

- kalte Füße
- Abschluss der Bein-Einreibung
- oberflächliche, verkrampfte Atmung
- zur «Erdung» bei Personen, die nicht ganz «bei sich» sind
- Ableiten vom Kopf
- Einschlafhilfe, evtl. in Kombination mit der Unterschenkel-Einreibung

Formen
Die einfache Fuß-Einreibung setzt sich aus vier Formen zusammen:

1. Zweihand-Streichung
2. Fersenkreise
3. Knöchelkreise
4. Fußsohlen-Abstrich.

Lagerung
Der Behandelte liegt bei allen Formen in Rückenlage. Eventuell kann man, wenn das Fußende des Bettes stört, zur besseren Erreichbarkeit des Fußes die Matratze mit einem untergesteckten Kissen erhöhen und das Bein leicht nach außen lagern. Das Knie wird mit einer Rolle gestützt.

Zweihand-Streichung

Körperhaltung
Der Stand ist locker gebeugt in einer dynamischen Balance mit zum Bett hin leicht geöffnetem Schritt. Nach Abschluss der Verdichtungsphase richtet sich die Einreibende durch Führung des Beckens nach vorne bzw. in Richtung des behandelten Fußes auf.

Orientierungslinie
Am Fußrücken verläuft die Orientierungslinie mittig vom proximalen Ende des Mittelfußknochen bis zu den Zehenendgliedern. Ihr gegenüber liegt die Leitlinie an der Fußsohle.

Richtung
Die Streichung erfolgt mit beiden Händen gleichzeitig vom Fußgewölbe zu den Zehen.

Substanzverteilung
Eine spezielle Substanzverteilung unterbleibt. Zum Herstellen eines guten Kontakts sollte so wenig Substanz wie nötig benutzt werden (ca. ¼ ml, 4 bis 6 Tropfen).

Der Prozess in den Händen
siehe Kapitel 9.3, 9.6

Die Kontaktaufnahme erfolgt von der unteren Hand durch weiches Anschmiegen des Daumenballens im Fußgewölbe. Die Streichung

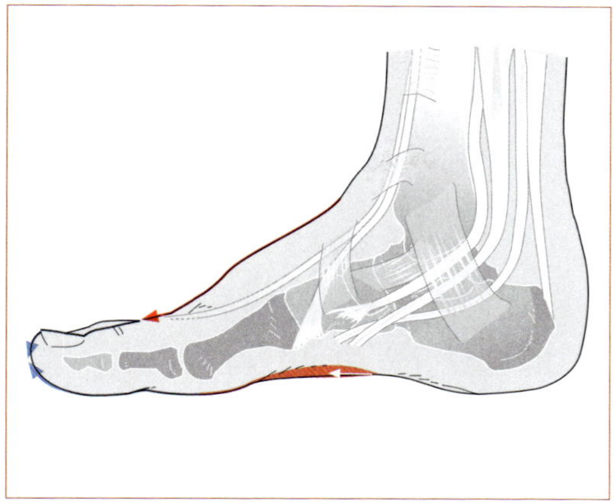

Abbildung 16-17: Zweihand-Streichung.

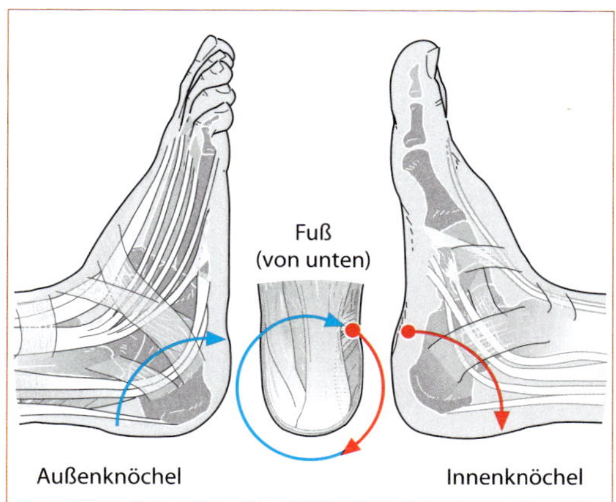

Abbildung 16-18: Fersenkreise.

beginnt unmittelbar nach Kontaktaufnahme der oberen Hand, die sich mit der Daumenfurche auf die Großzehensehne legt. Der 2. und 3. Finger der oberen Hand gleiten im Verlauf der Streichung gelöst zur Innenseite des Fußes, um die Zehen gut umschließen zu können.

Der Kontakt der unteren Hand ist gleichbleibend dicht – entsprechend dem Abrollen der Fußsohle beim Gehen – während die obere Hand nur umhüllend begleitet.

Der nach distal weniger werdende Kontakt entspricht der Lösungsphase, auch wenn die Berührungsintensität bis zum Abschluss der Streichung die Dichte beibehält.

Auf dem Weg der Streichung wandert die Aufmerksamkeit in der oberen Hand bis in die Fingerbeeren und in der unteren Hand bis zum Zeigefingerrand.

Fersenkreise

Körperhaltung

Die Einreibende steht in einem Frontalschritt zum Bett. Der Stand ist in der Verdichtungsphase stark gebeugt. In der Lösungsphase kommt es zu einer völligen Aufrichtung. Die nichteinreibende, von außen herankommende Hand unterstützt mit dem Handteller den Unterschenkel oberhalb der Achillessehne.

Orientierungslinie

Die Orientierungslinie verläuft rund um die Ferse. Sie beginnt an der Innenseite des Fersenbeins, verläuft von dort wie ein Sandalenriemen über die Achillessehne und kehrt unterhalb des Außenknöchels und entlang der Fersensohle zum Ausgangspunkt zurück.

Richtung/Größe

Der Kreis schwingt um die Ferse von innen zur Außenseite des Fußes und von dort wieder zurück (rechter Fuß – gegen den Uhrzeiger, linker Fuß – mit dem Uhrzeiger).

Die Größe richtet sich nach dem jeweiligen Fuß und sollte die Ferse völlig umschließen, ohne mit den Malleolen in Kontakt zu kommen.

Substanzverteilung

Eine spezielle Substanzverteilung ist nicht erforderlich.

Der Prozess in den Händen

Die Verdichtung beginnt am inneren «Sandalenriemen» mit den Beeren der mittleren drei Finger. Im weiteren Umschließen der Ferse plastiziert die Hand deren Form nach und schmiegt sich ihr an. Der Moment der intensivsten Verdichtung ist erreicht, wenn die Ferse in der Mittelhand liegt und diese das Gewicht des Unterschenkels übernommen hat. Die Hand befindet sich dabei in Supinationsstellung.

Die Aufmerksamkeit in der Lösungsphase entlang der Außenseite und Sohle der Ferse verläuft vom Handteller in die Fingerbeeren. Der Kontakt bleibt trotz aller Leichtigkeit ein dichter, damit kein Kitzeln entsteht.

Der zweite Umkehrmoment erfolgt in der Weite mit gleichzeitiger Drehung über der Mittelfingerbeere.

Knöchelkreise

Körperhaltung
Der Einreibende steht frontal zur Fußsohle. Die Haltung geht in der Verdichtungsphase in eine starke Beugung, da die Unterarme auf dem Niveau des Fußes sind. Am Ende der Lösungsphase erfolgt eine Aufrichtung mit Weitung des Schultergürtels.

Orientierungslinie
Auf der Innen- und der Außenseite des Fußes umspielen zwei Orientierungslinien in einem Rund das Sprunggelenk. Sie beginnen rechts und links der Achillessehne bis zum Fußrücken. Sie führen auf dem Fußrücken parallel bis unterhalb des Sprunggelenkes. Von dort gehen sie in einem Halbkreis zurück zum Ausgangspunkt an der Achillessehne.

Richtung/Größe
Die Richtung der Kreise verläuft von unten (der Achillessehne) nach oben (in Richtung Fußrücken).

Die Größe orientiert sich am Sprunggelenk. Dieses wird locker, aber in einer engen Form umspielt.

Substanzverteilung
Eine spezielle Substanzverteilung unterbleibt.

Der Prozess in den Händen
siehe Kapitel 9.3, 9.6

Bei dieser Einreibung sind ausschließlich die Fingerhände im Kontakt. Die distalen Fingerglieder der 2. bis 4. Finger umkreisen die Knöchel, wobei die Daumen locker auf dem Fußrücken liegen.

Die Verdichtung erfolgt auf dem Weg von der Achillessehne zum Fußrücken. Die Hände gehen dabei von der Supinations- in die Pronationsstellung über. Das Gewebe wird nacheinander von den Fingergliedern aufgenommen. Nach der inneren Lösung nehmen

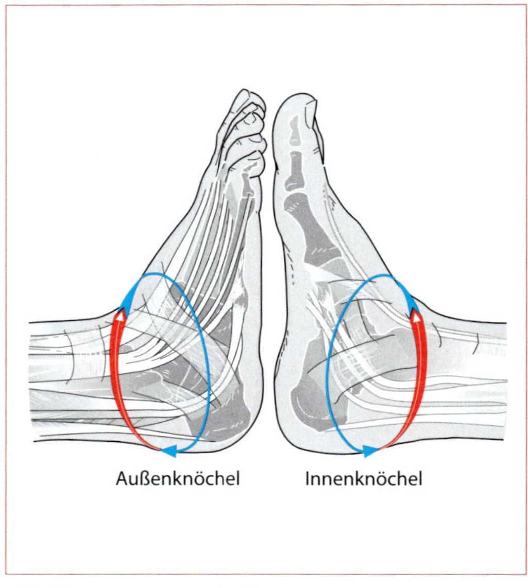

Abbildung 16-19: Knöchelkreise.

Zeige-, Mittel- und Ringfingerbeeren das verdichtete Gewebe in einem deutlichen Impuls nach distal (zehenwärts) mit. Die Intensität löst sich während des Abstrichs durch das Beugen der Finger, die sich auf den Daumen zu bewegen.

Im zweiten Teil der Lösphase gleiten die Fingerkuppen ohne Impuls in Pronationsstellung zum Ausgangsort zurück.

Fußsohlen-Abstrich

Körperhaltung
Die Einreibende steht seitlich des Bettes frontal zur Außenseite des Fußes. Der Körper ist stark gebeugt mit nach hinten genommenem Becken, damit der Unterarm der einreibenden Hand horizontal geführt werden kann.

Die nichteinreibende Hand bildet eine warme Hülle, indem sie horizontal leicht über dem Fußrücken liegt.

Orientierungslinie
Sie hat ihren Ursprung im Quergewölbe unter dem 2. Zehengrundgelenk am tiefsten Punkt zwischen den Fußballen. Von dort aus verläuft sie geradlinig durch das Längsgewölbe zur Ferse.

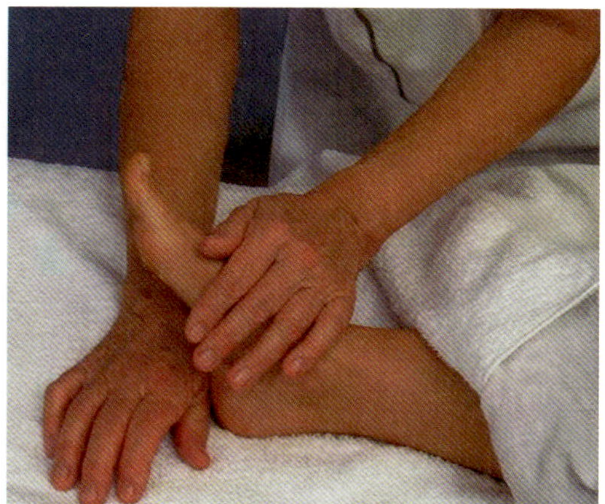

Abbildung 16-20: Stand Fußsohlen-Abstrich.

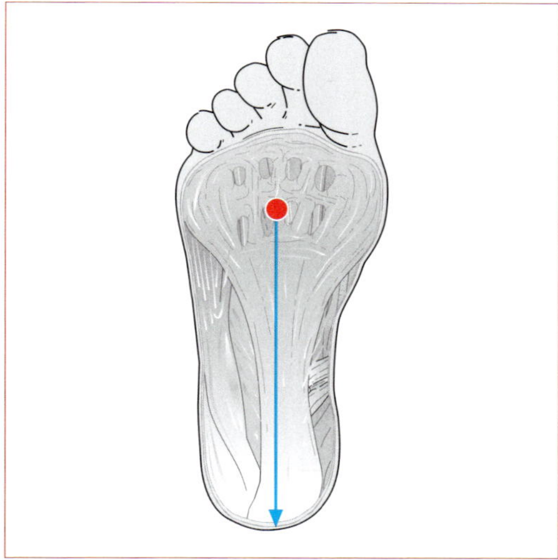

Abbildung 16-21: Fußsohlen-Abstrich.

Richtung/Größe

Die Richtung entspricht dem Verlauf der Orientierungslinie von den Zehen zum Ende der Ferse. Die Länge richtet sich nach der Fußgröße.

Substanzverteilung

Es erfolgt keine spezielle Substanzverteilung.

Der Prozess in den Händen

siehe Kapitel 9.3, 9.6, 9.8

Der weichste Teil des Daumenballens nimmt im tiefsten Ort des Quergewölbes Kontakt auf «Druckknopfsystem», indem er mit gleichzeitig leichtem Drall fersenwärts eine Verdichtung in das Fußinnere herstellt. Nach der intensiven, örtlich und gleichzeitig wie ansaugenden Kontaktaufnahme erfolgt die innere Lösung, aber wie bei dem Wirbelsäulen-Abstrich derart, dass im ersten Teil der Lösphase das verdichtete Gewebe zart mitgenommen wird. Der Daumenballen gleitet – durch die Drehung in die Pronation leichter werdend – zur Ferse. Die Aufmerksamkeit wandert dabei zirkulär um den Daumenballen in Richtung Handrücken. Die Bewegung wird nach der Lösung der Hand in die Weite geführt.

Verwendete Literatur

Große-Brauckmann, E.: nicht veröffentlichte persönliche Notizen und Skripte aus dem Unterricht, 1990–2001

Layer, M.: nicht veröffentlichte Notizen und Skripte aus dem Unterricht und aus Arbeitsgruppen 1990–2000

17. Die Ganzkörper-Einreibung

Edelgard Große-Brauckmann

17.1 Einleitung

Die Ganzkörper-Einreibung (GkE) ist mehr als die Summe der Teilkörper-Einreibungen. Sie ist eine eigenständige Einreibung mit spezifischen Wirkungen und speziellen Anforderungen an die Durchführungspraxis und an die Durchführende.

Die GkE ist charakterisiert durch die Ganzheitlichkeit. Sie wendet sich damit an *die* Instanz des Menschen, die seine Ganzheitlichkeit ausmacht – an sein Ich. Das physische Korrelat des Ich ist die Wärme, der Wärmeorganismus, auch Wärme-Organisation genannt. Von hier aus regulieren sich alle Vorgänge der Seele, der Lebensprozesse und des physischen Leibes. Deshalb kann die GkE als Wärmebehandlung diese Selbstregulation unterstützen, insbesondere wenn die gesundheitliche Störung mit Verlust oder Dysregulation der Wärme einhergeht. Das heißt: Sie unterstützt die Ich-Organisation darin, auf den gesamten Organismus regulierend einzuwirken.

Eine wärmende Behandlung wirkt immer auch inkarnierend. Der Mensch benötigt die inkarnierende Wirkung in ganz verschiedenen, ja polaren Situationen wie z. B. beim Aufwachen und Einschlafen sowie bei der Geburt und im Sterbeprozess.

Auch verschiedene Grenzsituationen des Lebens, gesundheitliche und biografische Krisen sind eine Indikation für die inkarnierende Wirkung der GkE.

Hinzu kommt die heutige Zeitsituation, welche die Menschen aller Lebensalter durch Überforderung der Sinne, der Lebens- und Seelenkräfte vielfach an die Grenzen ihrer Belastbarkeit führt.

Die inkarnierende Wirkung äußert sich auch in typischen therapeutischen Grundmustern, nämlich «Lösen – Wiedereinssein – Neuvermögen», wie sie in dem Studienergebnis von M. Bertram (siehe Teil 5, Literatur, S. 235) beschrieben werden.

In diesem Kapitel werden ausschließlich Eigenschaften, Wirkungen, Indikationen der GkE und Aspekte der Praxis behandelt, welche über diejenigen der Teilkörper-Einreibungen hinausgehen.

Die Lagerung und das Einpacken sind Bestandteile der GkE. Deshalb wird *eine* Handhabung empfohlen, die mit einem Minimum an Material und Handgriffen fließende Übergänge zwischen den Einreibungen ermöglicht. Eine gute Vorbereitung unterstützt die lückenlose Durchführung.

Bei den Einreibungen wird jeweils die kürzeste Version der jeweiligen Teilkörper-Einreibungen gemacht, weil sonst die Dauer ein verträgliches Maß überschreiten würde.

17.2 Vorbereitung

17.2.1 Material

(siehe auch Kapitel 10.1.3)

- großes Bettlaken: am besten aus Biber oder Flanell und so groß, dass der Kopf auch dar-

auf liegen kann und die Füße damit eingehüllt werden können
- großes Frotteetuch/Duschtuch für die Brust (Rumpf von vorn)
- kleines Frotteetuch (als Ergänzung für Rücken-, Arm-, Bauch- und Oberschenkel-Einreibung und zum Intimschutz; ein sogenanntes «Wandertuch»)
- Knierolle
- kleines Kissen zur Lagerung des Armes bei der Schulter-Einreibung, des Fußes bei der Oberschenkel-Einreibung und zur Ergänzung für die Knierolle («Wanderkissen»)
- ein fahrbarer Beistelltisch («Boy») für die Utensilien
- im Bett: kleines Kopfkissen, eine Zudecke/ein Deckbett oder eine Decke aus Baumwolle/Wolle
- evtl. für die Rücken-Einreibung ungefähr 20 ml Öl – extra abgefüllt – vorab im Wasserbad erwärmt; Fläschchen steht in einem mit saugfähigem Papier ausgelegten Behälter
- ein Glas mit Wasser – für den Patienten (zum Trinken)
- Papiertaschentücher oder Kleenex (für gelegentlichen Ölüberschuss oder Tränen)
- evtl. Wärmflaschen zum Wärmen der Tücher, falls keine andere Wärmequelle vorhanden ist (z. B. Heizkörper oder spezieller Wärmeofen)
- ggf. indifferent temperierte Wärmflaschen für die Dauer der Anwendung
- Schild für die Flurseite der Zimmertür mit dem Hinweis: «Bitte nicht stören Ganzkörper-Einreibung» – mit Angabe der Dauer der Nachruhe

Zur Planung und Vorbereitung des Zimmers siehe Kapitel 10.1.4

17.2.2
Patient

- eine Stunde Abstand zur letzten Mahlzeit (auch zur Zigarette)
- den Körper warm halten (z. B. nicht barfuß gehen)
- evtl. vorher wärmen (eine Tasse Tee, Fußbad, Wärmflasche)
- Toilettengang

17.2.3
Pflegeperson

- siehe Kapitel 10.1.5
- siehe unten, Abschnitt 17.14

17.2.4
Patienteninformation

(evtl. ein Formblatt aushändigen)
(siehe auch Kapitel 10.1.2)

- Ablauf der Einreibung
- Wie kann sich der Patient am besten aufsetzen?
- Mithilfe während der Einreibung ist nicht nötig (z. B. Arme oder Beine anheben).
- Größtmögliche Entspannung ist erwünscht.
- Der Patient möge sich bitte äußern, wenn irgendetwas nicht angenehm für ihn ist, und er möge sich bitte nicht von der Stille während der Einreibung daran gehindert fühlen.
- Während der Einreibung wird die Behandlerin von sich aus kein Gespräch führen.
- Anschließend kann die Knierolle entfernt werden.
- Nach der Einreibung kann eine andere Lage eingenommen werden.
- Möchte der Patient das Fenster leicht geöffnet, die Gardinen zugezogen haben?
- Wenn es dem Patienten nicht warm genug ist, kann er eine handwarme Wärmflasche bekommen oder für die Zeit der Nachruhe eine zusätzliche Decke.
- Ein Ziel ist, dass der Körper selber die Erwärmung schafft (jedes Mal besser).
- Die Nachruhe muss nicht punktgenau 30 Minuten dauern; wenn der Patient z. B. geschlafen hat oder gut durchwärmt ist, sich ausgeruht und erfrischt fühlt, kann sie auch früher beendet werden.
- Man soll in der Nachruhe nicht schwitzen. Bei beginnender Schweißbildung die Packung öffnen oder aus der Packung gehen und aufstehen.
- Nach der Nachruhe bitte nicht duschen, um die Nachwirkung nicht zu stören und um die Ölhülle noch nachwirken zu lassen.

- Unmittelbar nach der Nachruhe gern trinken, aber – wenn möglich – noch nicht essen oder rauchen.
- im Nachhinein auf Veränderungen achten bzgl. Wärme, Atmung, Spannung, Schmerzen, Schlaf, Appetit, Verdauung, Körperempfinden, seelischen Regungen, Bewusstsein (Träume, Gedanken)
- Im Anschluss an die Behandlung findet mit der Pflegenden ein Austausch darüber statt.

17.3 Ablauf

17.3.1 Lagerung des Patienten

(siehe auch Kapitel 9.2.1)

- Das Bett ist von beiden Seiten her zugänglich.
- Auf jeder Seite ist eine Ablagefläche für Öl, «Wanderhandtuch» und «Wanderkissen», oder man benutzt einen rollenden Beistelltisch.
- Das angewärmte Biber-Laken wird ausgebreitet.
- Die Knierolle befindet sich unter dem Laken.
- Der Patient entkleidet sich bis auf den Slip.
- Vor dem Hinlegen hängt man ihm das angewärmte Frotteetuch von vorn über die Schultern, damit bei der Rücken-Einreibung die Schultern bedeckt bleiben.
- Nach dem Hinlegen wird das Laken von hinten über die Schultern geschlagen.
- Mit dem Laken werden die Füße und Unterschenkel bis zum Knie von außen locker zugedeckt.
- Zusätzlich wird der Patient mit einer Decke zugedeckt, wobei über den Füßen eine «Tüte» gebildet wird.
- Das Kopfkissen liegt nur unter dem Kopf und lässt die Schultern frei (entweder benutzt man ein kleines Kissen oder legt das große Kissen mit der Spitze zur Wirbelsäule).

17.3.2 Reihenfolge

von der linken Patientenseite:	• Rücken im Sitzen mit einer Hand oder • in Seitenlage (rechts oder links) mit einer Hand oder • in Bauchlage mit beiden Händen (dann jedoch von der anderen Seite des Bettes aus) • linker Arm
von der rechten Patientenseite:	• rechter Arm • Brust • Bauch • rechter Unterschenkel, Kniegelenk, Oberschenkel
von der linken Patientenseite:	• linker Unterschenkel, Kniegelenk, Oberschenkel • linker Fuß
von der rechten Patientenseite:	• rechter Fuß

Alle spiralförmigen *Wege* werden nur einmal gemacht (Rücken, Unterarm, Unterschenkel und Oberschenkel)

- Die *örtlichen*, kreisförmigen *Bewegungen* werden drei- bis fünfmal wiederholt (Hand, Ellenbogen, Oberarm außen/innen, Schulter, Brust, Bauch, Knie, Vorfuß, Ferse, Fußsohle).
- Ansonsten gelten alle Regeln wie für die Teilkörper-Einreibungen.
- Alle Handgriffe, die nicht Einreibung sind, werden so ruhig, behutsam, fließend, sicher und besonnen gemacht wie die Einreibung selbst, um Störungen und ungewollte Unterbrechungen zu vermeiden bzw. den durchgehenden Fluss zu gewährleisten. Kinder und schwerkranke, verwirrte, im Bewusstsein getrübte, alte und sterbende Menschen reagieren sehr sensibel und benötigen ganz besonders die Beachtung dieses Aspektes.

17.4 Zeitpunkt und Dauer

- Zeitpunkt: im Laufe des Vormittags – besonders, wenn ein Lernprozess für den Wärmeorganismus angeregt werden soll; eventuell auch am Abend, wenn die Einreibung eine Einschlafhilfe sein soll.
- Dauer der Einreibung: 20 bis 30 Minuten
- Dauer der Nachruhe: wenn möglich 30 Minuten bzw. so lange, wie die Einreibung dauerte. Bei Menschen mit starker Erschöpfung zeigt sich häufig, dass das Bedürfnis nach Ruhe zunächst größer ist (siehe auch «Gesichtspunkte zur Nachruhe» in Abschnitt 17.15, S. 157).

17.5 Häufigkeit

- einmalig oder
- ein- bis dreimal/Woche oder
- täglich – für einen begrenzten Behandlungszeitraum

17.6 Substanzen

Häufig werden verwendet: reines Olivenöl, Blütenöle wie z. B. Rose, Malve oder Johanniskraut – evtl. mit Stibium versetzt, Moor-Lavendel-Öl, Emulsionen, Milch oder Sahne.

17.7 Besonderheiten bei der Durchführung

17.7.1 Rücken-Einreibung im Sitzen

(siehe auch Kapitel 16.1.1)

- Zur Erleichterung des Aufsetzens im Bett dieses – wenn technisch möglich – in die schräge Ebene bringen (Fußende absenken) oder alternativ ein Polster unter das Gesäß legen, damit das Hüftgelenk nicht so stark angewinkelt werden muss.
- Nach dem kinästhetischen Aufsetzen – das Bettlaken bedeckt noch den Rücken des Patienten – winkelt der Patient die Beine an, lässt die Knie unter der Bettdecke etwas nach außen fallen und stützt sich mit den Ellenbogen auf den Kniegelenken ab. Das ermöglicht während der Einreibung den freien Zugang zu den Flanken, ohne dass die Arme des Patienten dabei im Weg sind.
- Das freiliegende Kopfkissen kann zur Unterstützung der Arme und zur Weichlagerung der Ellenbogen auf die Kniegelenke gelegt werden.
- Die Knierolle zur besseren Abstützung weiter unter die Oberschenkel schieben.
- Vor der Rücken-Einreibung den Slip nach unten schieben oder durch den Patienten vorbereiten lassen, damit die Hüften bis zu den Trochanteren erreicht werden können.
- Für die Einreibung entweder das Bettlaken über dem halben Rücken zurückschlagen oder das Laken ganz zurückschlagen und mit dem «Wanderhandtuch» die jeweils unbedeckte Hälfte des Rückens abdecken.
- Nach der Einreibung des Rückens das Laken zuunterst über die Schultern legen und das Frotteetuch von vorn darüber, damit Letzteres für die Brust-Einreibung leichter geöffnet werden kann.
- Das Kopfkissen wird beim Hinlegen so unter dem Kopf platziert, dass die Schultern wie zuvor frei bleiben.
- Das Bett wird wieder in die Horizontalstellung gebracht, bzw. beim Hinlegen das Polster unter dem Gesäß entfernt.
- Die Knierolle wird zurück unter die Kniegelenke gelegt.

17.7.2 Rücken-Einreibung im Liegen

(siehe auch Kapitel 16.1.1)

- Auch wenn sich der Patient unmittelbar nach der Rücken-Einreibung in Rückenlage begibt, ist vorher auf eine gute Lagerung in der Bauchlage zu achten.

- Die Arme und Beine werden wie in der Rückenlage mit dem Biber-Bettlaken eingehüllt.
- Nach der Einreibung werden das kleine «Wanderhandtuch», die Bettdecke und alle Lagerungsmittel entfernt und das Bettlaken von Armen und Beinen zurückgeschlagen.
- Das Badetuch wird als Sicht- und Intimschutz angehoben, während sich der Patient in die Rückenlage dreht.
- Anschließend wird der Patient so zugedeckt, wie es für den nächsten Schritt, die Arm-Einreibung erforderlich ist.

17.7.3 Arm-Einreibung

(siehe auch Kapitel 16.2)

- Die Bettdecke mit einer Längsfalte nur so weit zurückschlagen, dass sie an den Flanken dicht angeschmiegt werden kann.
- Das «Wanderhandtuch» für die Abdeckung des Unterarmes, der zunächst über der Bettdecke auf dem Bauch abgelegt wird, bereitlegen.
- Nach der Unterarm- und Hand-Einreibung den Unterarm wieder angewinkelt auf dem Bauch ablegen und abdecken.
- Nach der Einreibung von Ellenbogen und Oberarm das «Wanderkissen» für die Schulter-Einreibung – unter dem Laken – unter den Ellenbogen legen.
- Nach der Schulter-Einreibung das «Wanderkissen» wieder entfernen und den Arm, seitlich neben dem Körper liegend, von außen mit dem Laken einhüllen und mit der Bettdecke zudecken. So bleibt er während der Brust- und Bauch-Einreibung wärmer, und man vermeidet bei ungewollten Berührungen den direkten Hautkontakt.
- «Wanderhandtuch», «Wanderkissen» und die Substanz zur rechten Seite mitnehmen.
- Evtl. erst jetzt – auf dem Weg am Fußende des Bettes vorbei – das Bett in die Horizontalstellung bringen.
- Die Behandlung des rechten Armes erfolgt in derselben Weise.

17.7.4 Brust-Einreibung

(siehe auch Kapitel 16.3)

- Die Bettdecke mit beiden Händen auf Bauchhöhe fassen, nach unten ziehen (sodass über den Oberschenkeln eine Querfalte entsteht) und an den Oberschenkeln dicht anschmiegen.
- Vor der Einreibung der rechten Brustseite mit der linken Hand das Frotteetuch zurückschlagen, während die rechte Hand das bereits entnommene Öl vorwärmt.
- Nach der Brust-Einreibung zunächst das Laken über die Brust legen; danach mit dem Frotteetuch die Schulter gut einpacken.
- Die Einreibung der linken Brustseite erfolgt dementsprechend.
- Beide Flanken im Oberkörperbereich mit dem Frotteetuch gut abdichten.

17.7.5 Bauch-Einreibung

(siehe auch Kapitel 16.4)

- Vor der Bauch-Einreibung das «Wanderhandtuch» so auf den oberen Rand der Decke legen (als Verlängerung nach oben), dass es beim Herunterziehen der Decke bis zu den Hüften mit nach unten gleitet und der Bauch bedeckt bleibt.
- Den oberen Rand des «Wanderhandtuchs» zum Wäscheschutz in den Slip einschlagen.
- Für die Einreibung das Frotteetuch nach oben schlagen, sodass nur der Bauch frei liegt.
- Bei der GkE genügt ein Kolon-Abstrich.
- Nach der Bauch-Einreibung das Frotteetuch wieder über den Bauch breiten und an den Flanken dicht anschmiegen.
- Das «Wanderhandtuch» aus dem Slip lösen. Es verbleibt über dem Intimbereich und den Oberschenkeln und dient bei der Oberschenkel-Einreibung zur Wärmung und auch zum Schutz der Decke und des Intimbereichs.
- Nach der Bauch-Einreibung die Bettdecke über den Oberkörper ziehen, eng an den

Körper schmiegen und dicht um die Schultern schlagen. Den Hals dabei nicht einengen.

17.7.6 Bein-Einreibung

(siehe auch Kapitel 16.5)

- Die Bettdecke vom rechten Bein zurückschlagen und eine Längsfalte zwischen den Beinen herstellen, sodass das linke Bein bedeckt bleibt.
- Vor der Unterschenkel-Einreibung die Knierolle ggf. durch das «Wanderkissen» erhöhen, um freien Zugang zur Wade zu bekommen.
- Das Laken über Fuß und Unterschenkel nur für die Einreibung öffnen und danach wieder schließen.
- Umlagern: vor der Knie- und Oberschenkel-Einreibung mit dem rechten Unterarm die Wade aufnehmen und mit der linken Hand die Knierolle an der Außenseite des Beines wadenwärts ziehen (so hat man außen Platz für die Einreibung, und innen wird das Kniegelenk unterstützt). Mit dem linken Unterarm den Unterschenkel übernehmen und mit der rechten Hand das «Wanderkissen» unter die Ferse legen. (So liegen Kniegelenk und Fuß auf gleichem Niveau, und – besonders wichtig bei Venenleiden – die Wade wird vom Druck entlastet.)
- Das «Wanderhandtuch» dient im Schritt als Intimschutz und wird für die Einreibung zum Schutz der Bettdecke auf diese zurückgeschlagen.
- Nach Beendigung der Oberschenkel-Einreibung zuerst mit dem «Wanderhandtuch» die Außenseite des Oberschenkels zudecken und dann das Bein mit dem Laken von außen einhüllen.
- Umlagern: mit dem patientennahen Unterarm die Wade aufnehmen, während die Knierolle zurück unter das Knie bewegt wird. Mit dem anderen Unterarm die Wade übernehmen, während das «Wanderkissen» unter der Ferse entfernt und der Fuß abgelegt wird.
- Das Bein mit der Bettdecke einhüllen.
- Die Einreibung des linken Beines erfolgt in gleicher Weise; nur beim Umlagern jeweils den anderen Arm benutzen.
- Nach der Einreibung beider Füße wird durch den Einschlag der Decke («Tüte», «Briefumschlag», «Zelt») den Fußsohlen Halt und den Zehen Spielraum gegeben.
- Mit flachen Händen die Decke entlang des ganzen Körpers anschmiegen. Gegebenenfalls ändert der Patient vorher noch seine Lage.
- Variation: Die Füße können jeweils direkt im Anschluss an die Oberschenkel-Einreibung eingerieben werden.

17.8 Nachbereitungen

- Fenster leicht öffnen/kippen und die Gardinen zuziehen.
- Je nach Situation vergewissert sich die Pflegende, dass es dem Patienten in der Nachruhe gut geht. Gegebenenfalls 10 Minuten *nach der ersten GkE* nachschauen – oft genügt ein Blick – oder sich erkundigen, ob der Patient warm wird oder irgendeinen Wunsch hat.
- Möglicherweise verstärkt sich das Kälteempfinden nach der Nachruhe. Deshalb ist es für den Patienten ratsam, sich besonders warm zu halten. Auch sollte er deswegen nicht unmittelbar nach der Anwendung duschen.
- Die Tücher vor dem Zusammenlegen lüften oder in einem separaten Raum über einer Stange aufhängen; im Idealfall nach jeder GkE wechseln.
- Eigene Beobachtungen und Informationen/Aussagen des Patienten dokumentieren: Veränderungen bzgl. Wärme, Atmung, Spannung, Schmerzen, Schlaf, Appetit, Verdauung, Körperempfinden, seelischer Regungen, Bewusstsein (Gedanken, Erinnerungen, Träume) oder der typischen therapeutischen Grundmuster von Lösen – Wiedereinssein – Neuvermögen.

17.9 Wirkungen

(siehe auch Kapitel 11)

- Wärmebildung (siehe auch Kapitel 9.7)
- Wärmeregulierung
- *infolge* der Wärmeentwicklung:
  - beruhigend
  - Schlaf verbessernd
  - Spannungen lösend
  - Schmerzen lindernd
  - Bewegung fördernd
  - Durchblutung steigernd
  - Kreislauf anregend
  - Atmung vertiefend
  - Appetit anregend
  - Verdauung regulierend
  - Peristaltik beruhigend
- alle Lebensprozesse anregend *oder* beruhigend
- Vertrauen schaffend
- Angst und Furcht mindernd
- Bewusstsein weckend für aus dem Bewusstsein gefallene Körperregionen
- Bewusstsein weckend für die Körpergrenze
- Hülle bildend
- Hilfe, den eigenen Körper annehmen und lieben zu lernen und
- sich als Ich erleben zu können: sich als Einheit erleben, sich wie «neu geboren» empfinden
- gibt Gelegenheit, die Berührung anzunehmen – ohne Bedingung
- lässt den Wert einer Pause erfahren

17.10 Indikationen

(siehe auch Kapitel 12)

Allgemein

- bei Säuglingen/Kleinkindern zur Hüllebildung und zur Unterstützung des Lebenssinns, da insbesondere die unteren Sinne angesprochen werden
- körperlich-seelische Erschöpfung
- Schwächezustände: postoperativ, nach schwerer Erkrankung
- chronische Erkrankungen wie: Karzinome, Multiple Sklerose, Parkinson, Apoplexie, Muskeldystrophie, Rheuma, apallisches Syndrom
- Anorexie, Bulimie
- vorzeitige Wehentätigkeit/Wehenschwäche (stets nach Rücksprache mit einer Hebamme/einem Arzt)
- Ekzeme bei intakter Haut
- Fieber mit Kreislaufdysregulation (kalte Extremitäten, besonders bei Kindern) – dabei aber sehr differenziert anwenden!

Seelisch

- Depression
- nach Misshandlungen, Schockerlebnissen
- Unruhe, Ängste

17.11 Kontraindikationen

(siehe auch Kapitel 13)

- Abwehr/Ablehnung des Patienten
- hohes Fieber ohne Zentralisation
- Beschwerdezustände unklarer Genese
- alle hochakuten Krankheitssituationen
- extreme Schwäche, bei Schwerstkranken, bei Menschen in der Sterbephase
- paradoxe Reaktion

17.12 Variationen

- Bei schwerkranken Patienten (z. B. Multipler Sklerose) kann es notwendig sein, die Behandlung über mehrere Tage zu verteilen: jeweils nur die obere und untere oder rechte und linke Körperhälfte im Wechsel.
- Möchte man sich in besonderer Weise an die Ich-stärkenden Kräfte des Ätherleibes wenden, kann man die Behandlung über mehrere Tage verteilt im Pentagramm durchführen:

Montag	Rücken
Dienstag	rechtes Bein
Mittwoch	linker Arm
Donnerstag	rechter Arm
Freitag	linkes Bein
Samstag	Rücken (oder Brust/Bauch oder nur Nacken)
Sonntag	Pause

- Bei sehr geschwächten Menschen kann die Ganzheitlichkeit der Behandlung auch darin bestehen, z. B. nur die Arme/Hände und die Beine/Füße oder
  - nur den Rücken und die Beine oder
  - nur den Rücken und die Füße einzureiben.

17.13 Besondere Aspekte

- Auf Besonderheiten und Auffälligkeiten geht man während der GkE nicht ein, weil die Behandlung dadurch zu lange dauern würde (z. B. Obstipation).
- Wenn die Behandlung für den Patienten zu anstrengend wird, kann sie jederzeit beendet werden (zu erkennen an Atmung, Blick, Bewegungen, Geräuschen oder Äußerungen).
- Einige Patienten weinen vor Ergriffenheit oder aus einem anderen Grund. Dann wird mit dem Patienten entschieden, ob die Behandlung beendet oder fortgesetzt wird. Bei einem nächsten Mal kann es ganz anders verlaufen.
- Einige Patienten haben während der GkE das Bedürfnis zu sprechen. Die Behandlerin versucht abzuspüren, ob es besser ist, sofort darauf einzugehen oder für einen späteren Zeitpunkt ein Gespräch zu vereinbaren.

17.14 Selbstpflege: Wie gehe ich mit mir um?

- Vor der Behandlung kurz innerlich den Bogen durch alle Teilkörper-Einreibungen spannen. Das fördert das Durchhaltevermögen.
- Während des Tuns auf die permanente Mitbewegung des eigenen Körpers achten.
- Die Gegenbewegungen als eine Möglichkeit nutzen, sich zurückzunehmen und sich nicht zu verausgaben.
- Während der Einreibung immer wieder auf die Befindlichkeit des Patienten achten und dabei innerlich zurücktreten (wie ein Maler, der zurücktritt, bevor er den nächsten Pinselstrich tut).
- Bewusst den Abschluss gestalten: nach der Nähe zu dem Patienten wieder die Distanz herstellen, indem ich einen Schritt zurücktrete oder mich beim Verlassen des Zimmers, beim Waschen der Hände oder bei der anschließenden Dokumentation «verabschiede», sodass eine Zäsur zwischen zwei Handlungen entsteht.
- Vor- und Nachbereitung: sich den Patienten am Abend zuvor und danach vergegenwärtigen und sich fragen, was man wie tun möchte bzw. getan hat.

Außerdem gibt es Möglichkeiten einer inneren Konzentration oder Vorbereitung:

- Vorher z. B. den Wortlaut des «Halleluja» in der Übersetzung von R. Steiner in sich aufnehmen (es geht dabei um die eigene Würdigkeit): «Ich reinige mich von allem, was mich hindert am Anblick der Gottheit.» Oder auch das Zitat von Novalis (es geht hierbei um die Achtung vor dem Anderen): «Es gibt nur einen Tempel in der Welt. Das ist der menschliche Körper. Nichts ist heiliger als diese hohe Gestalt.»
- Während der Behandlung jede Gelegenheit nutzen, sich äußerlich oder auch innerlich kurz aufzurichten – im Sinne von «Schwere lastet abwärts, Licht strömt aufwärts» – und sich zu entspannen (bei der Substanzentnahme, jedem Ortswechsel, etc.).
- Sprüche von R. Steiner:

«Innere Ruhe»

Ich trage Ruhe in mir.
Ich trage in mir selbst die Kräfte,
die mich stärken.
Ich will mich durchdringen
mit dieser Kräfte Wärme.
Ich will mich erfüllen
mit meines Willens Macht.
Und fühlen will ich,
wie Ruhe sich ergießt
durch all mein Sein,
wenn ich mich stärke.
Die Ruhe als Kraft in mir zu finden
Durch meines Willens Macht.

Rudolf Steiner, Mantrische Sprüche – Seelenübungen II (GA 268)

Wenn Ruhe der Seele Wogen glättet
und Geduld im Geiste sich breitet,
zieht der Götter Wort
durch des Menschen Innres
und webt den Frieden
der Ewigkeiten
in alles Leben
des Zeitenlaufs.

Rudolf Steiner für Helmuth v. Moltke am 11. Dezember 1915 (aus GA 40, S. 273)

17.15 Ergänzende Gesichtspunkte

Warum wird diese Richtung/Reihenfolge der Teilkörper-Einreibungen gewählt?

- Die Richtung vom Kopf zu den Füßen entspricht dem Verlauf der embryologischen Entwicklung des Menschen. Dadurch wird der Inkarnationsprozess unterstützt.
- Bezüglich der Reihenfolge versucht man, zugunsten eines ruhigen Ablaufs möglichst selten die Seite zu wechseln.
- Die Arme und Beine werden zentripetal eingerieben. Das entspricht der Richtung des Wachstums der Gliedmaßen in der Embryonalentwicklung («einstrahlend» – R. Steiner).
- Die Füße werden zum Schluss behandelt. In den Füßen wird noch einmal der ganze Mensch angesprochen, insbesondere durch den Abstrich an der Fußsohle, bei dem jene drei Zonen berührt werden, die den Funktionen des dreigliedrigen Menschen entsprechen (Zehen: Nerven-Sinnes-System, Längsgewölbe: Rhythmisches System, Ferse: Stoffwechsel-Gliedmaßen-System).
- Die allgemein lösende (d. h. auch: exkarnierende) Wirkung der GkE erhält dadurch einen inkarnierenden Abschluss. «Man sollte noch einmal ganz in sein Haus einziehen, bevor man es – im Schlaf – verlässt.» Mit anderen Worten: Man braucht erst einmal warme Füße, bevor man einschlafen kann.
- Unter dem Gesichtspunkt: «Der Embryo ist ein Eindruckswesen, der Erwachsene ist ein Ausdruckswesen» (R. Steiner) können beim Erwachsenen die Arme und Beine auch zentrifugal eingerieben werden. Je nach dem Stadium einer Erkrankung ist der Mensch mehr auf der einen oder der anderen Seite. Von daher ist individuell zu entscheiden, welche Richtung man wählt.

Zum Umgang mit der Wärmflasche

- Bei kalten Füßen vorher eine Wärmflasche geben (oder ein Fußbad oder eine Tasse Tee).
- *Während* der Einreibung wird in der Regel keine Wärmflasche angewendet, weil das eine zusätzliche Behandlung ist. Der Wärme-Organismus müsste sich dann «teilen»: zu der einreibenden Hand *und* zu der Wärmflasche hin. Es liegen aber auch positive Erfahrungen mit der Anwendung von indifferent temperierten Wärmflaschen an kalten Zonen während der Behandlung vor.
- Trotz aller Sorgfalt beim Zudecken des Patienten während der GkE ist eine gewisse Auskühlung nicht ganz zu vermeiden. Wenn sich der Patient nun nicht aus eigener Kraft durchwärmen kann, erhält er für die Zeit der Nachruhe eine *handwarme* Wärmflasche (damit dieselbe «Sprache» gesprochen wird wie während der Einreibung). Geeignete Orte sind dafür die Füße, aber besser noch der Übergang vom Gesäß zu den Oberschenkeln oder die Lebergegend. Oder man bietet eine zusätzliche Decke an.
- Um dem Wärmeorganismus die Möglichkeit zu geben, seine Regulationsfähigkeit wiederzuerlangen, bedarf es einer guten Beobachtung, um zu bemerken, wann der Patient ohne Unterstützung auskommt.

Zur Nachruhe

(siehe auch Kapitel 10.3)

- Die Nachruhe ist eine sehr individuell zu handhabende Angelegenheit.
- Das Ziel ist erreicht, wenn der Patient in der Nachruhe eingeschlafen und wieder erwacht ist. Außer der Entspannung zeigt sich darin auch eine ausreichende Durchwärmung, denn: Mit kalten Füßen schläft man nicht ein.
- Die Dauer ist dabei nicht entscheidend. Im Ausnahmefall kann es auch einmal nur ein Drei-Minuten-Schlaf sein.

- Wenn der Patient länger als eine Stunde schläft, ist es ratsam, ihn sanft zu wecken – es sei denn, es ist der ersehnte Schlaf nach langer Schlaflosigkeit oder großer Erschöpfung.
- Wenn der Patient sehr unruhig ist (Heilpädagogik, Psychiatrie, ...), genügt es anfangs, eine kurze Ruhe einzuhalten. Es ist nämlich möglich, dass sich das Ruhebedürfnis von Behandlung zu Behandlung steigert.
- Bei Kindern kommt es besonders häufig vor, dass sie nicht lange ruhig liegen bleiben können. Da hilft es, etwas der Situation und dem jeweiligen Kind Gemäßes vorzulesen oder ein ruhiges Lied oder eine Musik vorzusingen/zu spielen.
- Wenn die Einreibung einen weckenden Effekt haben soll (Heilpädagogik, Hypotonie), ist es ratsam, schon nach kurzer Zeit aufzustehen, um nicht wieder in einen lähmenden Schlaf zu fallen.

Zur Ganzkörper-Einreibung bei Schwangeren

(siehe auch Kapitel 12.2.1)

- Die GkE ist bei Schwangeren nicht kontraindiziert, sollte aber stets in enger Absprache mit einer Hebamme oder dem Arzt erfolgen. Die Erfahrungen sprechen für eine erfolgreiche Unterstützung der Schwangeren
  - bei vorzeitigen Wehen *und*
  - bei Wehenschwäche,
  - aber auch als Unterstützung bei mehr allgemeinen Beschwerden während der Schwangerschaft wie z. B. Rückenschmerzen, schweren Beinen oder venösen Rückflussstörungen.
  - bei seelischen Beeinträchtigungen wie Erschöpfung, Schlafstörungen, Ängsten, Unausgeglichenheit und Überempfindlichkeit bis Hyperemesis
- Während der Einreibung einer Schwangeren bemüht man sich, nicht nur die Mutter im Bewusstsein zu haben. Sondern man wendet sich ebenso an das zarte, heranwachsende Leben, das ganz auf Sinneswahrnehmung, Lauschen und Nachahmung eingestellt ist. Diese innere Haltung gibt den Händen einen einfühlsamen Ausdruck, der mit Worten schwer beschrieben werden kann. (Es kann ausgedrückt werden in der Haltung: «Das Kind: in Ehrfurcht empfangen, ...») Ganz besonders kommt es neben aller Behutsamkeit in der Behandlung auf das rhythmische Element – die atmende Differenzierung – an, eine «in Technik verwandelte Liebe».

Zur Ganzkörper-Einreibung bei Säuglingen, Kleinkindern und größeren Kindern

(siehe Kapitel 12.2.6 und 12.2.7)

- Je kleiner die Kinder sind, umso einfacher wählt man die Form.
- Das Anliegen besteht vor allem darin, eine Hülle zu bilden, Ruhe und Geborgenheit zu vermitteln, beruhigend und entspannend zu wirken.
- In erster Linie soll der Lebenssinn angesprochen werden, was beim Kind ein Rundum-Wohlgefühl auslöst.
- Dieses erreicht man durch kreisende, örtlich-atmende und kaum richtungsbetonte Behandlungen.
- Bei kleineren Kindern sind oft eher Teilkörper-Einreibungen angebracht, aber bei größeren (ab neun bis zehn Jahren) ist die GkE gut möglich, und zwar:
  - bei Inkarnationsschwäche: ständig unterkühlt, sehr verträumt, Atmungsstörungen
  - bei körperlicher Schwäche: Bauchweh, traurig, keinen Appetit, melancholische Kinder, nach seelischem und/oder körperlichem Schock, Tumorerkrankungen
  - bei sanguinischen, unruhigen, schreckhaften, nervösen oder ängstlichen Kindern mit Konzentrationsstörungen, Hyperaktivitätssyndrom, «Zappelphilipp».

Hingewiesen sei hier auf das Buch von Eva-Marie Batschko:
Einführung in die Rhythmischen Einreibungen. Mayer, Stuttgart/Berlin, 2003, Kapitel 40–46.

Nicht nur bei Teilkörper-Einreibungen, sondern auch bei der GkE kann man darauf verzichten, die Kinder/Patienten auszuziehen. Die Reaktion auf die sogenannte «Trockenübung» zur GkE im Unterricht beweist schon, dass die Be-Handlung und das Einpacken, ausgeführt im Sinne der Rhythmischen Einreibung, bereits für sich eine wohltätige Wirkung entfalten.

Verwendete Literatur

(siehe auch Literaturangaben zu den Teilen 1, 2 und 5)

Bertram, M.: Der therapeutische Prozess als Dialog. Strukturphänomenologische Untersuchung der Rhythmischen Einreibungen nach Wegman/Hauschka. Pro Business, Berlin 2005

18. Die Pentagramm-Einreibung

Rolf Heine

18.1 Menschenkundliche Grundlagen

Das Pentagramm ist neben der Lemniskate die zweite Grundform der Rhythmischen Massage [Hauschka, 1972]. Die Lemniskate wird bei der Rhythmischen Einreibung in vielfältigen Variationen tatsächlich angewendet. Für das Pentagramm findet sich jedoch keine konkrete Form. Eine Möglichkeit, den Fünfstern als Grundform anzuwenden, ist die Aufgliederung der Ganzkörper-Einreibung in fünf Teilkörper-Einreibungen des Rückens und der Gliedmaßen, die an aufeinanderfolgenden Tagen durchgeführt werden.

Die hier dargestellte Form der Pentagramm-Einreibung erfolgt in einem etwa zehnminütigen Durchgang. Sie wurde an der Filderklinik in der Begegnung mit zwei schwerkranken jungen Patienten entwickelt und seit 1990 bei zahlreichen Patienten erfolgreich angewendet.

Sie unterscheidet sich von einer klassischen Rhythmischen Einreibung durch die auf fünf sehr kleine Hautbezirke reduzierte Behandlungsfläche. Die Reduktion äußerer Bewegung erfordert eine gesteigerte Sensibilität der Hände. Dies hat die Pentagramm-Einreibung mit den Organ-Einreibungen gemeinsam. Wie die Organ-Einreibungen wirkt die Pentagramm-Einreibung auf den gesamten Organismus. Im Gegensatz zur Organ-Einreibung orientiert sich die Lage der behandelten Bezirke jedoch nicht an einem physischen Organ (z.B. der Niere), sondern am funktionellen Verhältnis von Körperzentrum und Körperperipherie (Herz und Endarterien). So wie Zentrum und Peripherie durch den Blutkreislauf rhythmisch miteinander verbunden sind, so steht der Mensch in einem rhythmischen Verhältnis zwischen selbstbewusstem Wachsein und selbstvergessenem Schlaf, zwischen Selbsterleben im Wahrnehmen und Weltgestalten im Handeln, zwischen dem Sich-mitdem-Leib-Verbinden (Inkarnation) und dem Sich-vom-Leib-Lösen (Exkarnation). Die Pentagramm-Einreibung wirkt gerade auf diese Rhythmen ausgleichend. Sie ist ein pflegerisch-therapeutisches Instrument, wenn hier Vereinseitigungen im körperlichen oder im seelisch-geistigen Bereich auftreten.

18.1.1 Der Fünfstern und die menschliche Gestalt

Wenn der erwachsene Mensch aufrecht stehend die Beine spreizt und die Arme seitlich vom Rumpf bis etwa auf die Höhe des Zwerchfells abhebt, so entsteht ein regelmäßiger Fünfstern (Pentagramm). Dieser Fünfstern wurde seit dem Altertum als ein okkultes Zeichen für den Menschen gebraucht (**Abb. 18-1**). Nicht jedoch diese Symbolik, sondern ein dem Pentagramm und der menschlichen Gestalt gemeinsames mathematisch-organisches Bildeprinzip begründet die therapeutische Anwendung des Fünfsterns. Dieses gemeinsame Bildeprinzip ist der Goldene Schnitt.

18.1.2 Der Goldene Schnitt

Der Goldene Schnitt ist ein in Kunst und Architektur seit Jahrtausenden verwendetes Proportionsverhältnis. Gebäude, Innenräume, Bildnisse

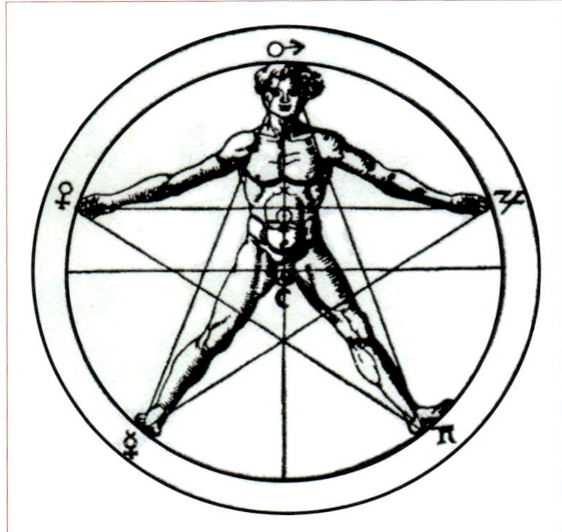

Abbildung 18-1: Zeichnung nach Agrippa von Nettesheim, 16. Jh.

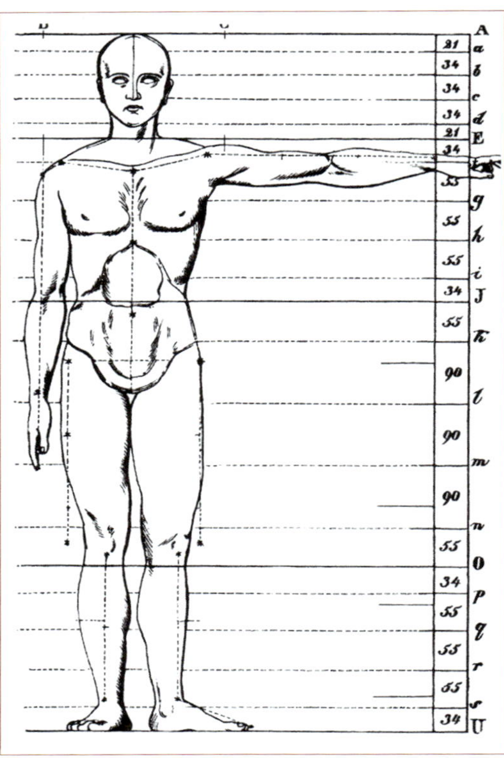

Abbildung 18-2: Der Goldene Schnitt in der menschlichen Gestalt.

oder Plastiken, deren Formen im Verhältnis des Goldenen Schnittes zueinander stehen, wirken besonders harmonisch auf den Betrachter.

Der Goldene Schnitt teilt eine Stecke so, dass der kleinere Teil m sich zum größeren Teil M so verhält wie der große zum Ganzen m + M. Mathematisch ausgedrückt heißt das:

$$m : M = M : (m + M)$$

Teilt man also eine Strecke von 10 cm im Goldenen Schnitt, so misst die kleinere Strecke, der sog. Minor 3,72 cm, die größere Strecke, der sog. Major 6,18 cm. Um den Major einer beliebigen Strecke zu bestimmen, muss man also nur die Gesamtstrecke mit 0,618 multiplizieren.

Im Goldenen Schnitt ist damit in der Sprache der Mathematik eine alte philosophische Anschauung ausgedrückt: «Das Ganze verhält sich zum Großen wie das Große zum Kleinen.» Der Kosmos (das Ganze) verhält sich zur Erde (das Große) wie die Erde zum Menschen (das Kleine). Der Mensch ist der Mikrokosmos!

18.1.3 Der Goldene Schnitt in der menschlichen Gestalt

Beim erwachsenen Menschen stehen nahezu alle Gliederungen der Gestalt im Verhältnis des Goldenen Schnittes zueinander. Diese erstaunliche Tatsache lässt sich sowohl am menschlichen Skelett als auch der idealen Plastik nachweisen (**Abb. 18-2**).

Der Anschaulichkeit halber sollen hier nur einige Hauptgliederungen hervorgehoben werden. Die vom Scheitel bis zur Sohle gemessene Gestalt wird in Höhe der Taille im Goldenen Schnitt geteilt. Es erscheinen Oberkörper und Unterkörper. Der Oberkörper gliedert sich von der Taille bis zum Halsansatz (Major) und vom Halsansatz bis zum Scheitel (Minor) wiederum im Goldenen Schnitt. Der Unterkörper wird unterhalb der Kniescheibe im Goldenen Schnitt geteilt. Bezeichnenderweise wurden und werden Taille, Halsansatz und die Enge unterhalb des Knies gerne durch Gürtel, Halsband oder Rocksaum geziert und die harmonische Proportionierung der Körpergestalt damit unterstrichen.

Das durch den Goldenen Schnitt definierte Verhältnis der Körperteile findet sich nur beim

Erwachsenen. Die Proportionen des kindlichen Leibes sind noch anderer Art. Erst im Laufe des Wachstums nähern sie sich der «idealen» Proportion – dem Goldenen Schnitt – an.

Die menschliche Gestalt entwickelt sich also auf ein Ideal hin. Dem Wachstum scheint damit der Goldene Schnitt als morphogenetisches Prinzip zugrunde zu liegen.

18.1.4 Der Goldene Schnitt im Pentagramm

Auf die äußere Verwandtschaft des Menschen mit dem Pentagramm wurde bereits hingewiesen. Gibt es aber auch eine innere Beziehung zwischen der geometrischen Form und der menschlichen Gestalt? Betrachtet man einen regelmäßigen Fünfstern, so findet man in den sich schneidenden Strecken ausschließlich das Teilungsverhältnis des Goldenen Schnittes (Abb. 18-2)! Damit ist das Pentagramm nicht nur ein sinnfälliges Symbol für den Menschen, sondern ebenso eine mathematisch exakte Beschreibung der idealen menschlichen Gestalt.

18.1.5 Das Pentagramm und der menschliche Ätherleib

Rudolf Steiner bezeichnet die den physischen Leib organisierende Kraftstruktur als den Bildekräfteleib oder den Ätherleib. Durch ihn werden letztlich alle Wachstums- und Regenerationsprozesse organisiert. Er bildet die Kraftstruktur, die den physischen Leib während des Lebens durchzieht und seine Form erhält. Mit dem Tod löst sich der Ätherleib vom physischen Leib und dieser zerfällt, d. h. er verliert seine Form.

Der Goldene Schnitt wurde als das der menschlichen Gestalt zugrunde liegende morphologische Entwicklungsziel identifiziert. Dadurch erweist er sich als eine wesentliche Struktur des Bildekräfteleibes. So wird verständlich, weshalb Rudolf Steiner das Pentagramm, dem der Goldene Schnitt ebenfalls konstituierend zugrunde liegt, als das «Knochengerüst des Ätherleibes» bezeichnet.

18.2 Technik der Pentagramm-Einreibung

Die Pentagramm-Einreibung folgt dem Weg, aus dem sich der Fünfstern an der menschlichen Gestalt entwickelt (**Abb. 18-3**). Behandelt wird an der Stirn, den Unterarmen und den Unterschenkeln.

18.2.1 Praktische Details

Vorbereitung

- Materialien
  - Salbe oder Öl je nach Indikation
- Information des Patienten über
  - die Ziele der Anwendung (Harmonisierung, Beruhigung)
  - Dauer der Anwendung (ca. 10 Minuten, 30 Minuten Nachruhe)
  - Modalitäten (keine Ablenkungen während der Anwendung und der Nachruhe durch Gespräche, Besuche, Lesen etc.)
- Vorbereitung des Patienten
  - Toilettengang ermöglichen
  - bequeme Lagerung auf dem Rücken
  - Armband oder Uhr von den Handgelenken entfernen

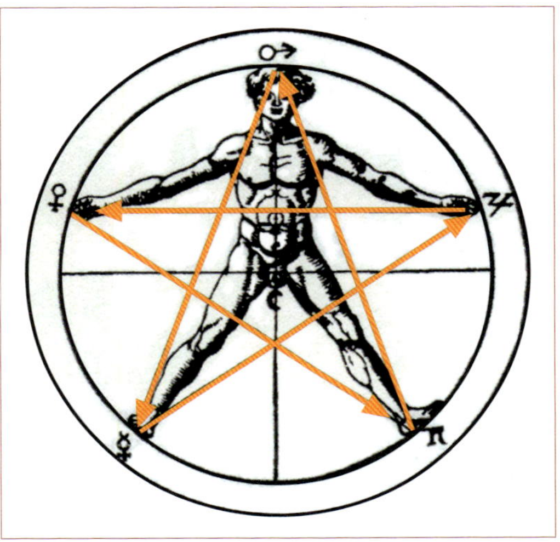

Abbildung 18-3: Der Weg, aus dem das Pentagramm entsteht.

  - Strümpfe oder Strumpfhosen ausziehen (Die Vorfüße sollten von den Strümpfen bedeckt bleiben.)
  - den Patienten bis zur Brust zudecken
  - Die Arme werden parallel zum Oberkörper über die Bettdecke gelegt. Die Bettdecke wird von den Rändern wieder über die Unterarme geschlagen.
- Vorbereitung des Zimmers
  - vor der Anwendung das Zimmer lüften, dann das Fenster schließen
  - das Bett soweit von der Wand schieben, dass ein ungehindertes Gehen um das Bett herum möglich ist
  - das Telefon abstellen
- Vorbereitung des Pflegenden
  - für Ruhe und warme Hände sorgen
  - ein erbsengroßes Stück Salbe auf einen Handrücken auftragen; (dieses Reservoir wird während der Anwendung genutzt, um das mehrmalige Greifen nach der Salbentube zu vermeiden – bei einer Ölanwendung muss leider die Flasche immer wieder ergriffen werden).

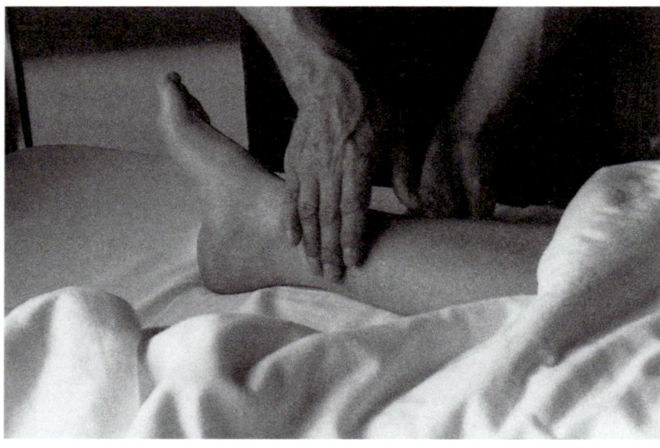

Abbildung 18-4: Technik am rechten Unterschenkel.

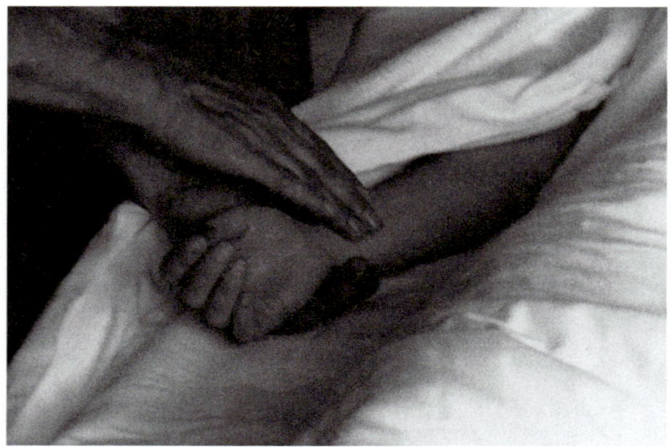

Abbildung 18-5: Technik am rechten Unterarm.

Durchführung

- Der Behandelnde steht auf der rechten Seite des Patienten in Höhe seiner Schulter.
- Etwas Salbe oder Öl wird auf die Fingerbeeren von Mittel- und Ringfinger der rechten Hand verteilt.
- Die linke Hand ist wachsam, aber berührt den Patienten nicht.
- Die rechte Hand senkt sich über der Stirn des Patienten und berührt ein ca. 2,5 cm durchmessendes Areal oberhalb der Nasenwurzel des Patienten so sanft wie möglich.
- Ca. 3 kleine, fast stehende Kreise werden entgegen dem Uhrzeigersinn an dieser Stelle ausgeführt.
- Die Hand löst sich ebenso sanft, wie sie die Berührung begonnen hat.
- Der Behandelnde richtet sich auf und geht auf Höhe des rechten Fußes.
- Der rechte Fuß und der distale Unterschenkel werden aufgedeckt.
- Der Behandelnde benetzt seine Fingerbeeren wieder mit Salbe oder Öl.
- Eine ca. 2,5 cm durchmessende Stelle, die sich etwa zwei Fingerbreit oberhalb des Innenknöchels und zwei Fingerbreit unterhalb der Tibia befindet, wird mit 7 bis 10 Kreisen in der gleichen Weise wie an der Stirn behandelt. Die linke Hand berührt den Patienten wiederum nicht.
- Unterschenkel und Fuß werden wieder abgedeckt.
- Der Pflegende richtet sich auf und geht am Fußende des Bettes vorbei auf die linke Seite des Patienten bis zur Höhe seines Unterarmes.
- Der linke Unterarm wird aufgedeckt.
- Der Behandelnde benetzt seine Fingerbeeren wieder mit Salbe oder Öl.
- Die linke Hand des Patienten ruht in der rechten Hand des Behandelnden.
- Etwa zwei Fingerbreit oberhalb des Handballens wird der Patient in gleicher Weise wie

der Unterschenkel mit ca. 7 Kreisen, die jetzt aber im Uhrzeigersinn verlaufen, behandelt.
- Unterarm und Hand werden wieder auf die Bettdecke gelegt und diese vom Rand zugedeckt.
- Der Pflegende richtet sich auf und geht am Kopfende des Bettes vorbei zum rechten Unterarm.
- Der rechte Unterarm wird wie der linke behandelt. Die Kreise laufen jetzt aber gegen den Uhrzeigersinn.
- Der Behandelnde richtet sich auf und geht wiederum am Fußende des Bettes vorbei zum linken Unterschenkel.
- Der linke Unterschenkel wird wie der rechte behandelt, die Kreise verlaufen jetzt aber im Uhrzeigersinn.
- Der Behandelnde richtet sich auf und geht am Kopfende vorbei an den Ausgangspunkt an der rechten Schulter.
- Nochmals wird die Stirn mit 1 Kreis behandelt.
- Abschließend berührt die rechte Hand die Herzgegend des Patienten über der Bettdecke. Die Hand übt dabei nur einen sehr leichten Druck aus. Diese Berührung dauert etwa einen Atemzug lang.

Nachbereitung

- Der Patient soll eine Nachruhe von mindestens 30 Minuten einhalten.
- Der Patient wird, wenn möglich und angemessen, über seine Empfindungen und Stimmungen während Einreibung befragt. Da häufig bedeutsame Bilder und Gedanken auftauchen, sollte man sich Zeit für ein eventuelles Gespräch nehmen.

18.2.2 Begründung und Vertiefung der Technik

Eine Reihe häufig gestellter Fragen zur dargestellten Technik sollen im Folgenden besprochen werden:

Warum werden die Pulsregion der Unterarme und Unterschenkel behandelt und nicht etwa die Hand- oder Fußinnenflächen?

Handgelenke und Fußfesseln sind besonders wärmesensible Zonen. An ihnen entscheidet sich ob sich Hände oder Füße erwärmen. Wer häufig an kalten Extremitäten leidet, kann bestätigen, dass Pulswärmer oft die einzige Methode sind, Abhilfe zu schaffen.

An den Pulsen erscheint der Herzschlag in der Peripherie des Körpers. Auch hierin mag man ein Indiz für die Stimmigkeit dieses Behandlungsortes sehen.

Letztlich zeigen vielfältige Versuche mit Einreibungen des Handtellers und/oder des Unterarmes, dass die Wirkung bei der beschriebenen Lokalisation weitaus am stärksten ist.

Warum wird die Stirn behandelt?

Die Stirn ist der Ort an der Körperoberfläche, der die Temperatur des Körperkernes am konstantesten wiederspiegelt. Bei einer rectalen Temperatur von 37 °C liegt die Stirntemperatur bei ca. 34 °C. Bei Fieber erhöht sie sich proportional zur Kerntemperatur. Dies ist bei den Extremitäten nicht der Fall. Eine zuverlässige qualitative Bestimmung des Fiebers ist deshalb nur an der Stirn sinnvoll.

Damit zeigen Stirn, Handgelenke und Fußfesseln in jeweils unterschiedlicher Weise eine besondere Beziehung zum Wärmeorganismus des Menschen. An der Stirn erscheint die innere Wärme außen, an den Handgelenken und Fußfesseln reguliert der Organismus seine Wärmeverhältnisse in der Beziehung zur Umwelt.

Warum sind die Berührungen nur punktuell und nicht flächig?

Die Erfahrung zeigt, dass die punktuelle Berührung mit stehenden Kreisen die intensivste Konzentration des Bewusstseins hervorbringt. Bei einer Vergrößerung der Behandlungsfläche verliert sich dieser Effekt.

Welche Bedeutung hat die Berührung über dem Herzen nach der Einreibung?

Der Körper des Patienten wird bei der Pentagramm-Einreibung ausschließlich in der Peripherie mit den Fingerbeeren berührt. Das wahrnehmende Bewusstsein wird dadurch völlig an die Körpergrenzen verlegt. Die überaus leichte Berührung über dem Herzen führt zu einem

«Wieder-zu-sich-Kommen». Es unterstreicht den rhythmischen Wechsel von Öffnung nach außen und Heimkehr in den Leib, zwischen Einatmung und Ausatmung, arteriellem und venösem Blut, zwischen Inkarnation und Exkarnation. Manchmal gelingt dem Patienten diese rhythmische Bewegung auch aus eigener Kraft, ohne die Berührung des Herzens.

Wie viele Kreise sollen an jeder behandelten Stelle beschrieben werden?
Die Stirn ist der berührungsempfindlichste Ort der Pentagramm-Einreibung. Bei der ersten Berührung genügen 3 Kreise für ein intensives, lichtes Erleben der Stirn. Bei der zweiten Berührung am Ende der Behandlung erfolgt nur noch eine kleine Erinnerung an die ersten Kreise. Das Pentagramm wird jetzt mit einem Kreis geschlossen.

Die Fußgelenke am anderen Ende sind wesentlich unempfindlicher. Es bedarf 7–10 Kreise, um Bewusstsein in diese Region zu leiten.

Die Handgelenke stehen auch bezüglich ihrer Sensibilität zwischen Stirn und Fuß. Hier genügen 5–7 Kreise.

Werden die Kreise in der Dynamik von Binden und Lösen durchgeführt?
Die Dynamik von Binden und Lösen ist weitgehend zurückgenommen. Die Kreise sind strömend – ohne Druck, wenn möglich saugend. Die saugende Qualität entsteht durch die innere Lösung. Letztere Qualität setzt besonderes Können voraus. Binden und Lösen erscheinen vor allem als Qualität beim Herannahen und sich Entfernen der behandelnden Hand – die strömenden Kreise sind wie in ein Becken gegossenes Wasser, das in wenigen Runden kreisend zur Ruhe kommt. Das Lösen ist wie das Verdunsten dieses Wassers in der Wärme.

In welche Richtung werden die Kreise geführt?
An der Stirn laufen die Kreise gegen den Uhrzeigersinn, in der Richtung, in der die weitere Einreibung verläuft. An den Extremitäten beschreiben die Kreise den Weg aus der Peripherie zum Herzen, d. h. am rechten Fuß und der rechten Hand gegen den Uhrzeigersinn, am linken Fuß und der linken Hand im Uhrzeigersinn.

Welche Rolle spielt die freie Hand bei der Einreibung?
Da die Einreibung mit einer Hand erfolgt, entsteht die Frage nach der Tätigkeit der freien Hand. Diese ist nicht in Bewegung, aber äußerst aufmerksam. Sie berührt weder den Patienten, noch hält sie die Bettdecke oder die Salbentube. Sie beschreibt einen offenen Bogen zum Patienten.

Wie bereitet sich der Behandler innerlich vor?
In der Vorbereitung ist man achtsam auf den Patienten, seine Lagerung, seinen Atem. Man verteilt die Salbe achtsam auf den Fingerbeeren und kann sich den Fünfstern an der eigenen Gestalt oder an der Gestalt des Patienten vergegenwärtigen.

Woran soll der Behandler während der Behandlung denken?
Es sollten keine anderen Gedanken oder Empfindungen aufgesucht werden, außer der ungeteilten Achtsamkeit auf die Behandlung. «Wenn du berührst, dann berühre, wenn du dich aufrichtest, dann richte dich auf!»

18.3 Stimmung und innere Haltung

Die Reduktion der Behandlungsfläche auf fünf sehr kleine Bezirke erfordert höchste Konzentration. Zu starker Druck, zu schnelle Bewegungen, unvermitteltes Berühren oder Lösen, «eckige Kreise», Verwechslung der Abfolge der zu behandelnden Stellen, unruhige Schritte beim Umgang um das Bett etc. stören das feine Gewebe der Berührungen.

Die Berührung der Stirn und des Herzens ist für die meisten Patienten ungewohnt und in einen sehr persönlichen Bereich «eingreifend». Sie erfordert äußersten Respekt.

Die Konzentration auf Berührungsqualität und Ablauf der Behandlung sowie die aktive Respektierung der Grenzen des Patienten scheint nur möglich, wenn der Behandler seine gesamte Aufmerksamkeit auf die Wahrnehmung der Behandlungsorte lenkt. Beim Übergang von einem Behandlungspunkt zum nächsten sollte der Behandler sich aufrichten, seinen Schritt bemessen und das gesamte Pentagramm ins Bewusstsein nehmen.

Das vermittelnde Heranführen von ätherischen Kräften aus dem Umkreis bei der Annäherung und Berührung und das sich in den Umkreis Hinausbegeben beim Lösen und Übergehen zum nächsten Behandlungspunkt bildet den Rhythmus des inneren Erlebens des Behandlers.

18.4 Indikationen

Aufgrund der besonderen Beziehung des Pentagramms zum menschlichen Ätherleib (siehe Abschnitt 18.1), aus der Charakteristik der unmittelbaren Erlebnisse und Wirkungen der Pentagramm-Einreibung, lassen sich drei Indikationsgruppen herausarbeiten, die in **Tabelle 18-1** zusammengefasst sind.

18.4.1 Fragen zur Indikation

Wie oft soll eine Pentagramm-Einreibung durchgeführt werden?
In der Regel sind die ersten beiden Behandlungen die intensivsten. Viele Patienten können durch eine bloße Erinnerung an die Einreibung die ordnende Wirkung wieder hervorrufen. So scheint meist eine Behandlungssequenz von drei täglich aufeinanderfolgenden Einreibungen ausreichend. Nach einigen Tagen kann die Behandlung wiederholt werden. Oft genügt eine Behandlung in der Woche.

Welche Substanzen können verwendet werden?
Prinzipiell eignen sich Salben und Öle. Um das rhythmische Schwingen zwischen Inkarnation und Exkarnation zu unterstützen und die Ich-Mitte zu stärken, den beiden typischen Indikationen der Pentagramm-Einreibung, hat sich die Anwendung von Gold-Salbe (Aurum metalli-

Tabelle 18.1: Indikationen und Beispiele der Pentagrammeinreibung.

Indikation	Beispiele
Zustände körperlicher Erstarrung bei gleichzeitiger seelischer Auflösung oder	Ängste, Depression, Rheuma
Zustände körperlicher Auflösung bei gleichzeitiger seelischer Erstarrung.	manche Phasen im Sterbeprozess
Dekompensation des Herzens als Organ der Mitte	Herzinsuffizienz, Bradycardie, Tachycardie
Unterstützung des Urbildes der menschlichen Gestalt bei Behinderungen und Deformationen	Körperliche Entwicklungsstörungen des Kindes, postpartale Depression, (angeborene) Behinderungen, sklerotisierende Erkrankungen
Unterstützung des Urbildes körperlicher und seelischer Integrität nach schweren Belastungen und akuten Erkrankungen	extreme Erschöpfung, im Wochenbett, in Durchgangssyndromen nach Unfällen oder Operationen, in der Rekonvaleszenz

cum präparatum) bewährt. Dieses Metall vereinigt größte Dichte und leuchtendsten Glanz, Irdisches und Kosmisches harmonisch in seinem Wesen. Es ist damit ein wirksames Urbild für die Integrationskraft der menschlichen Mitte – das Ich. Auch als Salbe wird es in homöopathisch potenzierter Form verwendet. Besonders eignet sich Gold in Kombination mit Lavendel und Rose (Aurum comp. Unguentum/Weleda).

Welche Kontraindikationen bestehen?
Es liegen keine Erfahrungen vor, die den prinzipiellen Ausschluss bei bestimmten Patienten rechtfertigen würden. Vorsicht ist jedoch bei schizoid-psychotischen Patienten geboten, die durch die mögliche starke Introversion in für sie nicht kontrollierbare Innenerlebnisse geführt werden könnten.

Kann man die Behandlung bei Bewusstlosen durchführen?
Eine Wirkung bei somnolenten oder komatösen Patienten ist nicht einfach festzustellen. Die Beruhigung von Atmung, Puls und Blutdruck mag aber ein Hinweis darauf sein, dass die Einreibung auch diese Patienten erreicht. Patienten in Durchgangssyndromen erfahren oftmals eine bedeutende Klärung und Orientierung ihres Bewusstseins.

Ist die Behandlung bei sehr unruhigen Patienten sinnvoll?
Motorisch unruhige Patienten sind für die Behandlung meist nicht zugänglich. Wenn sich mit der Einreibung der Stirn die Unruhe nicht legt, empfiehlt sich eine Behandlung der Füße mit kräftigem Sohlen-Abstrich.

Innerlich unruhige Patienten hingegen erfahren eine starke Konzentration und Hilfe bei der Beherrschung von Ängsten. Hier liegt eine wesentliche Indikation für die Pentagramm-Einreibung.

Kann die Behandlung bei Kindern durchgeführt werden?
Gerade bei Kindern mit körperlichen oder seelischen Entwicklungsstörungen scheint die Anwendung indiziert, da sie ein wesentliches Urbild körperlicher und seelischer Entwicklung vermittelt. Sie ersetzt natürlich nicht notwendige pädagogische Maßnahmen.

Verwendete Literatur

Hauschka, M.: Rhythmische Massage nach Dr. Ita Wegman, Bad Boll 1972

Bühler, W.: Das Pentagramm und der Goldene Schnitt als Schöpfungsprinzip, Stuttgart 1996

19. Organ-Einreibungen nach Wegman/Hauschka

Monika Fingado, Edelgard Große-Brauckmann

19.1 Einführung

Die Organ-Einreibungen nach Wegman/Hauschka (im Folgenden nur noch Organ-Einreibungen genannt) bilden ein Teilgebiet innerhalb der Rhythmischen Einreibungen nach Wegman/Hauschka und sind zugleich deren Urbild und Herzstück. Wir betreten mit ihnen die Welt der inneren Organe und Organkräfte, die alle Lebensvorgänge in unserem Leib beherrschen und unserem Seelenleben die Färbung geben. Gleichzeitig kommen wir in den Bereich von Metall- und Planetenwirkungen, die mit diesen Organsystemen in einem inneren Zusammenhang stehen. Aufgrund dieses Zusammenhanges werden bei Organ-Einreibungen beinahe immer Salben mit Metallzusätzen verwendet. Von diesen können über das Tor der Haut kosmische Organbildekräfte ordnend in den Organismus hineinstrahlen.

Man könnte alle Organe kreisförmig einreiben. «Natürlich könnte man überall warme Kreisbewegungen machen mit dem Charakter des nach innen Zusammenfassens», wobei «eine Steigerung erreicht werden kann dadurch, dass die Bewegung atmend gestaltet wird.» [Hauschka, 1972]. Der Kreis oder das Rund erfüllt somit alle Bedingungen, die für eine Organ-Einreibung nötig sind:

- Das Organ mit seinen vielfältigen Funktionen wird als Ganzes angesprochen.
- Die Wärme wird gewahrt und gleichzeitig angeregt.
- Die «einfache Form» gestattet die erforderliche Behutsamkeit.
- Auch ein Kreis kann durch zu- und abnehmenden Kontakt und innerliches Binden und Lösen rhythmisch gestaltet werden.
- Durch den zweiten Umkehrmoment wird der Kreis zur Lemniskate, dem Sinnbild für alle Prozesse, bei denen Verwandlung stattfindet.

Dennoch gibt es für jedes Organ aufgrund des besonderen Charakters der jeweiligen Organfunktion eine spezifische Form, die das Organ in seiner gesunden Wirkungsweise urbildhaft anspricht. Dabei geschieht eine «leise Erweckung der Organfunktion» [Hauschka, 1972], eine Anregung, die in der darauffolgenden Nachruhe nachklingt und einen Heilungsprozess anregen kann.

Eine Organ-Einreibung dauert nur etwa zwei Minuten. Dann kann spürbar werden, dass das Organ «satt» ist [Hauschka, 1972]. Wird die Zeit überzogen, kann die gegenteilige Wirkung eintreten, das Organ wird «übersättigt» und kann nicht mehr in gesunder Weise reagieren.

Im pflegetherapeutischen Sinn wirkt eine Behandlung anregend auf ein Organ, wenn man eine lauschende Haltung einnimmt und ein rhythmisches Urbild anbietet. Darauf kann der

Patient[2] seine individuelle Antwort geben, die darin besteht, dass das Organ spezielle Anforderungen wieder besser bewältigen kann.

Die Inhalte der Teile 2 und 3 (Qualitätskriterien, Praxis) über die Durchführung einer Rhythmischen Einreibung nach Wegman/Hauschka gelten selbstverständlich auch für die Organ-Einreibungen.

Insbesondere sollte bei der Technik sorgfältig auf die notwendige Leichte und Behutsamkeit geachtet werden. Aspekte wie Gegenbewegungen, zu- und abnehmender Kontakt sowie Verdichten und Lösen erfolgen sehr dezent und mehr in der Vorstellung, *mehr* innerlich als äußerlich sichtbar. Im Vergleich mit den Gliedmaßen und anderen Körperteilen stehen bei den Organen die Prozesse ganz im Vordergrund. Sie sind sozusagen immer noch im Werden, in Entwicklung begriffen [Lievegoed, 1985]. Die damit verbundene erhöhte Lebendigkeit könnte mit dem Zustand einer Schwangerschaft – die Entwicklung des Embryos im Mutterleib betreffend – und der ihr eigenen Offenheit und Sensibilität verglichen werden – mit dem Unterschied, dass es sich bei den Organen wie um «lebenslängliche Schwangerschaften» handelt.

Darüber hinaus kann aus dem Wissen um die Organfunktionen und ihren Zusammenhang zu Metall- und Planetenprozessen ein inneres Bild entstehen, das die Einreibung in der richtigen Weise begleitet. In diesem Kapitel werden nur einzelne Aspekte über diese Zusammenhänge mit dem Hinweis auf weiterführende Literatur herausgegriffen.

Die Aspekte bezüglich der Nachruhe und der Häufigkeit der Anwendung werden für alle Organ-Einreibungen am Ende des Kapitels gemeinsam dargestellt. Zu den Indikationen kann in dem Buch von Dr. Margarethe Hauschka Weiteres gefunden werden.

In Abschnitt 19.9, «Häufig gestellte Fragen» werden noch einige Besonderheiten angesprochen.

2 Im Interesse der flüssigen Lesbarkeit wird von dem Patienten und der Behandlerin gesprochen, womit auch immer die Patientin und der Behandler gemeint sind.

19.2 Milz-Einreibung

19.2.1 Das Organ

Die Milz ist ein elastischer Blutschwamm. Sie kann durch kontraktile Arterien selbst ihre Blutfülle regulieren und schwillt einige Stunden nach jeder Nahrungsaufnahme an. Aufgrund ihrer pulsierend wechselnden Größe wird sie als «elastisches Herz des Blutadersystems» [Rohen, 2001] bezeichnet. Sie besitzt somit eine eigene rhythmische Tätigkeit.

Durch ihren großen Anteil an lymphatischem Gewebe spielt sie eine wichtige Rolle bei der Immunabwehr und Immuntoleranz unseres Körpers, d. h. sie kann eindringende Fremdstoffe, die dem Organismus schaden könnten (z. B. unverträgliche Substanzen oder Bakterien), im Blut erkennen und abwehren. Die Milz gehört zu den wenigen Organen, die scheinbar ohne größere Folgen operativ entfernt werden können. Im Anschluss daran sind lediglich eine geschwächte Immuntoleranz und höhere Infektionsgefahr zu beobachten.

Rudolf Steiner schildert die Milz als ein Grenzorgan gegenüber der Außenwelt, dessen Aufgabe darin besteht, zwischen den Unregelmäßigkeiten der Nahrungsaufnahme und dem Rhythmus unseres Blutes auszugleichen, die aufgenommene fremde Substanz sozusagen «umzurhythmisieren», so dass sie in unseren eigenen Rhythmus eingegliedert werden kann. In gewisser Weise ist das eine immunologische Funktion, die jedoch nicht so stark an das physisch-leibliche Organ gebunden ist. Die Milz ist in diesem Sinne ein «sehr geistiges Organ» [Steiner, 1990].

19.2.2 Kurzbeschreibung

Mit der rechten Hand wird eine Lemniskate gemacht. Der große Bogen umhüllt die Milzregion an der linken Flanke, am unteren Thorax hinten, seitlich und vorn. Der kleine Bogen liegt innerhalb des linken Beckenkammes und kann «auf einen atmenden Umkehrpunkt zusammengezogen» [Hauschka, 1972] werden. Innerlich wird er dabei umso größer gedacht.

19.2.3 Lagerung des Patienten[3]

- Rückenlage
- Den Patienten möglichst zur rechten Bettkante zur Behandlerin hinrücken lassen – zur besseren Erreichbarkeit der linken Flanke.
- Gegebenenfalls die linke Schulter und Hüfte unterpolstern – zur besseren Erreichbarkeit der Milzregion.
- Ein längeres Handtuch als Bauchtuch von hinten umlegen und vorn schließen. Das schützt die rechte Flanke während der Einreibung vor Auskühlung und erhält die Wärme nach der Einreibung.
- Den abgewandten Teil des Bauchtuches während der Einreibung auf eine handwarme Wärmflasche legen, damit er anschließend warm angelegt werden kann.
- Die Kleidung mit einem großen Umschlag nach oben nehmen, um drückende Falten zu vermeiden. Die Hosen bis unterhalb des Bauchnabels nach unten streifen, damit der untere Rippenbogen und die Taille erreicht werden können.
- Kleidung und Wäsche nach oben/unten mit Handtüchern vor Salbe oder Öl schützen.
- Die Schultern und Arme bedecken – mindestens bis zu den Ellenbogen.
- Beide Arme können auf dem Brustkorb oder seitlich vom Körper liegen; dabei an der linken Flanke auf genügend Platz für die einreibende Hand achten. Die Arme nicht hinter dem Kopf verschränken, weil der Brustkorb sonst gespannt ist.
- Knierolle anbieten – zur Entspannung der Bauchdecke.
- Die Bettdecke mit einer Falte über den Kniegelenken nach unten ziehen und an den Hüften anschmiegen.

3 Die Beschreibung aller Organeinreibungen folgt in der Gliederung den Qualitätskriterien für Rhythmische Einreibungen.

- Nach Beendigung der Einreibung bleibt die linke Hand noch am Körper, während die rechte das angewärmte Tuch über den Leib legt. Dann wird das andere Ende darüber geschlagen und mit einer Streichbewegung angeschmiegt. Die Bettdecke wird hochgezogen, und Oberkörper und Schultern werden bedeckt. Ein Anschmiegen der Decke an den Flanken vermeidet kühlende Luftlöcher und fördert die Wärmeentwicklung.
- Die Knierolle eventuell entfernen.
- Der Patient kann nach der Einreibung eine andere Lage einnehmen.

19.2.4 Stand und Körperbewegung der Behandlerin

- Die Behandlerin steht rechts vom Patienten auf Höhe des Trochanters.
- Zum Bett hin geöffneter kleiner Schritt, dem Patienten zugewandt; geneigt – ohne eine Drehung in der Wirbelsäule.
- Die linke Hand liegt leicht auf dem Handtuch über der Lebergegend = Thorax vorne rechts – diagonal zur Milzregion = hinten links.

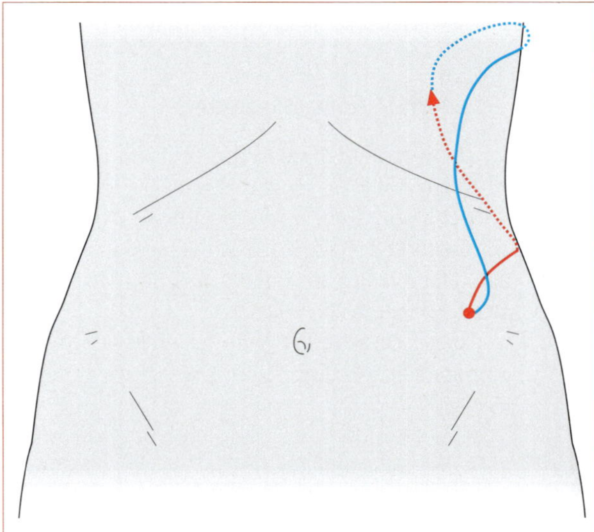

Abbildung 19-1: Milz-Einreibung.

- Während der Verdichtung zunehmende Beugung mit Gewichtsverlagerung auf den hinteren Fuß, bis sich Ellenbogen und Unterarm auf der Höhe der Hand befinden.
- Keine Veränderung während der Lösungsphase.
- Für den zweiten Umkehrmoment (im kleinen Lemniskatenbogen) leicht aufrichten und den Ellenbogen des einreibenden Armes an den Körper herannehmen. Das Gewicht geht dabei auf den vorderen Fuß.
- Am Ende der Einreibung erst ganz aufrichten, wenn sich die einreibende Hand gelöst hat und das Bauchtuch geschlossen ist.

19.2.5 Orientierungslinie

Die Orientierungslinie besteht in einer Lemniskate, die einen großen und einen kleinen Bogen hat. Der große Bogen geht in einem großen Rund um die Milzregion: beginnend an der vorderen Axillarlinie zwischen Beckenkamm und Rippenbogen – Richtung Wirbelsäule, in einem handflächengroßen Bogen über den unteren Thorax nach vorn, um dann im Rund am vorderen Darmbeinstachel anzukommen.

Der kleine Bogen kann in einen Punkt zusammen gezogen sein. Wird er größer gemacht, so orientiert sich der Verlauf am Beckenkamm und ist eher ein Oval als ein Kreis.

19.2.6 Wandernde Aufmerksamkeit

In dem großen Bogen wandert die Aufmerksamkeit von den Fingerbeeren (beginnend am Mittelfinger) Richtung Mittelhand, dann durch die Mittelhand vom Kleinfingerrand Richtung Zeigefingerrand und dann von der Mittelhand wieder zu den Fingerbeeren.

Wenn der kleine Bogen in einem Punkt zusammengezogen ist, behält man den Kontakt in der ganzen Fingerhand, was mehr Ruhe und Wärme vermittelt, während eine punktuelle Berührung bewusst-machender wirkt. Die Aufmerksamkeit wandert dabei von der Mittelfingerbeere ausgehend einmal um die ganze Fingerhand, während der Körper sich aufrichtet und die Hand durch das Anwinkeln des Ellenbogens ihre Richtung ändert: von den Fingerbeeren, durch den kleinen Finger, durch die Grundgelenke und den Zeigefinger zu den Fingerbeeren.

19.2.7 Rhythmus

1. **Umkehrmoment**: Die Aufmerksamkeit ist in der Mittelhand der supinierten Hand (große Schlaufe).
2. **Umkehrmoment**: im äußersten Rund des milzfernen Lemniskatenbogens

Bei der Milz-Einreibung ist zu berücksichtigen, dass der zunehmende Kontakt in der Supination (von unten) geschieht und die Hand anschließend in die Pronation (von oben) übergeht. Das bedingt einen deutlichen Intensitätswechsel, wie er im Allgemeinen bei den Organ-Einreibungen nicht anzutreffen ist – in der Verdichtungsphase im Sinne von Empfangen und in der Lösungsphase im Sinne von Abgeben.

Demnach erfolgt im ersten Umkehrmoment die innere Lösung der Hand, damit kein Gewebe mit nach oben genommen wird. Im zweiten Umkehrmoment wird die Bewegung in die Weite abgegeben, während der Körper sich aufrichtet, das Gewicht auf den vorderen Fuß übergeht und der Ellenbogen an den Körper herangenommen wird. Innerlich erfolgt der Entschluss zur Wiederholung.

19.2.8 Substanzen

Blei (Plumbum), das bei der Milz-Einreibung meist verwendet wird, gehört zum Saturn, der unser Sonnensystem gegen das übrige Weltsystem abschließt. Es ist ein dunkles, schweres Metall, das gegenüber Strahlungen, Schall, Wärme und Explosionen abschirmt.

Präparate

Plumbum met. praep. 0,4 %, Salbe oder Öl (Milz-Saturn-Aspekt)

Cuprum met. praep. 0,4 %, Salbe oder Öl, (wird benutzt, wenn eine milde Wärmewirkung gewünscht wird)

Es gibt Gesichtspunkte, die Milz auch mit anderen Substanzen einzureiben (siehe unter: 19.9 Häufig gestellte Fragen, S. 190).

19.2.9 Dauer der Einreibung

1,5 bis 2 Minuten, (ungefähr 7- bis 9- bis 12-mal den ganzen Weg)

19.2.10 Häufigkeit der Einreibung

siehe Abschnitt 19.8.1

19.2.11 Tageszeit

Eine geeignete Zeit ist morgens vor dem Frühstück, sozusagen bevor die äußere Stoffwechseltätigkeit beginnt. Da die Milz allerdings keinen so stark ausgeprägten eigenen Rhythmus hat, kann sie ebenso zu jeder anderen Zeit eingerieben werden, allerdings mit einer Stunde Abstand zu einer Mahlzeit. Empfehlenswert ist, die Einreibung regelmäßig zu einer bestimmten Zeit zu machen.

19.2.12 Nachruhe

siehe Abschnitt 19.8.2

19.2.13 Indikationen/Kontraindikationen

Siehe auch Hauschka, 1972

- Diese Einreibung kann sowohl bei einer zu großen, ungeschützten Offenheit, als auch bei einer zu starken Abgeschlossenheit helfen, sich in der richtigen Weise abzugrenzen. Sie kann deshalb z. B. bei Patienten mit Neurodermitis, zahlreichen Nahrungsmittelunverträglichkeiten und Allergien angewendet werden.
- Es gibt heute niemanden, der im hygienischen und salutogenen Sinne nicht eine Milz-Einreibung benötigt: zur Einrhythmisierung aller Fremdrhythmen (durch Nahrungsaufnahme und Sinneseindrücke) und zur Pflege der gesunden Instinkte. Darüber hinaus gibt es einige Stoffwechselstörungen – mit direktem oder indirektem Zusammenhang zur Milz – bei denen die Milzfunktion mit dieser Einreibung unterstützt werden kann.
- In der Regel ist bei akuten Erkrankungen die Milz-Einreibung kontraindiziert (z. B.: Verdacht auf Milzruptur).

19.2.14 Bild für die Einreibung

Die Milz hat durch die entwicklungsgeschichtliche Verbindung zum Saturn und zum Blei eine besondere Beziehung zur Wärme.

In Griechenland waren die Vestalinnen dafür verantwortlich, ein Feuer zu hüten und es am Ausgehen zu hindern und auch dafür, für eine warme häusliche Atmosphäre zu sorgen. Während der Einreibung kann man sich vorstellen, die Hand würde ein kleines Feuer am Brennen halten: Dazu genügt ein feiner Lufthauch und ansonsten ein wachsames Auge und ungeteilte Aufmerksamkeit.

19.3 Leber-Einreibung

19.3.1 Das Organ

Die Leber ist unsere größte und schwerste Verdauungsdrüse. Sie besteht aus einem weichen, schwammartigen Gewebe aus unzähligen sechseckigen Leberläppchen und wird von fünf verschiedenen Flüssigkeitsströmen durchflossen und innerlich strukturiert. Ihr Wasseranteil liegt nur geringfügig unter dem des Blutes. Sie kann eine große Blutmenge speichern, löst das Durstempfinden aus [Steiner, 1990] und reguliert dadurch Menge und Zusammensetzung des zirkulierenden Blutes. Sie ist das Hauptorgan des Wasserorganismus.

Wasser ist der Träger des Lebens, es ist die Voraussetzung für aufbauend-ätherische Lebensvorgänge. Die Leber ist unser zentrales Stoffwechselorgan und an fast allen Aufbauvorgängen beteiligt – unser Lebensorgan im vegetativen Sinne. In der Embryonalentwicklung und auch noch in den ersten Lebensjahren hat sie deshalb eine entscheidende Bedeutung und ist im Verhältnis zum Körpervolumen viel größer. Auch die Entgiftungsfunktion der Leber ist eine Aufbauleistung. Durch ihre enorme Regenerationskraft kann sich nach einer Leberresektion innerhalb weniger Wochen neues Gewebe aus dem bestehenden Restgewebe bilden.

Die Galle

Der Leber ist durch die Gallebildung eine gegensätzliche Organfunktion eingegliedert. Die Galle, eine der aggressivsten Körperflüssigkeiten, ist eine zertrennende, abbauende Substanz, deren Farbstoff aus dem Blutabbau stammt und die somit den Eisenimpuls der abgebauten Erythrozyten enthält. Durch die Galle können die in der Nahrung aufgenommenen Fette verdaut werden. Die dabei gewonnene Wärme bildet die Grundlage für unsere Tatkraft.

Von der äußeren Form her betrachtet sind eine Leber- und eine Gallen-Einreibung identisch. Der Unterschied besteht einzig in der Intention: Je nachdem, ob aus einer träumend-wässrigen Leber-Stimmung heraus eingerieben wird oder aus einer weckend-feurigen Gallen-Stimmung, wird sich die Qualität der Einreibung ändern (s. auch 19.3.8, Präparate; s. auch 19.3.13, zweiter Punkt).

19.3.2
Kurzbeschreibung

Die rechte Fingerhand macht einen spiralförmigen Weg über den rechten unteren Thorax, seitlich des Epigastriums/der Sternumspitze beginnend bis in die Flanke. Abhängig von den Größenverhältnissen sind die Kreise zu Beginn der Spirale mehr örtlich und vergrößern sich bei zunehmender Weglänge in Richtung Flanke. Von dort kehrt die Hand in einer leichten Streichung zum Ausgangsort zurück. Den Abschluss bildet der Kreis über der Gallenregion – auf halbem Weg des Spiralweges – mit einem kurzen Ausläufer in Richtung Gallenblase.

In der Flanke können mit beiden Händen ausgeführte Wärmekreise eingefügt werden.

19.3.3
Lagerung des Patienten

- Rückenlage
- Den Patienten möglichst zur rechten Bettkante zur Behandlerin hinrücken lassen – zur besseren Erreichbarkeit der rechten Flanke.
- Gegebenenfalls die rechte Schulter und die rechte Hüfte etwas unterpolstern – zur besseren Erreichbarkeit der hinteren Leberregion.
- Ein Bauchtuch von hinten umlegen und vorn schließen – zur Unterstützung der Wärme während und nach der Einreibung. Die linke Flanke bleibt während der Einreibung bedeckt.
- Den zugewandten Teil des Bauchtuchs während der Einreibung auf eine handwarme Wärmflasche legen, damit er anschließend warm angelegt werden kann.
- Die Kleidung mit einem großen Umschlag nach oben nehmen, um drückende Falten zu vermeiden. Die Hosen werden bis auf Nabelhöhe nach unten gestreift, da die Berührung bis unterhalb des unteren Rippenbogens geht.
- Kleidung und Wäsche nach oben/unten mit Handtüchern vor Salbe oder Öl schützen.
- Die Schultern und Arme bedecken – mindestens bis zu den Ellenbogen.
- Beide Arme können auf dem Brustkorb liegen; der linke Arm kann auch seitlich vom Körper liegen. Die Arme nicht hinter dem Kopf verschränken, weil der Brustkorb dann gespannt ist.
- Zur Entspannung der Bauchdecke eine Knierolle anbieten.
- Die Bettdecke mit einer Falte über den Kniegelenken nach unten ziehen und an den Oberschenkeln anschmiegen.
- Nach Beendigung der Einreibung bleibt die linke Hand noch am Körper, während die rechte das vorgewärmte Tuch um den Leib legt. Danach die linke Hand unter dem Tuch hervorziehen. Dann wird das andere Ende darüber geschlagen und mit streichender Bewegung angeschmiegt. Die Bettdecke wird hochgezogen und an Oberkörper, Schultern und Flanken angeschmiegt.
- Die Knierolle eventuell entfernen.
- Der Patient kann nach der Einreibung eine andere Lage einnehmen.

19.3.4
Stand und Körperbewegung der Behandlerin

- Die Behandlerin steht rechts vom Patienten auf der Höhe der Oberschenkel.
- Zum Bett hin geöffneter kleiner Schritt, dem Patienten zugewandt; geneigt – ohne eine Drehung in der Wirbelsäule.
- Die linke Hand liegt in Supination – empfangend, in weichem Kontakt – in der Lebergegend (Thorax rechts unten hinten), leicht diagonal, mit den Fingern zur Wirbelsäule gerichtet.
- Während der gesamten Einreibung Beugung der Gestalt mit Gewichtsverlagerung auf den hinteren Fuß, weil die linke Hand liegen bleibt, die einreibende Hand sich während der gesamten Einreibung in Pronation befindet und Unterarm und Ellenbogen auf derselben Höhe wie die einreibende Hand sein sollten.
- In Verbindung mit dem verhaltenen Wechsel von Verdichten und Lösen erfolgt ein kaum sichtbares Zurück- und Vorgehen der Beckenregion – in elastischer Anpassung an die Bewegung der einreibenden Hand.
- Je weiter die Hand in die Flanke geht, umso mehr neigt sich der Oberkörper nach vorn und schafft die Beckenregion den nötigen Raum.
- Am Ende der Einreibung erst aufrichten, wenn sich die einreibende Hand gelöst hat und die Lebergegend mit dem Tuch abgedeckt worden ist.

19.3.5
Orientierungslinie

Die Orientierungslinie entspricht dem Spiralweg der einreibenden Hand: Innerhalb der Grenzen von unterem Rippenbogen, Sternum, *rechter* Brust und der hinteren Axillarlinie wird eine Spirale mit zur Flanke hin sich leicht vergrößernden Bögen vollzogen. Die Richtung geht gegen den Uhrzeigersinn – über das craniale Halbrund zur Flanke und über das caudale Halbrund zurück Richtung Brustbein. Der Beginn der Spirale ist in Nähe des Brustbeins. Den Abschluss bildet der Bogen oberhalb der Gallenblasenregion. Die Berührung endet vom unteren Rippenbogen weg in Richtung Gallenblase.

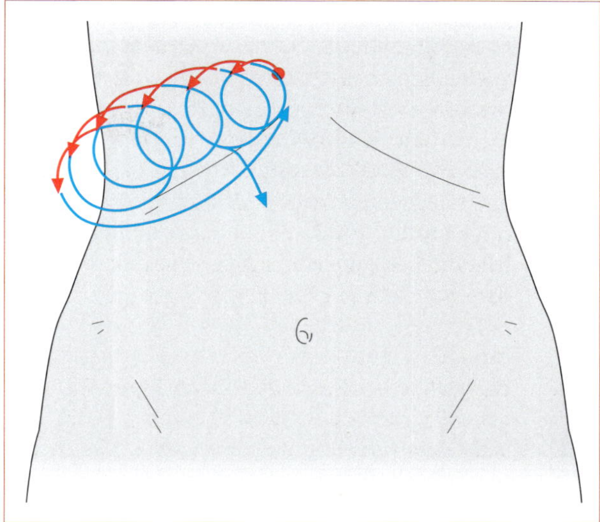

Abbildung 19-2: Leber-Einreibung.

19.3.6
Wandernde Aufmerksamkeit

Der Kontakt spielt sich nur in der Fingerhand ab. Er ist etwa gleichbleibend und – außer zu Beginn und am Ende – nicht zu- und abnehmend.

Zu Beginn wandert die Aufmerksamkeit von den Fingerbeeren zu den Grundgelenken bzw. zur Mittelhand und von hier um die Fingerhand herum: vom Kleinfingergrundgelenk am 5. Finger entlang, durch die Endglieder der Finger, am 2. Finger entlang bis zum Grundgelenk und zurück zum Ausgangsort – stets mit der Bewegungsrichtung der Hand. Ab dem 2. Kreisbogen lässt man die Aufmerksamkeit jeweils nur noch um die Fingerhand wandern: Das ermöglicht fast gleichbleibenden Kontakt und gleichbleibende Intensität.

Nach dem letzten Bogen zur Flanke wandert die rechte Hand am Rippenbogen entlang, *zurück* bis in die Nähe des Sternums. Dabei lässt man die Aufmerksamkeit auch um die Fingerhand herum wandern und passt sich der Länge des Weges an, also an der Flanke von den

Fingerbeeren über den Zeigefinger durch die Grundgelenke bis zum Ausgangsort. Dort beginnt die erste Schlaufe eines nächsten Spiralweges wieder am Kleinfingergrundgelenk.

Beim letzten Bogen über der Gallenblasenregion wandert die Aufmerksamkeit von den Grundgelenken zur Mittelfingerbeere.

Besonderheit: Um der einreibenden Hand für die Kreise in der Flanke Platz zu machen, löst sich die linke Hand von Kreis zu Kreis zunehmend von der Handwurzel zu den Fingern hin ab, indem sie sich mit dem Handrücken in die weiche Unterlage drückt. Mit dem Weggleiten der einreibenden Hand schmiegt sie sich jeweils dem Körper unmittelbar wieder an.

Die Stellung der einreibenden Hand geht an der Flanke von der Pronation mit fließenden Übergängen in eine der Supination entsprechenden empfangende Haltung über, was einen etwas intensiveren Kontakt erfordert (zu vergleichen mit der Sonnenhand an der Außenseite bei der Schulter-Einreibung im Liegen).

Weitere Möglichkeit: Wärmekreise an der Flanke

Wenn die einreibende Hand an der Flanke angekommen ist, löst sich die linke Hand während der Verdichtungsphase gleitend heraus. Dadurch kann die einreibende Hand noch tiefer in die Flanke gehen.

Die linke Hand macht einen Halbkreis durch die Luft. In der Lösungsphase gleitet sie über dem Handrücken der einreibenden Hand von den Fingerbeeren zur Mittelhand an die ursprüngliche Stelle. Dieser Vorgang kann mehrmals wiederholt werden.

19.3.7 Rhythmus

1. **Umkehrmoment:** am lateralen Punkt der Schlaufe

2. **Umkehrmoment:** am medialen Punkt der Schlaufe

Wenn man die Hand bei der Einreibung beobachtet oder ihr nachspürt, meint man, nichts von Verdichten und Lösen zu bemerken. Es sieht wie ein gleichmäßiges Fließen aus. Dennoch hat die Einreibende die atmende Qualität im Bewusstsein und bemüht sich, sie wie «heimlich», also äußerlich kaum bemerkbar, zu praktizieren. Nur so entsteht die zugleich warme und wässrige Qualität.

Während man also zu Beginn von der Fingerbeere bis zur Mittelhand und im weiteren Verlauf vom Kleinfingergrundgelenk zu den Endgliedern wandert, befindet man sich in der Verdichtungsphase. Auf dem Rest des Weges befindet man sich in der Lösungsphase. Die innere Lösung in der Hand ist nicht nötig, da die Hand in der Pronation ohnehin absolut gelöst ist und nichts empfängt, was sie wieder entlassen müsste – allenfalls in der Flanke, wenn die Hand in die empfangende Haltung übergegangen ist. Der zweite Umkehrmoment sollte bedacht werden im Sinne von: Bewegung abgeben und Neubeginn.

19.3.8 Substanzen

Zinn (Stannum), das mit dem Planeten Jupiter zusammenhängt, ist ein biegsam weiches Metall mit einer inneren Kristallstruktur. Es bleibt zwischen Schmelzen und Verdampfen ungewöhnlich lange flüssig und wirkt sowohl bei zu flüssigen als auch bei verhärtenden Prozessen ordnend und gestaltend.

Eisen (Ferrum), das Metall des kämpferischen Kriegsgottes Mars, gibt dem Menschen Tatkraft, ein Mangel an Eisen führt zu Mattigkeit und Erschöpfung.

Präparate

Stannum met. praep. 0,4 %, Salbe (Leber-Jupiter-Aspekt)

Ferrum met. praep. 0,4 %, Salbe (Gallen-Mars-Aspekt)

Es gibt Gesichtspunkte, die Leber auch mit anderen Substanzen einzureiben (siehe Abschnitt 19.9, Seite 190).

19.3.9 Dauer der Einreibung

1,5 bis 2 Minuten, ungefähr 2- bis 4-mal den ganzen Weg

19.3.10
Häufigkeit der Einreibung

siehe Abschnitt 19.8.1

19.3.11
Tageszeit

Morgens vor dem Frühstück – entsprechend dem Rhythmus der Leber, deren aktive Phase früh um 3:00 Uhr einsetzt, und bevor die äußere Stoffwechseltätigkeit beginnt. Es gibt auch Gesichtspunkte für eine andere Tageszeit – siehe Abschnitt 19.3.13 Indikationen/Kontraindikationen.

19.3.12
Nachruhe

siehe Abschnitt 19.8.2

19.3.13
Indikationen/Kontraindikationen

Siehe auch Hauschka, 1972

- Eine Einreibung mit einer Zinnsalbe am Abend unterstützt die Aufbauseite der Leber und kann z. B. bei Leberstauungen oder einer chronischen Verhärtung angewendet werden.
- Eine morgendliche Einreibung mit Eisensalbe spricht dagegen mehr die tätige Gallenseite an. Auf diese Weise können – z. B. bei depressiven Verstimmungen, Müdigkeit und Antriebslosigkeit nach einer abgeklungenen Hepatitis oder bei Resignation gegenüber Lebensaufgaben – ein wach machender, den Willen stärkender Impuls gegeben und so die Entschlussfähigkeit und Tatkraft angeregt werden.
- Gemessen an den Belastungen, die heute jeder Mensch seiner Leber zumuten muss, gibt es eigentlich niemanden, der im hygienischen und salutogenen Sinn nicht eine Leber-Einreibung benötigt: zur Umwandlung der Fremdnatur aller aufgenommenen Substanzen in individuelle menschliche Natur.
- Darüber hinaus gibt es einige Stoffwechselstörungen – mit direkter oder indirekter Leberbeteiligung –, bei denen die Leber mit dieser Einreibung gezielt unterstützt werden kann.
- In der Regel ist bei akuten Erkrankungen des Leber-Galle-Systems die Leber-Einreibung kontraindiziert (z. B.: Hepatitis, Gallenkolik).

19.3.14
Bild für die Einreibung

- Aufgrund der starken Beziehung der Leber zum Wasserelement (Zinn/Stannum ist das Element, das sich am längsten von allen Metallen in flüssigem Zustand halten kann) kann man das Bild von einer Wasseroberfläche wählen, auf der sich Seerosen befinden. So wie sich die Seerosenblätter an die Wasseroberfläche anschmiegen – sie liegen in ihrer runden, flächigen Ausdehnung auf dem Wasser und doch auch im Wasser –, so können sich die Hände dem Körper anschmiegen. Und wie ein Blatt dicht neben dem anderen liegt, so schließt sich ein Spiralbogen an den anderen an.
- Kennzeichnend für das Wasser ist die absolute innere Beweglichkeit. Das soll in der Kontinuität der gleichförmigen Spiralbögen zum Ausdruck kommen.
- In der Körperhaltung und in den Spiralbögen das eurythmische «O» erleben.
- Die innere Lamellenstruktur des Wassers steht für die Art, wie sich die Hand elastisch der Körperform anschmiegt.
- Der Wassermantel eines Kneipp'schen Gusses als Bild für die umhüllende Bewegung.
- Das Zusammenspiel beider Hände betreffend: wie die untere Hand mit Interesse und ruhigem Blick nach oben die Kreise der oberen Hand verfolgt, erinnert an die eurythmische Jupitergeste.

19.4
Nieren-Einreibung

19.4.1
Das Organ

Die etwa handtellergroßen, «typisch nierenförmigen» Nieren mit ihrer äußerst komplizierten, hoch differenzierten inneren Struktur zeigen schon auf den ersten Blick ein ganz anderes

Bild als z. B. die Leber. Sie sind ein paariges Organ, aber nicht genau symmetrisch in Lage und Größe. Sie liegen im Bauchraum, jedoch hinter dem Bauchfell und haben eine abgeschlossene, gerundete Seite und eine offene, eingebuchtete Seite mit den zu- und abführenden Gefäßen und Harnleitern. Sie bestehen aus Mark und Rinde, gestreckten Nierenkanälchen und gewundenen Gefäßknäueln, mit großen Druckunterschieden und einer enormen Flüssigkeitsbewegung. Der passiven Bildung von 150 l Primärharn am Tag steht die aktive Rückresorption gegenüber – ein Austrocknungsvorgang, aus dem schließlich die endgültig ausgeschiedene Urinmenge von 1–2 l entsteht.

So vereinigen die Nieren in sich zahlreiche polare Eigenschaften. Dies weist auf einen Bezug zur bewegten Luft hin, die zwischen den Extremen von Windstille und Sturm hin- und herspielen kann. Im Luftigen lebt auch das seelisch-astralische Element, das wir noch in anderer Beziehung bei der Niere finden können.

Ein seelisch belastendes Ereignis kann uns «an die Nieren gehen», die Nieren sind sehr schmerzempfindlich. Ihre Funktion ist nicht träumend-unbewusst wie bei der Leber. Bei Aufregung oder übergroßer Wachheit, z. B. unter Stress, steigert sich die Urinausscheidung. Über das Nierensystem verbindet sich die Seele mit unserem Körper.

Durch die Nieren werden die stickstoffhaltigen Abbauprodukte aus dem Eiweißstoffwechsel (Harnstoff und Harnsäure) ausgeschieden.

Stickstoff, der Hauptbestandteil der uns umgebenden Luft (79 %), ist im Eiweiß enthalten und bildet damit einen wesentlichen Baustein des beseelten tierischen und menschlichen Körpers.

Die Nieren können als das Organ des Luftigen bezeichnet werden. Über das Säure-Basen-Gleichgewicht steuern sie die Atemtätigkeit der Lungen und hängen so mit dem Lufthunger zusammen.

19.4.2 Kurzbeschreibung

Beide Hände beschreiben über der Nierenregion phasenverschobene Kreise. Mit dem Wechsel der Hände zur jeweils anderen Seite ergibt sich jedes Mal ein Richtungswechsel. Dadurch entsteht eine verbindende Lemniskate.

Zu Beginn können ein oder mehrere Wärmekreise gemacht werden, die die gesamte Nierenregion umfassen.

Den Abschluss bildet ein mit der linken Hand ausgeführter Abstrich in Richtung Kreuzbein. Diese Einreibung wirkt tänzerisch-beschwingt, auch wenn sie ganz ruhig durchgeführt wird.

19.4.3 Lagerung des Patienten

- Bauchlage; wenn das nicht möglich ist, kann man die Einreibung auch in der 135-Grad- oder 90-Grad-Seitenlage oder im Sitzen machen.
- Der Patient rückt möglichst zur rechten Bettkante, der Behandlerin entgegen – zur besseren Erreichbarkeit des einzureibenden Gebietes.
- Die Schultern, Hüften und Füße je nach Bedarf unterlagern.
- Ein Handtuch vom Bauch her unterlegen und am Rücken schließen – zur Unterstützung der Wärme während und nach der Einreibung. Die Flanken werden während der Einreibung damit bedeckt.
- Den abgewandten Teil des Bauchtuchs während der Einreibung auf eine handwarme Wärmflasche legen, damit er anschließend warm angeschmiegt werden kann.
- Die Kleidung mit einem großen Umschlag nach oben nehmen, um drückende Falten zu vermeiden. Die Hosen werden bis auf Nabelhöhe heruntergestreift, da die Berührung bis unterhalb des unteren Rippenbogens geht.
- Kleidung und Wäsche nach oben und unten mit Handtüchern vor Salbe und Öl schützen.
- Die Schultern und Arme bedecken.
- Beide Unterarme können neben dem Kopf oder auch seitlich neben dem Körper liegen. Die Oberarme sollten nicht höher als die

Schultern liegen, da der Thorax sonst überdehnt wird.

- Die Bettdecke mit einer Falte über den Kniegelenken nach unten ziehen und an den Hüften anschmiegen.
- Nach Beendigung der Einreibung legt die rechte Hand das angewärmte Tuch über den Leib. Dann wird das andere Ende darüber geschlagen und mit einer Streichbewegung angeschmiegt. Die Bettdecke wird hochgezogen und an Oberkörper, Schultern und Flanken angeschmiegt.
- Der Patient kann nach der Einreibung eine andere Lage einnehmen.

19.4.4 Stand und Körperbewegung der Behandlerin

- Etwas unterhalb der Taillengegend – im schulterbreiten Grätschschritt frontal zum Bett stehen. Beim Seitenwechsel der Hände findet eine Gewichtsverlagerung auf das jeweils andere Bein statt, verbunden mit einer leichten Diagonalstellung der Füße.
- Beide Hände befinden sich in Pronation über der Nierengegend; die abgewandte Hand mit dem Handteller, die zugewandte Hand mit der Fingerhand das Nierenlager bedeckend.
- Während der ganzen Einreibung gebeugte Haltung, damit die Unterarme/Ellenbogengelenke auf derselben Höhe wie die einreibenden Hände sein können und in der Pronation keine Schwere ausgeübt wird.
- Wenn die rechte Hand abgewandt ist, befindet sich das Gewicht auf dem rechten Fuß, ist die linke Hand abgewandt, befindet sich das Gewicht auf dem linken Fuß.
- In Verbindung mit Verdichten und Lösen erfolgt ein kaum sichtbares Zurück- und Vorgehen mit der Beckenregion in elastischer Anpassung an die Bewegung der einreibenden Hände.
- Bei dem abschließenden Abstrich der linken Hand ist das Gewicht ebenfalls auf dem linken Fuß – verbunden mit einer kleinen Rechtsdrehung.
- Am Ende der Einreibung erst aufrichten, wenn die einreibende Hand sich gelöst hat.

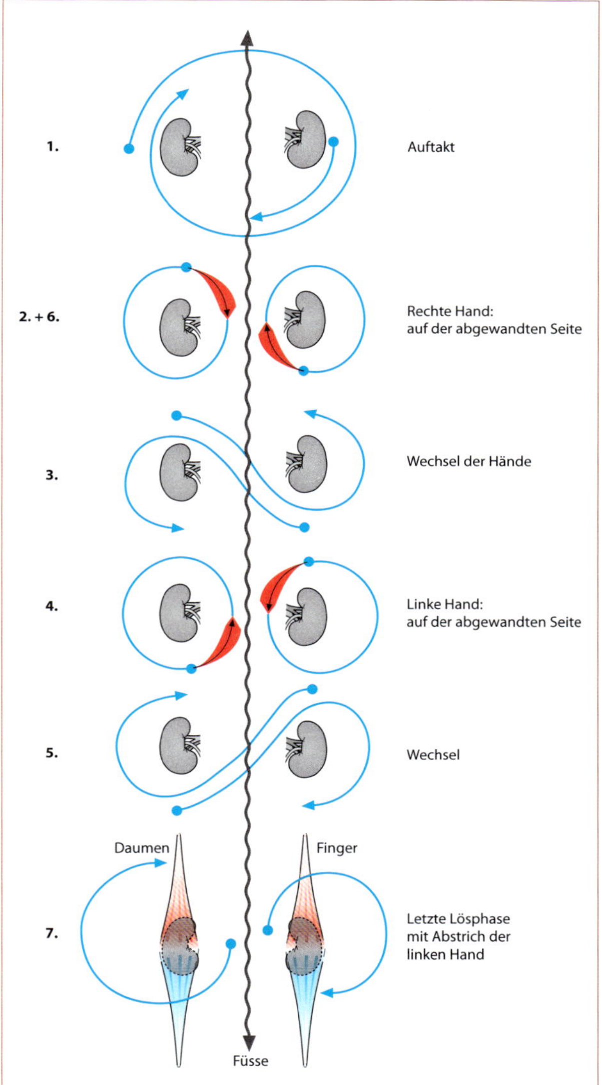

Abbildung 19-3: Nieren-Einreibung.

19.4.5 Orientierungslinie

- Die äußere Form der Nieren entspricht der Orientierungslinie. Im Bereich der Nierenkelche sind Anatomie und Orientierungslinie deckungsgleich. Im Verlauf der Einreibung macht die Orientierungslinie ein der Nierenform entsprechendes Oval – etwas größer als die realen Nieren.

19.4.6 Wandernde Aufmerksamkeit

- Der Handteller und die Fingerhand bedecken zu beiden Seiten der Wirbelsäule die Nierengegend. Zum Erhalt der Wärme wird die Nierengegend mit einer relativ kleinen Kreisbewegung umhüllt.
- Beim Wechsel der Hände kommt es zu einer Richtungsänderung: Ist die rechte Hand auf der abgewandten Seite, bewegen sich beide Hände im Uhrzeigersinn; ist die linke Hand auf der abgewandten Seite, bewegen sie sich gegen den Uhrzeigersinn.
- In beiden Händen wandert die Aufmerksamkeit mit der Bewegungsrichtung der Hände.
- Abgewandte = rechte Hand: Vom unteren Nierenpol beginnend, in Richtung Nierenkelch geht die Aufmerksamkeit vom Kleinfingerrand das Handtellers zur Mitte der Handwurzel; zum oberen Nierenpol wandert die Aufmerksamkeit über den Daumenballen und weiter durch die Grundgelenke zum Ausgangsort zurück.
- Zugewandte = linke Hand: Vom oberen Nierenpol beginnend, geht die Aufmerksamkeit in Richtung Nierenkelch vom Kleinfinger zur Mittelfingerbeere; zum unteren Nierenpol wandert sie zum Zeigefinger, um von dort durch die Grundgelenke zurück zum Ausgangsort zu gelangen.
- Während des Wechsels zur anderen Seite gleiten beide Hände aneinander vorbei. Hierbei wandert die Aufmerksamkeit ab der Kreuzung über der Wirbelsäule entgegen der Bewegungsrichtung, um vom Handteller in die Fingerhand bzw. in den Handteller zu kommen.
- Kreuzung der abgewandten rechten Hand: Beginnend vom Kleinfingerrand des Handtellers wandert die Aufmerksamkeit in die Handwurzel (über der Wirbelsäule); dann auf dem Weg zum oberen Nierenpol der gegenüberliegenden Niere zum Zeigefingergrundgelenk, auf dem Weg zum unteren Nierenpol durch die Grundgelenke zum Kleinfinger. Hier beginnt oben Beschriebenes (siehe: zugewandte Hand, außer dass die Bewegung jetzt am unteren Nierenpol beginnt).
- Kreuzung der zugewandten linken Hand: Die Aufmerksamkeit geht vom Kleinfinger zur Mittelfingerbeere (über der Wirbelsäule); ab hier auf dem Weg zum unteren Nierenpol zum Zeigefingergrundgelenk, weiter durch die Grundgelenke zum Kleinfingerrand des Handtellers. Hier beginnt oben Beschriebenes (siehe: abgewandte Hand, außer dass die Bewegung jetzt am oberen Nierenpol beginnt).
- Besonderheit bei der Kontaktaufnahme und Substanzverteilung: Mit den Fingern nach cranial zeigend, liegen beide Hände parallel über der Nierengegend und machen einen ¾-Kreis in Phasenverschiebung (wie zu Beginn der Bauch-Einreibung; wandernde Aufmerksamkeit: s. Abschnitt 16.4.7, Absatz). Am Ende dieses Weges hält die linke Hand den Kontakt, ändert aber die Richtung um 90 Grad, sodass die Finger zur Wirbelsäule schauen, und oben beschriebene Bewegung beider Hände beginnt.
- Abschluss: Die rechte (abgewandte) Hand löst sich flächig zu den Fingerbeeren Richtung unterer Nierenpol ab. Die linke (zugewandte) Hand verlängert die Lösungsphase auf dem begonnenen Kreisbogen, bis die Mittelhand auf der Höhe der oberen Nierenpole genau über der Wirbelsäule liegt, die Finger auf der abgewandten, und der Daumen auf der zugewandten Seite der Wirbelsäule. Die Hand macht nun eine Streichung nach caudal mit einmal zu- und abnehmendem Kontakt. Vom Zeigefinger und Daumen wandert die Aufmerksamkeit dabei Richtung Mitte der Mittelhand und Daumenballen und von hier aus wieder zurück zum Zeigefinger und Daumen und löst sich an den Endgliedern von Zeigefinger und Daumen.

19.4.7 Rhythmus

1. **Umkehrmoment:** kurz vor der Höhe der Nierenkelche, an der Wirbelsäule

2. **Umkehrmoment:** an dem Nierenpol, an dem die Verdichtung begonnen hat und die Lösung endet

- Der Beginn der Kontaktaufnahme und Substanzverteilung entspricht einer Lösungsphase (entsprechend dem Beginn der Bauch-Einreibung).
- Bei der Nieren-Einreibung haben wir es mit einem deutlichen Wechsel von Verdichten und Lösen zu tun: Beide Hände reiben gleichzeitig ein; sie wechseln zwischen Nierenkelch und Nierenmark; sie wechseln die Seite; dabei ändert sich die Bewegungsrichtung über den Nieren. Die Verdichtung geschieht in beiden Händen auf dem Weg von den entgegengesetzten Nierenpolen zu den Nierenkelchen. Der restliche Weg ist die Lösung.
- Der Weg der Verdichtung ist sehr kurz ($^{1}/_{5}$: $^{4}/_{5}$). Deshalb wird er zeitlich gedehnt. Dabei ist zu berücksichtigen, dass sich die Hände in Pronation mit der Schwerkraft bewegen – deshalb tauchen sie wie an der Wasseroberfläche ein, ohne unterzutauchen.
- Der erste Umkehrmoment erfolgt in Form einer deutlichen inneren Lösung beider Hände, und zwar etwas früher als im punktgenauen Gegenüber, weil die Begegnung zwischen den Händen schon etwas vorher stattfindet.
- Der Lösungsweg bleibt dicht über der Nierenregion, aber in der Empfindung (innerlich) geht man in die Weite.
- Der zweite Umkehrmoment ist eher verhalten, aber der Neubeginn der Bewegung kommt doch deutlich zum Ausdruck.
- Beim Wechsel der Hände auf die gegenüberliegende Seite entfällt die Verdichtung an der Wirbelsäule.
- Der Abstrich hat durch den zu- und abnehmenden Kontakt auch eine deutliche Verdichtung und Lösung.

19.4.8 Substanzen

Meistens wird Salbe mit Kupfer (Cuprum) verwendet, dem Metall der Venus. Es ist ein weiches Metall mit rötlich-warmer Farbe und einem vollen, warmen Klang, das durchwärmend und ernährend wirkt.

Präparate
Cuprum met. praep. 0,4 % Salbe oder Öl (Venus-Cuprum-Niere-Bezug)

Es gibt Gesichtspunkte, die Nieren auch mit anderen Substanzen einzureiben (siehe Abschnitt 19.9, Seite 190).

19.4.9 Dauer der Einreibung

1,5 bis 2 Minuten (2-mal Seitenwechsel mit zirka 5 Kreisen am Ort)

19.4.10 Häufigkeit der Einreibung

siehe Abschnitt 19.8.1

19.4.11 Tageszeit

Da die Nierentätigkeit mehr Bezug zur Atmung als zum Stoffwechsel hat, ist es ratsam, die Einreibung morgens oder zumindest in der ersten Tageshälfte zu machen, denn die wachmachende Wirkung kann gelegentlich die Nachtruhe beeinträchtigen. Es gibt aber auch einen Gesichtspunkt, die Einreibung abends zu machen – siehe Abschnitt 19.4.13 Indikationen.

19.4.12 Nachruhe

siehe Abschnitt 19.8.2

19.4.13 Indikationen/Kontraindikationen

Siehe auch Hauschka 1972

Eine Einreibung der Nieren am Morgen kann bei übernervösen und dadurch geschwächten Menschen eine zu starke Abbautätigkeit am Tage auffangen und mildern. Am Abend kann sie der Seele bei der Lösung aus dem Körper helfen.

In der Regel ist bei akuten Erkrankungen der Nieren die Nieren-Einreibung kontraindiziert (z. B. Nephritis, Nierenkolik).

19.4.14
Bild für die Einreibung

Die Nieren sind ein Ort größter Wärmeabstrahlung. Das ist ein Grund, die Nierenregion möglichst warm und während der Einreibung mit den Händen bedeckt zu halten.

Weiter sind sie ein Organ, das zur Atmung und zum Seelischen des Menschen eine besondere Beziehung hat. Deshalb ist es nicht verwunderlich, dass das Rhythmische in dieser Organ-Einreibung so deutlich zum Ausdruck kommt.

19.5
Blasen-Einreibung

19.5.1
Das Organ

Die Blase ist ein Hohlorgan, in das der hoch konzentrierte und etwas saure Endharn durch die Harnleiter aus dem Nierenbecken transportiert wird. Sie wirkt als Zugorgan, saugend und dadurch die Nierenfunktion unterstützend. Die Entleerung ist ein teils unwillkürlicher, teils willkürlicher Akt.

Von der Funktion her ist die Blase dem Nierensystem zugehörig und stark mit allem Seelischen verbunden. Was uns «an die Nieren geht», geht uns auch an die Blase. Daher ist sie sehr bedürftig an Luft, Atmung, Wärme und Rhythmus, was dem Bezug zum Kupfer entspricht.

Von der Lage her, als Organ des kleinen Beckens, ist die Blase ein Spiegelorgan zu dem oberen Luftbereich wie den Nebenhöhlen und Ohren, aber auch dem Sinnesbereich, und daher mit dem Silber verwandt.

Durch ihre vergleichsweise schlichte Struktur und Funktion kann sie besonders gut die Spiegelfunktion für verschiedene Bereiche ausüben, ihnen aber wenig Eigenes entgegensetzen. Daher bedarf sie einer umso größeren Pflege, um den vielfältigen Störungen von innen und außen zu widerstehen.

19.5.2
Kurzbeschreibung

Die in Pronation liegende Hand bewegt sich halbmondförmig innerhalb der Beckenkämme über der Blasenregion hin und her – auf den Körper der Einreibenden zu und vom Körper der Einreibenden weg.

19.5.3
Lagerung des Patienten

- Rückenlage
- Den Patienten zur besseren Erreichbarkeit der einzureibenden Region möglichst an die rechte Bettkante zur Behandlerin hinrücken lassen.
- Ein Bauchtuch von hinten umlegen und vorn schließen. Damit können die Flanken während der Einreibung bedeckt werden, und nach der Einreibung bleibt die Wärme erhalten.
- Den abgewandten Teil des Bauchtuchs während der Einreibung auf eine handwarme Wärmflasche legen, damit er anschließend warm angelegt werden kann.
- Die Kleidung bis zur Taille mit einem großen Umschlag nach oben nehmen, um drückende Falten zu vermeiden. Die Hosen bis auf Oberschenkelhöhe nach unten streifen, da die Berührung oberhalb der Schambeine stattfindet.
- Kleidung und Wäsche nach oben und unten mit Handtüchern vor Salben- und Ölspuren schützen.
- Schultern und Arme mindestens bis zu den Ellenbogen bedecken.
- Beide Arme können auf dem Brustkorb oder seitlich vom Körper liegen. Die Arme nicht hinter dem Kopf verschränken.
- Knierolle anbieten – zur Entspannung der Bauchdecke.
- Die Bettdecke mit einer Falte über den Kniegelenken nach unten nehmen und an den Oberschenkeln anschmiegen.
- Nach Beendigung der Einreibung bleibt die linke Hand noch am Körper, während die rechte das vorgewärmte Tuch um den Leib legt. Danach wird das andere Ende darüber geschlagen und mit streichender Bewegung angeschmiegt. Die Kleidung kann von unten und oben darübergezogen werden. Die Bettdecke wird hochgezogen und an Oberkörper, Schultern und Flanken angeschmiegt.

- Die Knierolle eventuell entfernen.
- Der Patient kann nach der Einreibung eine andere Lage einnehmen.

19.5.4 Stand und Körperbewegung der Behandlerin

Auf Bauch-/Beckenhöhe – frontal zum Bett im schulterbreiten Grätschschritt stehen (zugewandt, Drehung in der Wirbelsäule wird vermieden).

Die linke Hand ruht an der Außenseite des zugewandten Oberarms.

Die rechte Hand bewegt sich zwischen den Flanken auf den Körper der Einreibenden zu und vom Körper der Einreibenden weg. Es handelt sich um eine sehr kleine Bewegung bei guter Armfreiheit, die wenig Gegenbewegung benötigt. Der Unterarm ist auf gleicher Höhe wie die einreibende Hand. Daher ist die Gestalt während der ganzen Einreibung gleichbleibend leicht gebeugt mit extrem lockerer Gürtelregion und gleichmäßiger Gewichtsverlagerung über beiden Füßen.

Am Ende der Einreibung: erst aufrichten, wenn die einreibende Hand sich gelöst hat und die Blasengegend mit dem Tuch abgedeckt worden ist.

19.5.5 Orientierungslinie

Die nach cranial geöffnete mondsichel- oder schalenförmige Orientierungslinie verläuft an der oberen Schambeingrenze etwa handlang (je nach Körper- und Handgröße).

19.5.6 Wandernde Aufmerksamkeit

- Die Hand liegt horizontal und in Pronation über der Blasengegend.
- Die Aufmerksamkeit wandert jeweils durch die gesamte Breite der Hand. Bezugspunkt ist der Blasengrund.
- Hier beginnt es von der Handwurzel bis zur Mittelhand (verdichten), weiter von der Mittelhand bis in die Fingerbeeren (lösen), wieder vom Blasengrund ausgehend von den Fingerbeeren bis in die Mittelhand (verdichten), weiter von der Mittelhand zur Handwurzel (lösen).
- Der jeweils innerlich gelöste Teil der Hand hält stets warmen leichten Kontakt.

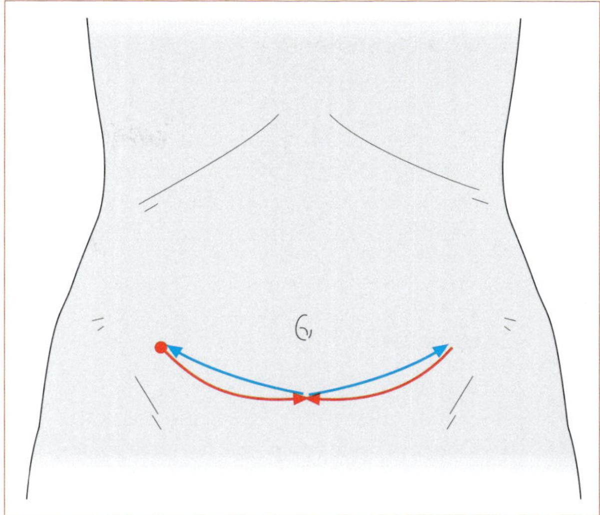

Abbildung 19-4: Blasen-Einreibung.

Der Bewegung liegt eigentlich eine Lemniskate zugrunde, deren Schnittpunkt über dem Blasengrund liegt und deren Bögen sich beide nach cranial wenden. So gesehen kann die wandernde Aufmerksamkeit auch als Bewegung der Schlaufen um die Handwurzel und Fingerhand mit Kreuzung in der Mittelhand gedacht werden.

19.5.7 Rhythmus

- Verdichten und Lösen geschehen auf dem Weg in beide Richtungen.
- 1. Umkehrmoment: jeweils, wenn die Mittelhand über dem Blasengrund ist
- 2. Umkehrmoment: auf dem Weg zur zugewandten Seite in den Fingerbeeren, auf dem Weg zur abgewandten Seite an der Handwurzel
- Die Verdichtung erfolgt jeweils von der Peripherie zum Blasengrund, die Lösung vom

Blasengrund in die Peripherie. Die Differenzierung beruht in der Vorstellung des Empfangens und Abgebens, wobei der Kontakt möglichst gleichmäßig dicht bleibt.

- Der erste Umkehrmoment ist daher sehr verborgen, der zweite Umkehrmoment wird durch das Abgeben in die Weite und den Neubeginn mit Richtungswechsel deutlicher.

19.5.8 Substanzen

- Eucalyptus 10 %, Öl
- Solum uliginosum – als Salbe oder Öl
- Cuprum met. praep. 0,4 %, Salbe oder Öl
- Argentum metallicum 0,4 %, Salbe
- Hypericum 25 %, Öl

19.5.9 Dauer der Einreibung

1,5 bis 2 Minuten (je 12- bis 15-mal in beide Richtungen)

19.5.10 Häufigkeit der Einreibung

siehe Abschnitt 19.8.1

19.5.11 Tageszeit

Bei Bettnässern abends vor dem Schlafengehen, ansonsten unabhängig von der Tageszeit

19.5.12 Nachruhe

siehe Abschnitt 19.8.2

Wenn die Einreibung vor dem Schlafengehen gemacht wird, geht die Nachruhe in den Schlaf über.

19.5.13 Indikationen/Kontraindikationen

- Jede Reizung der Harnblase, Bettnässen, Harnverhalt
- In der Regel ist bei akuten Erkrankungen der Blase die Blasen-Einreibung kontraindiziert (z. B. Blasenentzündung).

19.5.14 Bild für die Einreibung

Die Hand bewegt sich, wie wenn die Blase eine Kugel wäre, an deren Oberfläche sie sich anschmiegt. Am tiefsten Punkt, wenn sich die Mittelhand am Blasengrund befindet, erlebt sie sich wie eine Schale, in der eine Kugel liegt.

Es ist eine wiegende Bewegung mit der Betonung am tiefsten Punkt.

19.6 Herz-Einreibung

19.6.1 Das Organ

Das Herz ist das Zentrum unseres Kreislaufsystems. Es ist ein «Begegnungsort», in dem Blutströme mit unterschiedlicher Wärme und unterschiedlichem Gehalt an Sauerstoff und Nährstoffen zusammentreffen: Das Blut aus der Lunge bringt aus dem Kontakt mit der Außenwelt andere Eindrücke mit als das Blut aus «der kleinen Welt unseres eigenen inneren Organismus» [Steiner, 1991].

In einem sich stetig wiederholenden, nie unterbrochenen rhythmischen Wechsel von Zusammenziehung und Erschlaffung sammelt sich vor jedem Herzschlag Blut aus der Peripherie des Kreislaufes im Herzen und kommt dort für einen kurzen Moment zur Ruhe, bevor es sich wieder in dem weit ausgebreiteten Netz der Arterien und Kapillargefäße verteilt. Auf diese Weise vermittelt das Herz zwischen innen und außen, einem Aufnehmen und Verströmen, dem Zu-sich-Kommen und mit mutiger Herzenskraft In-die-Welt-Hinaustreten.

Nicht nur in körperlich-leiblichem Sinne bildet das Herz unseren Mittelpunkt, auch seelisch erleben wir es als unsere Mitte und bringen es in Zusammenhang mit Wärme und Innerlichkeit, Mut und Stärke.

19.6.2
Kurzbeschreibung

Die rechte Hand beschreibt einen Kreis über der Herzregion, anatomisch orientiert an der linken Brust und innerhalb der Grenzen von Schlüsselbein, Brustbein, unterem Rippenbogen und mittlerer Axillarlinie. Der letzte Teil des Kreises von der Flanke bis zum Neubeginn unterhalb des Schlüsselbeins geht durch die Luft. Auf der Höhe der Sternumspitze wird eine kleine, ins Innere des Kreises gehende Schlaufe gebildet. Sie erscheint als nach innen geschlagener Lemniskatenbogen. Sowohl die Verdichtungs- als auch die Lösungsphase weisen einen zu- und einen abnehmenden Kontakt auf.

Es gibt zwei Varianten, die sich folgendermaßen unterscheiden:

Variante I
hat einen Viererschritt: 1. Verdichten – 2. innere Schlaufe – 3. Lösen – 4. Umkehr in der Luft/Weite.

Variante II
hat einen Zweierschritt: 1. Verdichtungsphase bis in den tiefsten Punkt der inneren Schlaufe – erster Umkehrmoment – 2. Lösungsphase von dem tiefsten Punkt der inneren Schlaufe bis in die Weite – zweiter Umkehrmoment in der Luft/Weite.

Der qualitative Unterschied der beiden Varianten kann mit dem $^4/_4$-Takt und dem $^2/_2$-Takt verglichen werden. Der $^2/_2$-Takt hat eine größere Ruhe.

Die unterschiedliche Handhabung wird in den Abschnitten 19.6.6 Wandernde Aufmerksamkeit und 19.6.7 Rhythmus weiter erörtert.

Es ist auch möglich, die Herz-Einreibung wie die Einreibung der linken Brust zu machen, (siehe Kap. 16.3 sowie Abb. 16-11).

19.6.3
Lagerung des Patienten

- Rückenlage
- Möglichst zur rechten Bettkante, zur Behandlerin hinrücken lassen – zur besseren Erreichbarkeit des einzureibenden Gebiets.
- Ein Bade- oder Bibertuch von hinten um den entkleideten Oberkörper legen und vorn schließen. Ein kleines Tuch wird darunter direkt auf die Brust gelegt. Es bietet zusätzlich Wärme und Sicherheit. Anstelle des großen Tuches kann man auch einen Bademantel anziehen und ebenfalls vorn ein kleines Tuch auflegen.
- Das Handtuch/der Bademantel wird so zurückgeschlagen, dass die Innenseite innen bleibt und das Umgeschlagene auf dem Körper liegt, damit der Wärmeverlust nicht so groß ist.
- Die Hosen werden bis auf Hüfthöhe nach unten genommen, da die Berührung bis zum unteren Rippenbogen stattfindet.
- Kleidung nach unten mit Handtüchern vor Salben- und Ölspuren schützen.
- Der linke Arm wird nach Öffnen des Badetuches mit diesem eingeschlagen – als Wärmeschutz und auch, damit keine Irritation durch ungewollte Berührungen geschieht.
- Beide Arme liegen seitlich vom Körper; nicht hinter dem Kopf verschränken, weil der Brustkorb dann gespannt ist.
- An der linken Flanke genügend Platz für die einreibende Hand lassen.
- Knierolle zur Entspannung der Bauchdecke anbieten.
- Die Bettdecke mit einer Falte über den Kniegelenken nach unten zurücknehmen und an den Hüften anschmiegen.
- Nach Beendigung der Einreibung bleibt die linke Hand noch am Körper, während die rechte das vordere Tuch und dann das Badetuch bzw. den Bademantel um den Oberkörper legt. Die Bettdecke wird hochgezogen und an Oberkörper, Schultern und Flanken angeschmiegt.
- Die Knierolle eventuell entfernen.
- Der Patient kann nach der Einreibung eine andere Lage einnehmen.

19.6.4
Stand und Körperbewegung der Behandlerin

- Auf Bauch-/Beckenhöhe im zum Bett hin geöffneten Schritt stehen (zugewandt, Drehung in der Wirbelsäule wird vermieden).

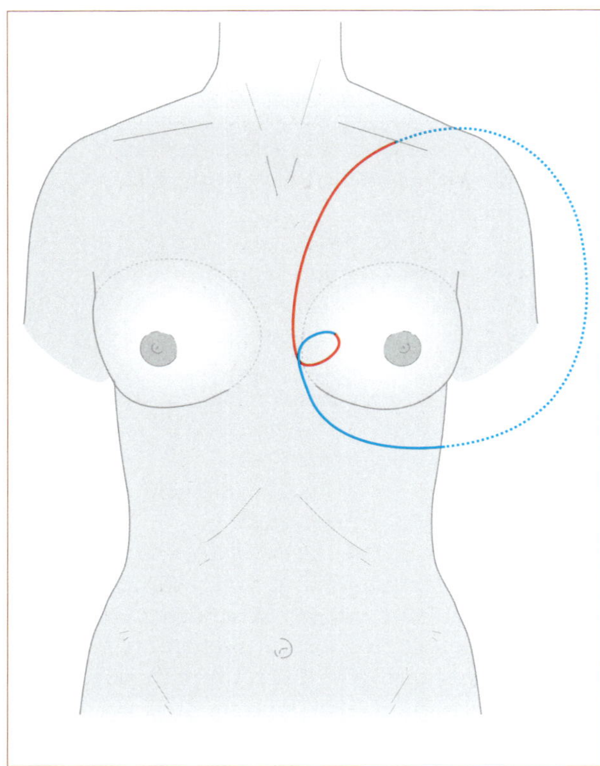

Abbildung 19-5: Herz-Einreibung.

- Die linke Hand liegt während der Einreibung über dem Badetuch/Bademantel an der Außenseite des zugewandten Oberarms.
- Während der ganzen Einreibung: Beugung der Gestalt mit Gewichtsverlagerung auf den hinteren Fuß, weil die linke Hand liegen bleibt, die einreibende Hand sich während der ganzen Einreibung in Pronation und direkt über der Herzregion befindet und damit der Unterarm und Ellenbogen dieselbe Höhe wie die Hand haben können.
- Während der 1. Phase mit zu- und abnehmendem Kontakt macht der Körper keine Mit- oder Gegenbewegung, weil beides nicht angebracht ist. In diesem Fall nimmt ein ruhiges Verweilen des Körpers den Ausdruck einer Gegenbewegung an.
- Am Ende der 1. Phase: leichte Aufrichtung.
- Während der 2. Phase: leichte Beugung der Gestalt mit Gewichtsverlagerung auf den hinteren Fuß und auf dem Weg zur Flanke Umwendung der Fingerhand in Richtung Flanke.
- Während des Weges durch die Luft bei leichter Aufrichtung erneute Hinwendung zum Kopf des Patienten und vorbereitende Beugung für die 1. Phase.
- Am Ende der Einreibung erst aufrichten, wenn die einreibende Hand sich gelöst hat.

19.6.5 Orientierungslinie

Innerhalb der Grenzen von Schlüsselbein, Sternum, unterem Rippenbogen und der mittleren Axillarlinie wird über dem linken Thorax ein an der Brust orientiertes Rund vollzogen. Die Richtung verläuft gegen den Uhrzeigersinn von unterhalb des Schlüsselbeins, seitlich des Sternums über die mittlere Brust bis ins Innere der kleinen Schlaufe auf Höhe der Sternumspitze über dem unteren rechten Quadranten der linken Brust und weiter unterhalb der Brust, dem Rippenverlauf folgend zur mittleren Axillarlinie an der Flanke.

19.6.6 Wandernde Aufmerksamkeit

In der *Verdichtungsphase* wandert die Aufmerksamkeit entgegen der Bewegungsrichtung von der Handwurzel zu den Fingerbeeren – mit folgenden Besonderheiten:

- Die Handwurzel wird gleichsam übersprungen, um jede Schwere zu vermeiden.
- Der Kontakt und die Aufmerksamkeit wandern in die Mittelhand. In diesem Moment hat die Hand vollen Kontakt. Dieser löst sich anschließend von der Handwurzel her, während die Aufmerksamkeit weiter zu den Fingerbeeren bzw. der Mittelfingerbeere wandert.

In der *Lösungsphase* gibt es folgende Besonderheiten:

- Auf dem halben Weg zur Flanke wandert die Aufmerksamkeit entgegen der Bewegungsrichtung und mit zunehmendem Kontakt von der Mittelfingerbeere in Richtung Handwurzel, je nach Größe von Körper und Hand evtl. nur bis in die Mittelhand.

- Weiter in Richtung Flanke wandert sie mit der Bewegungsrichtung von der Handwurzel oder vom Handteller zur Fingerhand, während sich die Handfläche schon löst. Die Mitte der Fingerhand liegt bei der flächigen Ablösung über der mittleren Axillarlinie.

Variante I

Viererschritt: Am Ende der Verdichtungsphase ist die Aufmerksamkeit bereits in den Fingerbeeren. Während der kleinen Schlaufe wandert die Aufmerksamkeit einmal nur um die Fingerbeeren.

Variante II

Zweierschritt: Die Verdichtungsphase geht bis ins Innere der kleinen Schlaufe, wo die Aufmerksamkeit in der Mittelfingerbeere ankommt.

Die Lösungsphase beginnt im Innern der kleinen Schlaufe mit der Mittelfingerbeere und weiter, wie oben beschrieben (s. Oben, In der Lösungsphase …).

19.6.7 Rhythmus

Variante I ist nicht im Sinne von «Verdichtung – 1. Umkehrmoment – Lösung – 2. Umkehrmoment» zu definieren.

In Variante II ist die Verdichtungsphase der Weg aus der Weite bis in den tiefsten Punkt der inneren Schlaufe auf Höhe der Sternumspitze.

1. **Umkehrmoment:** am tiefsten Punkt der kleinen nach innen gegen den Uhrzeigersinn gebildeten Schlaufe.
   Die Lösungsphase ist der Weg von hier bis zur Flanke und weiter in der Luft.
2. **Umkehrmoment:** in einem Moment auf dem Weg durch die Luft.

In der Polarität von der nach innen gelegten Schlaufe und der Weite spiegelt sich das zum Herzen gehörende Motiv von Punkt und Umkreis. Der zweite Umkehrmoment bringt die nötige Weite in die Behandlung.

Obwohl die Wege relativ gerade erscheinen, sollten sie, an der Brust orientiert, so rund wie möglich gemacht werden.

Besonderheit

Jeweils während der Verdichtungs- und Lösungsphase gibt es zu- und abnehmenden Kontakt, ohne ein bewusst gehandhabtes Verdichten und Lösen. Dies dient lediglich der Leichte und Lebendigkeit der Berührung direkt über der Herzgegend.

In der Verdichtungsphase ist der Höhepunkt des zunehmenden Kontaktes in dem Moment erreicht, wo die Aufmerksamkeit in der Mittelhand angekommen ist. Danach wird der Kontakt wieder weniger.

In der Lösungsphase ist der Höhepunkt des zunehmenden Kontaktes erreicht, wenn die Aufmerksamkeit an der Handwurzel/im Handteller angekommen ist. Danach löst sich der Kontakt wieder bis in die Fingerhand. Am Ende der Lösungsphase nimmt die Berührungsintensität noch einmal etwas zu, bedingt durch die Handstellung an der Flanke – zwischen von oben (mit der Schwere) und von unten (mit der Leichte) kommend.

Handhabung der inneren Schlaufe

Variante I

Die Schlaufe erscheint als Bogen einer nach innen geschlagenen Lemniskate. Sie kann größer gemacht werden oder in einen Punkt zusammen gezogen sein.

Sie ist ein Teil des Viererschrittes von: Verdichtungsphase – Schlaufe – Lösungsphase – Weg durch die Luft.

Die volle Aufmerksamkeit auf die Ausführung der Schlaufe verhindert, in etwas Taktmäßiges zu geraten.

Variante II

Die Schlaufe wird mit jeweils einem Schenkel in die Verdichtungs- und Lösungsphase einbezogen (kann in einen Punkt zusammengezogen werden).

Dann entsteht ein Zweierschritt: Verdichtungsphase bis in den tiefsten Punkt der Schlaufe – 1. Umkehrmoment – Lösungsphase vom tiefsten Punkt der Schlaufe bis in die Weite – 2. Umkehrmoment.

19.6.8 Substanzen

Gold (Aurum), überwiegend für Herz-Einreibungen verwendet, gehört zur Sonne, dem «äußeren Herzen» unseres Planetensystems. Mit seinem edlen Glanz und seiner Unangreifbarkeit gegenüber äußeren Einflüssen wirkt es ausgleichend und durchlichtend.

Zum Beispiel Aurum Lavendula-Rosae-Salbe. Hier gilt es zu berücksichtigen, dass sich die verschiedenen Hersteller bei der Salbengrundlage entweder nach dem Pflanzenanteil (fettes Öl, gelbes Wachs und Wollwachs – zur besseren Aufnahme in die Haut), oder nach dem Metallanteil richten (Paraffine, weißes Vaselin und Glycerin, um die Aufnahme in die Haut zu vermeiden, «Spiegelbildung»). Das hat rein äußerlich einen Effekt auf die Konsistenz und den Geruch der Salbe.

19.6.9 Dauer der Einreibung

1,5 bis 2 Minuten (6 bis 9 Bewegungen/Kreise)

19.6.10 Häufigkeit der Einreibung

siehe Abschnitt 19.8.1

19.6.11 Tageszeit

Da die Herz-Einreibung heute fast ausschließlich in dieser beruhigend wirkenden Version angewendet wird, kann sie unter verschiedenen Gesichtspunkten zu verschiedenen Tageszeiten ausgeführt werden.

19.6.12 Nachruhe

siehe Abschnitt 19.8.2

19.6.13 Indikationen/Kontraindikationen

Siehe auch Hauschka 1972

- Eine Herz-Einreibung wirkt bei nervöser Herzunruhe und Herzbeklemmungen sowie bei fehlendem Lebensmut in schwierigen Schicksalssituationen beruhigend und stärkend.
- Die Beruhigung der mittleren Organisation und die damit verbundenen Regulationsvorgänge (Wärme, Blutzirkulation usw.) sind die Hauptindikationen.
- In der Regel ist bei akuten Erkrankungen des Herzens eine Organ-Einreibung kontraindiziert (z. B.: akuter Herzinfarkt).

19.6.14 Bild für die Einreibung

- Man möchte von der Herzgegend alles Belastende, Beengende und Bedrängende wegnehmen mit einer Bewegung, die einem leicht wehenden Frühlingswind entspricht.
- Auf keinen Fall wird man noch mehr Beschwerendes hinzufügen, weder physisch noch seelisch, sondern einen inneren Freiraum entstehen lassen.
- Einem Herzen, das ungeschützt, dünnhäutig, übersensibel ist, möchte man einen Schutzraum anbieten, wie in einer Seifenblase, wie in einem zarten Wolkenschleier, um dem Leben im Innenraum ein Eigensein zu ermöglichen.
- Oder ich bestätige das Herz in seiner größten Leistung, nämlich der unermüdlichen rhythmischen Tätigkeit, indem ich versuche, das bestmögliche harmonische Bild einer atmenden Berührung herzustellen.

19.7 Leber-Milz-Einreibung

Zum Schluss sei noch eine besondere Einreibung vorgestellt, die Rudolf Steiner angegeben hat: am Morgen die Leber mit Eisensalbe und die Milz mit Kupfersalbe einzureiben. «Durch die Lebermassage wird das alte Karma aus der Vergangenheit wieder in Bewegung gebracht, und durch die Milzmassage kann sich das Karma in die Zukunft hinein richtig gestalten.» [Deventer, 1992]. Der den Willen stärkende Eisenimpuls hilft, eine zu fest gewordene Vergangenheit aufzubrechen, innerlich durchzuarbeiten und zu bejahen. Durch das wärmende Kupfer können neue Impulse für die Zukunft mit liebevoller Wärme aufgenommen und eingliedert werden.

«Da bei den meisten Patienten hier die Grundursache ihrer Krankheiten liegt, wurde diese äußere Behandlung von Ita Wegman sehr häufig verordnet.» [Deventer, 1992]

19.8 Allgemeine Gesichtspunkte

19.8.1 Häufigkeit der Einreibung

- Zu Beginn ist es angebracht, ungefähr drei bis vier Wochen lang täglich eine Behandlung zu machen – mit einer Wochenendpause.
- In einer chronischen Situation kann man diese Einreibung für die Dauer von drei Monaten ein- bis zweimal wöchentlich machen. Danach empfiehlt es sich, einen Monat zu pausieren, bevor man – eventuell – wieder einsetzt.
- In der Regel wird individuell darüber entschieden.

19.8.2 Nachruhe

Trotz der Kürze der Behandlungen empfiehlt es sich, mindestens 15 Minuten nachzuruhen. Es darf auch mehr sein, weil viele Menschen selbst am frühen Morgen noch einmal kurz einschlafen. Der Schlaf wirkt sehr begünstigend auf die Wirkung. Gleichzeitig kommt darin die positive Antwort des Organismus zum Ausdruck.

Allgemein kann man sagen, dass die Zeit, die jemand aus sich heraus ruht, die für ihn günstige Dauer ist.

19.9 Häufig gestellte Fragen

Gibt es eine Alternative zur Organ-Einreibung?
Aus folgenden Gründen kann eine Organ-Einreibung nicht durchgeführt werden:

- Das Gebiet über dem Organ ist durch einen Verband nicht zugänglich.
- Der Patient verträgt die Berührung nicht, z. B. über dem Herzen.
- Die Substanzwirkung soll zeitlich begrenzt zur Anwendung kommen, denn bei der Einreibung verbleibt die Salbe ja auf der Haut, und die Substanzwirkung hält weiter an.
- Es gibt niemanden, der in der Durchführung der Organ-Einreibung geschult ist.
- Als Herz-Salben-Auflage kann ein Patient in der nachklinischen Phase die Anwendung noch fortsetzen und sie sich gegebenenfalls selber machen.

Für den ersten Punkt gibt es keine Alternative. In den anderen Fällen ist die **Salben-Auflage** eine Alternative zur Organ-Einreibung:

- Die verordnete Metall-Salbe wird mit einem Messer oder Spatel in ein dünnes Baumwolltüchlein in der Größe der Organregion eingestrichen, bis sie ganz von dem Textil aufgenommen worden ist.
- Das Anlegen erfolgt bei Milz, Leber und Nieren mit einem Woll- und Zwischentuch zirkulär um den Leib, bei Herz und Blase als örtliche Auflage und – wenn nicht anders verordnet – für die Dauer von 30 bis 60 Minuten.
- Das Tüchlein kann bis zu vier Wochen wieder verwendet werden und wird einmal wöchentlich mit einer kleinen Salbenmenge nachgestrichen.
- Eine mit Datum versehene Plastiktüte dient der Aufbewahrung des Salbentüchleins. Es verbleibt dort während des Anwärmens bis zum Moment des Anlegens.
- Anstelle der selbst hergestellten Salbenauflage kann man auch Metallfolien (von der Firma Weleda, Arlesheim, CH) benutzen. Die Gebrauchsanweisung wird mitgeliefert.
- Weitere Details: siehe Fingado, 2008.

Wo kann man die Organ-Einreibungen erlernen?
Siehe «Nützliche Adressen» am Buchende

Wer darf eine Organ-Einreibung durchführen?
Professionell Pflegende und Angehörige anderer Medizinalberufe, insbesondere Masseure für Rhythmische Massage, wenn sie die Kurse in

Organ-Einreibungen erfolgreich abgeschlossen haben, dürfen die Organ-Einreibungen anwenden.

Es gibt aber auch die Möglichkeit, dass eine Pflegende, eine Masseurin oder ein Arzt einer Mutter zeigen, wie sie bei ihrem Kind oder einem zu pflegenden Angehörigen die verordnete Substanz über dem Organ auftragen kann. Oder ein Patient wird darin unterwiesen, sich die Salbe selber aufzutragen. Die Berechtigung für die Ausübung gilt dann aber nur für die jeweilige Situation.

Wer verordnet die Organ-Einreibung?
Eine Expertin für Rhythmische Einreibungen oder für Anthroposophische Pflege ist dafür qualifiziert, die Organ-Einreibungen eigenständig anzuordnen.

Häufig liegt die Anordnung auf Seiten eines Arztes und die Durchführung bei der geschulten Pflegenden. Eine erfahrene Expertin kann dem Arzt im Dialog diesbezüglich viele Anregungen geben.

Die Organ-Einreibungen sind eine gute Veranlassung, um in den fachlichen Dialog der Pflegenden untereinander und mit dem Arzt zu kommen.

Was ist der Unterschied zwischen Teilkörper-Einreibungen, Organ-Einreibungen und der Pentagramm-Einreibung?
Hier kann ein Vergleich mit den Potenzbereichen der Anthroposophischen Arzneimittel helfen [Simon, 2008].

Es gibt die Niedrigpotenzen, die den physischen bzw. den Stoffwechselaspekt ansprechen und bei vorwiegend akuten Erkrankungen eingesetzt werden. Die mittleren Potenzen erreichen eher alle rhythmischen Prozesse und ihre Organsysteme. Die hohen Potenzstufen sind dem Nerven-Sinnes-System zugeordnet und werden eher bei chronischen Zuständen angewendet. Die Häufigkeit der Verabreichung nimmt mit zunehmender Potenzierung und abnehmender Substanz ab.

Auch wenn der Mensch mit jeder Einreibung auf allen Ebenen seines Seins angesprochen wird, wenden sich die Teilkörper-Einreibungen doch vorrangig an den stofflichen Bereich: Wärme, Atmung, Durchblutung, An- und Entspannung etc. Auch können Teilkörper-Einreibungen – besonders in der Intensivpflege – täglich ein- bis mehrmals angewendet werden.

Die Pentagramm-Einreibung bildet den Gegenpol dazu. Sie wendet sich an die Ich-Organisation und ihre ordnende Tätigkeit. Sie kann einmalig oder wenige Male in größeren zeitlichen Abständen angewendet werden.

Die Organ-Einreibungen nehmen dazu eine Mittelstellung ein. Sie haben eine Brückenfunktion für alles, was noch im Werden, noch im Prozess ist, und wirken von hier in beide Bereiche hinein. Das spiegelt sich auch in der Häufigkeit der Anwendung wieder (zur Pentagramm-Einreibung s. Kapitel 18).

Können die Organe auch mit anderen Substanzen eingerieben werden?
Alle Organe können auch mit anderen Substanzen eingerieben werden.

Siehe: Leber-Milz-Einreibung. Dabei wird die Leber mit Eisen und die Milz mit Kupfer behandelt.

Wenn der Wärmeaspekt im Vordergrund steht, können sowohl die Milz als auch die Leber und die Blase mit Cuprum-Salbe behandelt werden.

Gemäß der anthroposophischen Menschen- und Naturerkenntnis kommen noch andere Substanzen in Betracht. Neben den «typischen» Heilmitteln, die bereits erwähnt wurden, gibt es individuelle Anwendungen, die möglichst im Dialog mit dem behandelnden Arzt gefunden werden. Es würde den Rahmen dieses Buches sprengen, ausführlicher darauf einzugehen.

Es sei noch erwähnt, dass die Organ-Einreibung auch ohne Substanz erfolgen kann. In diesem Fall wirken besonders die warme, dezent rhythmisch gestaltete Berührung und die dem Organ und dem Menschen gewidmete volle Aufmerksamkeit. Darin kommt der Stellenwert der Durchführungspraxis zum Ausdruck, und die Wirkung einer zusätzlich angewendeten Substanz wird deutlicher.

Gibt es einen Unterschied zwischen den Organ-Einreibungen in der Pflege und in der Rhythmischen Massage?

Die Organ-Einreibungen sind gleichermaßen ein zentraler Bestandteil der Rhythmischen Massage und der Rhythmischen Einreibungen.

In der Pflege werden die Organ-Einreibungen in einer Weise durchgeführt, die wie ein Grundthema im Vergleich zu Variationen angesehen werden können. Man versucht den für das jeweilige Organ charakteristischen Ton zu spielen oder zum Erklingen zu bringen. Das hat einen gewissen Urbild-Charakter. Deshalb werden in der Pflege keine Abwandlungen gemacht. Das jeweilige Organ wird mehr im salutogenen Sinne angesprochen.

Dieser Aspekt gilt auch für die Rhythmische Massage. Darüber hinaus können in der Massage Variationen durchgeführt werden, die in der einen oder anderen Richtung einen Akzent setzen. Das bedarf jedoch einer weiteren Schulung, längerer Erfahrung und eines regelmäßigen Umgangs mit den Organ-Einreibungen.

Verwendete Literatur

Deventer, M.P. van: Die anthroposophisch medizinische Bewegung in den verschiedenen Etappen ihrer Entwicklung. Natura Verlag, Arlesheim, 1992

Fingado, M. Therapeutische Wickel und Kompressen. 4. Auflage. Natura Verlag, Arlesheim, 2008

Hauschka, M.: Rhythmische Massage nach Dr. Ita Wegman. Schule für künstlerische Therapie und Massage, Bad Boll, 1972

Holtzapfel, W.: Im Kraftfeld der Organe. Philosophisch-Anthroposophischer Verlag, Dornach, 1989

Husemann, Wolff: Das Bild des Menschen als Grundlage der Heilkunst. Verlag Freies Geistesleben, Stuttgart, 1981

Koob, O.: Wenn die Organe sprechen könnten. Mayer, Stuttgart, 2006

Lievegoed, B.: Planetenwirken und Lebensprozesse in Mensch und Erde, «lebendige Erde». Forschungsring für Biol. Dyn. Wirtschaftsweise e.V., Darmstadt, 1985

Rohen, J.: Funktionelle Anatomie. Schatthauer Verlag, Stuttgart, 2001

Simon, L.: Grundlagen Anthroposophischer Arzneitherapie: Substanzen, Pharmazeutische Prozesse, Wirkprinzipien. In: Vademekum Anthroposophische Heilmittel. Merkurstab, Filderstadt, 2008

Steiner, R.: Geisteswissenschaft und Medizin. Rudolf Steiner Verlag, Dornach, 1990

Steiner, R.: Okkulte Physiologie. Rudolf Steiner Verlag, Dornach, 1991

Treichler, M.: Sprechstunde Psychotherapie. Urachhaus, Stuttgart, 1993

Teil 4: Übungen

Hermann Glaser

«Nur durch das Morgentor des Schönen
Dringst du in der Erkenntnis Land.

..., weil der Weg zu dem Kopf durch das Herz
muss geöffnet werden.
Ausbildung des Empfindungsvermögens ist also
das dringendere Bedürfnis der Zeit, ...»

Friedrich von Schiller

In diesem Teil sollen praktische Übungen vorgestellt werden, die man entweder allein oder als Gruppe in einem Seminarzusammenhang durchführen kann. Man bereitet damit einen Boden, auf dem sich die Qualität der Rhythmischen Einreibungen entwickeln kann. Der Sinn dieser Übungen liegt im Erlebbar-werden-Lassen zentraler Elemente, die dann mit dem dafür erwachten Bewusstsein besser in die Rhythmischen Einreibungen eingegliedert werden können.

Die vorgestellten Übungen sollen in lebendiger, künstlerisch-spielerischer Weise den Lernwillen wecken und eine Fragehaltung auslösen. Gerade begeisternde Aha-Erlebnisse sind sozusagen das Futter, der Lockstoff, um an einem Thema zu bleiben. Bei Anfängern zeigt sich dabei häufig eine Art Ur-Ahnung, die sie neugierig werden lässt und zum Tätigsein motiviert.

Ich habe mich bemüht, eine Auswahl einfacher Übungen zu treffen, die auf den Weg bringen kann, um schließlich selbst schöpferisch Übungen zu entwickeln. Zu den meisten Übungen lassen sich Variationen entwerfen, die eine Wiederholung der Übung interessant und lebendig machen. Die Frucht des Übens ist der Fortschritt. Mit jeder Wiederholung öffnen sich neue Fenster und Türen, und das wahrnehmbare Panorama wird immer breiter.

Viele der Übungen wurden von meinen Kolleginnen und Kollegen der Ausbildergruppe für Rhythmische Einreibungen an der Filderklinik gesammelt und formuliert.

«Rhythmus ist Wiederholung des Ähnlichen.»

Johann Wolfgang von Goethe

20. Methodik

«Alle Methode ist Rhythmus: hat man den Rhythmus der Welt weg, so hat man auch die Welt weg. Jeder Mensch hat seinen individuellen Rhythmus. Rhythmischer Sinn ist Genie.»

Novalis

20.1 Vorbereitung

«Das Steife muss verschwinden und die Regel nur die geheime Grundlinie des lebendigen Handelns werden.»

Johann Wolfgang von Goethe

Zunächst muss ein günstiger Rahmen geschaffen werden.

Die Räumlichkeit muss eine angenehm-freundliche Atmosphäre ausstrahlen. Mögliche Störungen von außen sollten abgeschirmt werden, das benötigte Material bereitstehen.

Zur Einführung der Übung gehört es, sich die Spielregeln klarzumachen: Darf gesprochen werden, oder soll alles im Stillen verlaufen? Wie verteilen sich die Teilnehmer im Raum – paarweise oder in Gruppen zu x Personen? Wie viel Zeit steht zur Verfügung?

Es ist wichtig, den Verlauf einer Übung zu skizzieren und dabei das Ziel, den Sinn und Zweck zu formulieren, ohne das Ergebnis vorwegzunehmen. Der innere Blick der Teilnehmer muss eine Orientierung erhalten, wenn die Übung Früchte tragen soll.

Einige Stichpunkte an der Tafel können als Gedankenstütze hilfreich sein.

Macht sich Unruhe breit, nachdem die Aufgabe genannt ist, sollte man nachfragen, an welcher Stelle noch Unklarheiten bestehen. Unsicherheit und Unverständnis bilden eine große Hemmschwelle.

Das notwendige Selbstvertrauen und die Motivation der Teilnehmer kann man fördern durch humorvolle Ermutigung, Unterstützung bei Schwierigkeiten, Anerkennen von Hemmungen und die Wertschätzung aller Beteiligten und ihrer Äußerungen.

20.2 Durchführung

«Man wird streben, die Schönheit zur Vermittlerin der Wahrheit zu machen, und durch die Wahrheit der Schönheit ein dauerndes Fundament und eine höhere Würde zu geben.»

Friedrich Schiller

Die Dauer einer Übung sollte gut abgespürt werden.

Wird sie zu lange gemacht, verliert sie ihren Reiz. Ist sie zu kurz, können keine Erlebnisse entstehen, die zur Formulierung von Begriffen nötig sind.

Die Übungen dürfen keinem Erfolgszwang unterliegen. Sie müssen in völliger Gelöstheit stattfinden können. Nur so entsteht ein Klima, in dem sich neue Gedanken, Fähigkeiten, aber auch so etwas wie ein Gruppenzusammenhalt entwickeln können.

Wichtig ist die aufmerksame Wahrnehmung dessen, was gesagt, getan, erlebt wird.

Es sind häufig Gefühlserlebnisse, die auf wichtige Lernmomente hinweisen. Darüber lässt sich nicht diskutieren, sie müssen ernst genommen und ausgesprochen werden.

Durch ein warmes Interesse, durch das Staunen über die Phänomene verbindet man sich mit der Sache. Jetzt entstehende Begeisterung wirkt ansteckend! Aber auch eine gewisse kühle Distanz kann für die richtige Beziehung zum Inhalt notwendig sein.

An dieser Stelle müssen die Fragen gestellt werden:

Was hat mich angesprochen? Was war dabei eher unangenehm?

20.3 Auswertung

> «Die Schönheit ist ... jene rhythmische Bewegung, Harmonie oder, wie soll ich sie nennen, zwischen zweien, zwischen Mensch und Mensch, zwischen Geist und Gefühl, zwischen Ruhe und Bewegung, die das Universum, die Weltgeschichte, das Leben, wenn wir es mit Stille und Kraft ... betrachten, unserm Gemüt mitteilt; und welche in beschränktem Umkreise jedes Kunstwerk darstellt. Dieses Geistes, der das Universum beseelt, ist alles und jedes teilhaftig, was sich mit seinem Leben an das Ganze anschließt, und die Empfänglichkeit für seine Offenbarungen muss jeder in sich beleben und erhöhen, wie er vermag.»
>
> Adam Müller

Eine kurze Pause des Sich-Sammelns leitet die Auswertung ein. War die Stimmung heiter, angespannt, emsig, verhalten oder ausgelassen?

Auf Details in den einzelnen Gruppen sollte man erst dann eingehen, wenn die jeweiligen Teilnehmer ihre Ergebnisse formuliert oder wenn sie Schwierigkeiten damit haben, eine Aussage zu machen.

Etwas unwohl wird den Teilnehmern oft, wenn der Reihe nach jeder etwas beitragen soll. Diese Methode ist relativ effektiv, verleitet allerdings dazu, etwas Schnell-Gestricktes in die Runde zu werfen, um das Wort rasch weitergeben zu können.

Besser ist, wenn es gelingt, ein lockeres Gespräch zu führen mit der Bitte, dass sich jeder beteiligen möge. Guter Humor kann dabei sehr aufmuntern. Fragen, auf die nicht nur mit «Ja» oder «Nein» geantwortet werden kann, führen am ehesten zu weiterführenden Ergebnissen. Zumindest sollte jedem «Ja» oder «Nein» eine Konkretisierung oder ein Beispiel folgen.

Fragen im Stil von:
Gab es Aha- oder Oje-Erlebnisse?
Was habe ich wahrgenommen, gesehen, gehört?
Was ging in mir dabei vor?
Was war schwierig?
Was ist klargeworden?

regen Antworten an im Sinne von:
Ich habe entdeckt, dass ...
Ich war überrascht, dass ...
Mir gefiel, dass ...
Am wichtigsten schien mir ...
Ich möchte wissen, ob ...
Ich frage mich, wieso ...

Es ist oft hilfreich, die Erlebnisse in Bildern zu beschreiben. Vergleichen, Gewichten, Vertiefen, Bearbeiten der verschiedenen Aspekte, rege Diskussion, die Extraktion des Wesentlichen – so entsteht hier vielleicht zunächst eine verwirrende Vielfalt von Aussagen, aus dieser heraus schließlich aber eine essenzreiche Nahrung.

Zwischenbilanzen können helfen, den roten Faden zu behalten, und bieten den Anderen die Möglichkeit, etwas zu ergänzen.

Die Ergebnisse sollten an der Tafel visualisiert werden, vor allem wenn sie als Grundlage für den weiteren Kursinhalt dienen und man so immer wieder darauf zurückgreifen kann.

Häufig helfen unklare Aussagen weiter, wenn man auf Nebensätze oder Schwierigkeiten bei der Formulierung, der Begriffsbildung achtet und versucht, diese Spuren gemeinsam zu verfolgen.

Man hat durchaus auch das Recht zu zeigen, dass man eine Äußerung im Moment nicht versteht. Eine gute Frage stehen zu lassen, mit der Aufforderung, gemeinsam im weiteren Verlauf eine Antwort zu suchen, wirkt stärkend auf die Lernatmosphäre.

Langsam beginnt etwas von all dem «Meins» zu werden. Im Stillen steigen neue eigene Gefühle und Gedanken auf. Es können aber auch

Fragen oder Wünsche sein. Bei jedem keimt ein anderes Samenkorn, eines, das für ihn fruchtbar werden kann. Anderes bleibt im Verborgenen liegen. Hier sollte man sich Notizen machen, ein Fazit formulieren. Was habe ich jetzt Wesentliches gelernt? Was will ich weiterverfolgen?

Die Übertragung der Ergebnisse in den Bereich der Rhythmischen Einreibungen sollte möglichst einleuchtend sein. Eine bildreiche Sprache bahnt dafür oft am ehesten den Weg.

Immer wieder kann im Verlauf des Seminars an passender Stelle auf die gemachten Erfahrungen hingewiesen werden, um eine gewisse Resonanzwirkung auszulösen. So prägen sich die angestrebten Qualitäten tiefer ein.

Wie die Einleitung, so darf auch die Auswertung der Übung nicht zu langatmig sein, wenn die wichtigen Gesichtspunkte im Bewusstsein Fuß fassen und nicht in einer Flut von Informationen untergehen sollen.

21. Überblick über die vorgestellten Übungen

Übungen für Einzelne

Übungen zur Schulung der Hände, dem «Instrument» der Einreibungen

- Leichte-Erfahrung (Grundübung)
- Lebendigkeit in innerer Gelöstheit
- Kontaktdichte (Grundübung)
- Wahrnehmungsfähigkeit in der Begegnung
- Spannungsspielraum (Grundübung)
- Künstlerische Betrachtungen zur gelösten Hand
- Erwärmung der Hände

Übungen in der Gruppe

Übungen für das Form-Empfinden

- Formen-gehen im Raum (Grundübung)
- Tafelbilder aus Geraden und Krummen

Übungen zur Berührungsqualität

- «Tutti Frutti» – verschiedene Berührungsarten und ihre Wirkungen (Grundübung)
- Händegruß
- Durch Berührung Begegnung herstellen
- Hand aufnehmen mit einer bestimmten Vorstellung und Absicht
- Eindeutigkeit der Berührung

Übungen zur Technik

- Balancieren – zur flexiblen Haltung
- Ringen – zum flexiblen Stand und zur gelösten Haltung (Grundübung)
- Rücken an Rücken abrollen – zur elastischen Beweglichkeit
- Bälle werfen – zum Bewegungsansatz (Grundübung)
- Berührungsparcours – zur Kontaktgestaltung
- Wandernde Aufmerksamkeit (Grundübung)

Wahrnehmungsübungen

- Gegenstände blind ertasten
- Hand-Eindrücke (Grundübung)
- Wer bin ich?
- Hülle erspüren

Rhythmusübungen

- Bälle im «Kurz-Lang» weitergeben
- Takt und Rhythmus (Grundübung)
- Rhythmus und «sensibles Chaos»
- Schwingen
- Atemübung: Anspannen und Entspannen, Umkehrmomente (Grundübung)
- Die innere Lösung am Beispiel der Faust
- Stabübung im Kreis
- Umkehrmomente im Raum
- Bild- und Objektbetrachtungen

22. Übungen für Einzelne

Diese Übungen ermöglichen im klassischen Sinn das Erfassen und Aneignen neuer Erkenntnisse und Handlungsweisen durch beständige Wiederholung. Man bildet etwas zur guten Gewohnheit heran, lässt es zur verfügbaren Fähigkeit, zur Fertigkeit heranwachsen und reifen. Was regelmäßig geübt wird, «geht in Fleisch und Blut über».

Solche Übungen können häufig auch Schritt für Schritt aufgebaut werden.

Es handelt sich meist um kurze Abläufe, die immer wieder zwischendurch ihren Platz finden können.

> «Habt das Leben bis in seine unscheinbarsten Äußerungen hinab lieb, und ihr werdet bis in eure unscheinbarsten Bewegungen hinab unbewusst von ihm zeugen.»
>
> Christian Morgenstern

22.1 Übungen zur Schulung der Hände

> «Handinneres
>
> Inneres der Hand.
> Sohle, die nicht mehr geht als auf Gefühl.
> Die sich nach oben hält und im Spiegel himmlische Straßen
> empfängt, die selber wandelnden.
> Die gelernt hat, auf Wasser zu gehen, wenn sie schöpft,
> die auf den Brunnen geht, aller Wege Verwandlerin.
> Die auftritt in anderen Händen,
> die ihresgleichen zur Landschaft macht:
> wandert und ankommt in ihnen, sie anfüllt mit Ankunft.»
>
> Rainer Maria Rilke

22.1.1 Leichte-Erfahrung

Ziel

Wenn man diese Übung länger macht, wird man erstaunt sein, wie sensibel man für die tragende Qualität des Wassers wird, für die Auftriebskraft.

Beschreibung

Beim aufmerksamen Berühren einer Wasseroberfläche und langsamen Eintauchen durch diese «Haut» erlebt die Hand das «ansaugende» Sich-Verbinden mit der Oberflächenspannung – ähnlich dem Tonus unserer Körperhaut. Erleben Sie dabei Ihre Mittelhand als Zentrum dieses Kräftespiels!

Gelegenheit zum Üben bietet sich ständig: beim morgendlichen Waschen, beim Geschirrspülen, beim Kinderbaden, warum nicht auch einmal bei einer verlockenden, großen Pfütze auf der Wiese.

22.1.2 Lebendigkeit in innerer Gelöstheit

> «Die Sinne sind die Brücke vom Fassbaren zum Unfassbaren.»
>
> August Macke

Ziel

Man wird die Hände wieder lebendig empfinden. Die Erinnerung an diesen «Wonne-Zustand» wird sich unmittelbar hilfreich auswirken, wenn man seine kalte, grobklotzige Hand bei der Einreibung zur Entspannung «ermahnen» möchte.

Beschreibung

Kleine Kinder lieben es, samtweiche Kätzchen zu streicheln, feinkörnigen Sand durch die Finger rieseln zu lassen, warmen Schlamm in ihr «Hand-Schüsselchen» zu füllen. Die Spannung der Hände löst sich spontan. Sie fangen an zu lächeln. Das bedeutet, dass dieses wohlige Genießen ihren ganzen Organismus durchströmt. Durch diese feinsten Reize, die ihren Händen schmeicheln, werden diese zum hellhörigen Organ entwickelt.

Versuchen Sie es selbst wieder einmal!

22.1.3 Kontaktdichte

Ziel

Dies ist eine Übung, um sich die Kontaktdichte bei einer Rhythmischen Einreibung vertraut zu machen.

Beschreibung

Ein Frotteehandtuch liegt auf einer glatten Fläche (Tisch, Stuhl, Flügel oder ähnliches). Nun versuchen Sie, mit der Hand ganz leicht und trotzdem satt darüberzustreichen.

Falten werden sich bilden, das Tuch verrutscht – das ist zu kräftig!

Das Tuch bewegt sich nicht, aber es kitzelt in ihrer Hand – das ist zu leicht!

Stellen Sie sich vor, ihre Hand wäre ein Blatt, das vom Wind über den stillen Teich getrieben wird. Sie verfolgen aufmerksam, wie das Wasser trägt. Sie verbinden sich damit (nicht darüber schweben!).

22.1.4 Wahrnehmungsfähigkeit in der Begegnung

> «Jede Bewegung der Hand kann trennen oder einen.»
>
> Marta Heimeran

Ziel

Man wird hier erfahren, dass die aufmerksame Berührung eines Mitmenschen etwas Vertrauensbildendes, das Wesen des Anderen Ansprechendes haben kann, indem sie eine innere Haltung zum Ausdruck bringt.

Beschreibung

Wann haben Sie zuletzt jemandem bewusst die Hand zum Gruß gereicht?

Nehmen Sie es sich wieder einmal vor! Achten Sie dann darauf, welche Spannung Ihnen begegnet.

Ist die Hand des Anderen lasch, oder zwängt er Sie ein? – Es kommt nicht auf eine Bewertung an!

Verfolgen Sie, wie Ihre Hand reagiert. Ergreift sie den Anderen, weicht sie erschrocken zurück?

Ideal ist, wenn sich ein sympathisches Händeschütteln, mehr im Sinne eines «schwingenden Tanzes» der beiden Hände entwickelt. Dabei pendelt die Spannung in der Hand zwischen leicht und bestimmt. Man hat Zeit, darauf zu achten, ob die andere Hand wärmer oder kälter als die eigene ist, ob sie feucht, rau, schmal oder wuchtig wirkt.

22.1.5 Spannungsspielraum

Ziel

Das Wechselspiel von Anspannung und Lösung in der Hand kann man durch folgende Übung besser «in den Griff» bekommen. In der Folge wird man beim Einreiben den richtigen Zeitpunkt zur Lösung leichter finden.

Beschreibung

Sie schließen eine Hand langsam und bewusst zur Faust. Öffnen Sie sie wieder, aufmerksam der Empfindung in der Hand folgend.

Nach mehrmaliger Wiederholung versuchen Sie jetzt, die Faust kräftig zu schließen und diese Spannung beizubehalten. Trotzdem soll sich die Hand öffnen. Es geht, aber fast quälend bildet sich eine verkrampfte Krallhand.

Und jetzt erlauben Sie sich, bewusst diese «Hochspannung abzuschalten» und ... – siehe da: Wie eine Blüte in der Sonne vermag die Hand aufzugehen. Genießen Sie diese Erlösung! Wiederholen Sie auch diesen Vorgang, und richten Sie Ihr inneres Augenmerk auf den winzigen Moment, in dem Sie sich entschlossen von der Anspannung zur Entspannung wenden.

22.1.6 Künstlerische Betrachtungen zur gelösten Hand

«Schönheit ist empfundener Rhythmus.»

Christian Morgenstern

Ziel

Es besteht die Möglichkeit, sich künstlerisch mit der Ästhetik gelöster Hände zu beschäftigen und dadurch wach zu werden für das feine Muskel-Spiel, das der menschlichen Hand den Ausdruck jeglicher Absichten ermöglicht.

Beschreibung

Betrachten Sie Skulpturen, Zeichnungen oder Gemälde, die Hände in harmonischer Gestik darstellen. Versuchen Sie zu beschreiben, warum eine Hand schön aussieht. Versuchen Sie Ihre eigene Hand in diese Stellung zu bringen.

22.1.7 Erwärmung der Hände

Ziel

Alle zur Schulung der Geschicklichkeit der Hände vorgestellten Übungen helfen auf längere Sicht, konstitutionell kalte Hände wärmer zu bekommen.

Dabei spielt vor allem die Wahrnehmungstätigkeit eine große Rolle und die mit dieser einhergehende Öffnung und Entspannung (man spricht auch von Durchlässigkeit) der Hände.

Trotzdem wird man in Situationen geraten, in denen die innere Anspannung und Nervosität die Hände plötzlich wieder erstarren lässt. Jeder Ausbilder kennt das, wenn er vor einer großen Gruppe fremder Menschen eine Demonstration macht. Viele Pflegende erleben das, wenn sie auf Station mitten aus dem Trubel heraus eine Einreibung machen wollen. Nachstehend werden einige Tipps gegeben, die jeder für sich ausprobieren kann, um seine Möglichkeit der raschen Erwärmung zu finden.

Beschreibungen

Versuchen Sie, Ihre Hände so zueinander zu halten, dass sie den Hohlraum einer imaginären Kugel umschließen. Lassen Sie Ihre gelösten Mittelhände ins Innere dieser Kugel tasten, wieder ein bisschen zurückpulsieren und so weiter.

Sie können eine bis drei kleinere Holzkugeln oder Walnüsse durch ihre Hände rollen lassen: vorwärts – rückwärts – seitwärts, dann auch links- oder rechtsherum kreisend. Sie erreichen damit über die Sensibilitäts- und Beweglichkeitssteigerung eine Erwärmung Ihrer Hände.

Das Spiel mit dem Wasser wurde schon als Übung vorgestellt. Schneller und anhaltender als mit der trockenen Wärme einer Wärmflasche wird man durch warmes Wasser die Wärme in die Hände locken. Geschirr zu spülen, kann also durchaus eine gute Vorbereitung auf eine Einreibung sein. Eine Ingwer- oder Schafgarbenkompresse – bei einem Patienten verabreicht, bevor man einem anderen eine Einreibung schenkt – vermittelt auch den eigenen Händen den Genuss dieser durchwärmenden Substanzen. Zur Not hilft es schon, am Waschbecken einen warmen, weichen Wasserstrahl von den Pulsen an über die Hände fließen zu lassen. Überhaupt wird es eine Bereicherung für die Entwicklung Ihrer Berührungsqualität sein, den Bewegungen des lebentragenden, rhythmusgeprägten Wassers in der Natur nachzulauschen und diese meditativ in sich aufzunehmen und widerklingen zu lassen.

Man bemerkt, dass die Wärme zu fließen beginnt, sobald ein paar bewusst rhythmisch gestaltete Einreibegriffe getan sind. Wollen Sie also den Patienten nicht mit Ihren «Eiszapfen» erschrecken, können Sie auch ein paar Striche über dem Hemd oder dem abdeckenden Tuch machen. Oder Sie verwöhnen eine Kollegin auf Station mit einigen entlastenden Abstrichen am stressgeplagten Rücken, bevor Sie zum Patienten eilen – da reichen schon zwei Minuten.

Keine Übung, aber hilfreich sind für manchen wollene Pulswärmer in der Vorbereitungszeit. Sie unterstützen die Lösung im Handgelenk, das häufig eine Blockade für den Wärmestrom darstellt.

23. Übungen in der Gruppe

Das übergeordnete Ziel dieser Übungen ist, die Teilnehmer im Sinne des entdeckenden Lernens neue Handlungs-Qualitäten erfahren zu lassen, damit sie Gesetzmäßigkeiten erkennen und in den Bereich der Einreibungen umsetzen können.

Durch Übungen in der Gruppe bildet sich außerdem ein gemeinsamer «Sinn», ein Teamgeist, der auch dem Einzelnen im Verlauf des Seminars hilft, besser in die Aufgabenstellungen einzutauchen. Das Gruppenerlebnis trägt.

23.1 Übungen für das Form-Empfinden

23.1.1 Formen-gehen im Raum

> «Wenn man für Formen, für Anschaubares Sinn entwickelt, dann lebt man sich allmählich in eine Seelenstimmung hinein, bei der einem etwas einfällt, wenn Veranlassung dazu da ist.»
>
> Rudolf Steiner

Ziel

Vielen fällt es leichter, eine bestimmte Form im Kleinen mit den Händen durchzuführen, wenn sie die Form einige Male im Raum gegangen sind.

Beschreibung

Man läuft einen Kreis (alleine oder in der ganzen Gruppe), und ein Teilnehmer steht in der Mitte, um den Vorgang aus dem Zentrum heraus zu erleben.

Aus dem Kreis kann man zum Beispiel eine Lemniskate entwickeln und daran eine ganze Reihe von Laufübungen zu bestimmten Aspekten dieser Form anschließen:

a) Alle gehen in einer Reihe (der Nase nach)
   1. im Kreis (recht schnell laufen)
   2. eine Kreuzung im Reißverschlussverfahren (∞) (etwas gemächlicher)
   3. mit ausgestrecktem rechten Arm. Der Arm – und mit ihm die Aufmerksamkeit – wird auf der einen Seite hinweisen zur Peripherie, auf der anderen Seite zum Innenraum (Wechsel und Vermittlung von Ausdehnung und Konzentration). In einer Schlaufe wird zusammengefasst, was in der anderen von außen empfangen oder nach außen entlassen wird.

b) Jeder geht alleine (frontal) eine senkrecht stehende 8: Wird die vordere Schleife im Uhrzeigersinn durchwandert, durchläuft man die hintere entgegen diesem. Auch hier erscheint die Vermittlung von Polaritäten. Beim dynamischen Gehen dieser Form erlebt man einen Drang zur Schnelligkeit in der Geraden. In der Rundung dagegen wird das Tempo, von umsichtiger Aufmerksamkeit getragen, langsamer. Beim frontalen Durchlaufen einer waagrecht liegenden Acht vollzieht man eine achsensymmetrische Bewegung über beide Schleifen. Hier lässt sich das abwägende, ausgleichende Element erspüren.

c) Je zwei Teilnehmer gehen gegenläufig (frontal) eine waagrecht liegende ∞. Sie beginnen an den gegenüberliegenden Scheitelpunkten und bewegen sich erst im gleichmäßigen

Tempo, dann innen schneller und enger. Als Erlebnis tritt eine innere Bedrängung beim Bewusstwerden des Kreuzungspunktes als dynamischstem Moment ein. Wichtig ist hierfür der Mut zur deutlichen Gestaltung des Knotenpunktes.

d) Der Ablauf phasenverschobener Kreise kann ebenfalls auf diese Art gut vermittelt werden. Dabei können zwei Teilnehmer jeweils die linke und rechte Hand darstellen, ein dritter läuft als Wirbelsäule Stück für Stück rückwärts (sozusagen den Rücken abwärts). Alle gehen frontal. Dies erfordert eine starke Wahrnehmungstätigkeit bezogen auf das, was neben einem geschieht.

Auch alle anderen Einreibungen können so im Raum in großen Bewegungen veranschaulicht werden. Wenn genügend Teilnehmer da sind, kann man auf diese Art in einem großen Bild sogar eine Ganzkörper-Einreibung entstehen lassen.

Es empfiehlt sich, dabei immer frontal zu gehen, also mit dem Gesicht zur gleichen Wand blickend (die Hände sollen sich ja nachher auch in gleichbleibender Ausrichtung bewegen).

Immer gilt, dass als weiteres Element die Dynamik einfließen kann, nachdem die Form klar ist. Die Verdichtung wird durch eine Verlangsamung, die Lösung durch eine Beschleunigung ausgedrückt.

23.1.2 Tafelbilder aus Geraden und Krummen

«... gleich weit von Einförmigkeit und Verwirrung ruht die siegende Form.»

Friedrich Schiller

Ziel

Die Qualität dieser Formelemente soll herausgearbeitet werden, um sie in den Einreibungen wiederzuentdecken.

Beschreibung

Man fordert die Gruppe auf, an einer Tafel ein Bild aus farbigen Strichen entstehen zu lassen.

Beim ersten Versuch sollen nur ganz gerade Linien verwendet werden. Jeder möge einen Strich beliebiger Länge an einer Stelle einbringen, die nach seinem Empfinden für ein harmonisches Ganzes noch erfüllt werden muss. Dies geschieht solange, bis die Gruppe einhellig der Meinung ist, dass das Bild fertig ist.

Kann das Bild abgedeckt und belassen werden, bis beim nächsten Mal ein solches Bild nur aus gekrümmten Linien entstanden ist, kann in der Gegenüberstellung vieles deutlich werden. Betrachten Sie zum Beispiel den Prozess der Entstehung (wie mutig und zielstrebig gingen die Teilnehmer jeweils vor?) oder die Wirkung der Bilder auf Ihre Stimmung.

24. Übungen zur Berührungsqualität

24.1 «Tutti Frutti» – verschiedene Berührungsarten und ihre Wirkungen

24.1.1 Ziel

Diese Übung dient dem Einstieg in die Welt der Berührung als elementarstem Zugang zum Mitmenschen.

Es wird bewusstgemacht, dass jede Berührungsqualität eine bestimmte Wirkung hervorrufen kann.

24.1.2 Beschreibung

Die größtmögliche Vielfalt von Berührungen wird am Rücken eines Partners über der Kleidung ausprobiert, zum Beispiel Reiben, Klopfen, Zwicken, Rubbeln, Kneten, kreisende Bewegungen, Streichen, Handkantenschläge, mit und ohne Richtungswechsel.

Die Teilnehmer sollen beobachten, wie eckige – runde, flächige – punktuelle, schnelle – ruhige, feste – leichte Bewegungen wirken, wie solche von unten nach oben, von außen nach innen und umgekehrt.

Die Auswertung an der Tafel erfolgt nach dem Gesichtspunkt «angenehm/unangenehm» mit einer Konkretisierung der jeweiligen Wirkungen, zum Beispiel:

- fließende, kreisende Bewegungen (entspannend) ☺
- kurze, diffuse Kontakte/Kitzeln (unberechenbar, unruhig → Gänsehaut) ☹
- leichte Berührungen mit der ganzen Hand (intensiver) ☺
- zu viel Druck (schwer, bedrängend) ☹

Man kann gezielt berühren, wenn man weiß, wie ein bestimmter Handgriff wirkt. Man kann sich also fragen:

Was braucht dieser Mensch? Was möchte ich bei ihm auslösen, und wie erreiche ich dies?

Wichtig bleibt dabei, sich darüber klar zu sein, dass ein Kranker noch viel sensibler reagiert als die Teilnehmer im Kurs.

Außerdem ist darauf aufmerksam zu machen, dass gewisse, als eher unangenehm eingestufte Qualitäten in bestimmten Fällen durchaus auch positiv erlebt und angewandt werden können, beispielsweise punktuelles Drücken in der Akupressur bei Kopfschmerzen.

24.2 Händegruß

24.2.1 Ziel

Das Zentrale dieser Geste ist das Wahrnehmen des einen Ich durch das andere Ich. Dazu gehören der Blickkontakt, die Mimik und eventuell ein paar Worte. Man offenbart also immer etwas von sich und nimmt etwas vom Anderen wahr.

Aber nicht nur der Handschlag offenbart etwas von uns selbst, sondern unsere Hände an sich und deren Tun. Dessen sollten wir uns bewusst sein, wenn wir mit kranken Menschen umgehen.

24.2.2 Beschreibung

Der Handschlag ist eine Form der Begrüßung zwischen Mensch und Mensch. Man möchte dem Anderen kurz begegnen auf eine persönlichere Weise, als wenn man nur «Hallo» sagen würde.

Alle möglichen Variationen des Händegrußes werden ausprobiert. Ein gewohnt normaler Handschlag, ein sehr fester, ein lascher (ein «Wölkchen»), man reicht vielleicht nur die Finger oder man lässt die andere Hand gar nicht mehr los («Schraubstock»), man zieht die andere Hand zu sich oder schiebt sie von sich weg, man umfasst die andere Hand mit beiden Händen.

Wie unterschiedlich wird man dabei innerlich angesprochen?

24.3 Durch Berührung Begegnung herstellen

24.3.1 Ziel

Es zeigt sich, dass bestimmte Körperbereiche sehr empfindlich, sehr intim sind. Eine natürliche Scheu hält uns davon ab, diese Stellen zu berühren.

Die bewusste Erfahrung aus dieser Übung soll helfen, sich bei einer Brust- oder Bauch-Einreibung dem Anderen mit der nötigen Vorsicht und Distanz zu nähern.

24.3.2 Beschreibung

Die Aufgabenstellung lautet, durch irgendeine Berührung den Anderen auf sich aufmerksam zu machen, Kontakt mit der anderen Person aufzunehmen, eine Begegnung herzustellen.

Die Kursteilnehmer sitzen im Kreis. Die Übung soll der Reihe nach durchgeführt werden, das heißt, alle schauen dem Einzelnen zu, wie er seinen Nachbarn berührt. Am Schluss wird gemeinsam über «öffentlichere» und «privatere» Zonen gesprochen.

24.4 Hand aufnehmen mit einer bestimmten Vorstellung und Absicht

24.4.1 Ziel

Die Teilnehmer erkennen verschiedene Möglichkeiten der bewussten Lenkung der Wirkung einer Berührung. Die Beschreibungen derselben in Zuordnung zu den Qualitäten der vier Elemente helfen, diese in die Praxis umzusetzen.

24.4.2 Beschreibung

Ein Teilnehmer nach dem anderen soll die auf dem Oberschenkel ruhende Hand des Nachbarn aufnehmen und in einer kurzen Behandlung die Vorstellung ausdrücken, dass die Hand kalt, schmerzhaft oder unbelebt wirkt. Eine vierte Möglichkeit besteht darin, nachzuforschen, wo sich eine Verletzung oder ähnliches findet.

Es schließt sich eine Rate-Runde an, bei der zunächst die Zuschauenden, dann der Behandelte ihre Vermutung äußern und der Behandelnde bestätigt oder korrigiert. Abschließend wird versucht, die verschiedenen Griffqualitäten zu charakterisieren. Hilfreich sind hier Bilder aus dem Bereich der vier Elemente, zum Beispiel das umhüllende «Brüten» einer wärmenden Hand, das luftige «Wegblasen» der Schmerzen oder das weich fließende In-die-Leichte-Heben bei einem Ödem oder einer Apoplexie.

24.5 Eindeutigkeit der Berührung

24.5.1 Ziel

Es wird hier unmittelbar klar, wie und wo Berührung konkret wird oder unkonkret bleibt.

24.5.2 Beschreibung

Dies ist eine Partnerübung. Der eine legt sich auf den Boden. Der andere hat die Aufgabe, ihn aufzurichten. Es darf dabei aber kein Wort gesprochen werden. Der am Boden Liegende darf sich immer nur soviel bewegen, wie ihm durch eine Berührung eindeutig signalisiert wird.

Das Gelingen erfordert ein enormes Einfühlungsvermögen und die Entschlossenheit des Leitenden, genauso aber auch ein aufmerksames Hinlauschen des Liegenden auf die Hände des Anderen.

25. Übungen zur Technik

25.1 Balancieren – zur flexiblen Haltung

«Stärke lässt sich durch Gleichgewicht ersetzen, und im Gleichgewicht sollte jeder Mensch bleiben, denn dies ist eigentlich der Zustand seiner Freiheit.»

Novalis

25.1.1 Ziel

Das Thema Schwerpunkt, Gewichtsverlagerung und Gleichgewicht wird erlebbar gemacht.

25.1.2 Beschreibung

Man braucht für diese Übung Stäbe (am besten aus Holz). Jeder soll einen Stab auf verschiedenen Körperstellen balancieren:

- quer auf einem Finger liegend, dann auf dem Kopf
- senkrecht auf einen Finger gestellt (mal links, mal rechts, verschiedene Finger ausprobieren), auf dem Fußrücken, …

25.2 Ringen – zum flexiblen Stand und zur gelösten Haltung

«Wechsel von Bindung und Lösung fördert die Freiheit.»

Wilhelm Hoerner

25.2.1 Ziel

Es geht darum, auf den Stand und die Haltung während der Einreibung aufmerksam zu machen. Je flexibler und freier der Stand, umso freier und gelöster wird die Bewegung sein können. Schon ein am Bett angelehntes Bein oder eine Hand, die sich auf das Bett stützt, schränken die Bewegung ein.

25.2.2 Beschreibung

Je zwei Teilnehmer stehen sich gegenüber und halten sich an den Händen. Nach Absprache versucht der eine den anderen aus dem Gleichgewicht zu bringen (im Wechsel). Der Stand wird variiert:

1. bei fixierter Beinstellung, das heißt mit durchgedrückten Knien und feststehenden Füßen, durch verschiedene Schwierigkeitsgrade zum Beispiel:
   - Füßen in einer Linie (Zehen an Ferse, als würde man auf einem Seil stehen)
   - Füße eng beieinander (geschlossene Beine)
   - Beine in Schrittstellung.

   Eventuell kann man diese Übung auch mit einem steifen, geraden Rücken durchführen. Dadurch wird die Beweglichkeit weiter eingeschränkt und das Distanzgefühl zwischen den Ringenden nimmt zu.
2. Bei flexibler Beinarbeit und voller Mobilität sind jetzt alle möglichen Bewegungen und Schrittwechsel erlaubt.

Flexibilität erfordert viel Bewegungsfreiheit und -raum und eine ruhige Mitte, aus der heraus innerlich die Verbindung nach unten gehalten und dahin auch die lastende Schwerkraft gelenkt wird. Durch die Schrittstellung entsteht eine breite Standfläche mit einer ausgewogenen Gewichtsverteilung auf beide «Stand-Spiel-Beine».

Eine Variation der Übung kann weitere Aspekte verdeutlichen:

Zwei Partner stehen sich mit geschlossenen Füßen so gegenüber, dass ihre Fingerspitzen die Schulterhöhe des anderen erreichen können.

Ihre Aufgabe ist es nun, den Anderen mit vorschnellenden Händen aus dem Gleichgewicht zu bringen. Wichtig ist dabei ein gezielter, geradliniger Impuls nach vorne und zur Abwehr die Elastizität in der Schulter.

Wie junger Bambus oder ein Getreidefeld im Sturm soll man Stand halten können. Starre Bäume brechen oder werden entwurzelt! Ein freier Schultergürtel ist das Zentrum einer sicheren Bewegung.

25.3 Rücken an Rücken abrollen – zur elastischen Beweglichkeit

25.3.1 Ziel

Man soll durch diese Übungen ein Bewusstsein für den eigenen Rücken entwickeln, weil man diesen leicht vergisst, wenn man immer nach vorne, zum Patienten hin orientiert ist.

Man wird aber nicht nur wacher im Rücken, sondern insgesamt aufrechter nach jeder Übung.

Außerdem gelingt es so immer besser, die «Hohlkreuzregion» in die zugewandte Grundhaltung der Einreibungsgeste zu integrieren.

25.3.2 Beschreibung

Zwei Partner stehen Rücken an Rücken und rollen diese aneinander ab. Zuerst von oben nach unten, dann von unten nach oben, wenn sie sich wieder aufrichten. Man ist dabei hauptsächlich mit seinem Bewusstsein bei der Wirbelsäule.

Es entsteht ein «Loch», bedingt durch die Lordose. Auf dieser Höhe verliert man leicht den Kontakt, doch kann er gerade hier bewusst durch die Beckenkippung hergestellt werden.

Die Übung kann erweitert werden, indem versucht wird, Rücken an Rücken in die Hocke zu gehen und sich auch wieder gleichzeitig in den Stand zu begeben.

Hier muss stark auf ein Zusammenarbeiten geachtet werden, sonst gerät das Ganze schnell aus dem Gleichgewicht.

Eine andere Steigerung erreicht man, wenn ein Dritter seine Hand an einer beliebigen Stelle zwischen die Rücken der Partner legt. Die beiden sollen nun versuchen, sich vor allem hier zu begegnen.

Eine ähnliche Übung kann auch alleine durchgeführt werden, indem man in Rückenlage am Boden versucht, das Hohlkreuz ganz mit dem Boden zu verbinden.

25.4 Bälle werfen – zum Bewegungsansatz

> «Durch gymnastische Übungen bilden sich zwar athletische Körper aus, aber nur durch das freie und gleichförmige Spiel der Glieder die Schönheit.»
>
> Friedrich Schiller

25.4.1 Ziel

Der Mensch hat durch die Fähigkeit des aufrechten Gangs freibewegliche Arme, die nicht dem Halt des Körpers dienen müssen, sondern vielseitig und differenziert gebraucht werden können. Verbunden mit einer maximalen Beweglichkeit im Schultergürtel ermöglicht dies, den Rhythmus bei den Einreibungen aus der Leichte heraus gestalten zu können.

Im Alltag sind wir uns dieser Bewegungsspielräume in der Regel nicht bewusst. Diese Übung soll an solche Ressourcen erinnern und zum Gebrauch des gesamten Armes beim Einreiben ermuntern.

25.4.2 Beschreibung

Jeder Teilnehmer erhält einen elastischen Ball, etwa einen Jonglier- oder Tennisball (keine Holz- oder Kupferkugeln oder ähnliches).

Dieser wird nun von der einen in die andere Hand hin und her oder einem Partner zugeworfen, allerdings so, dass die Unterarme fest an der Hüfte anliegen und zunächst nur die Finger- und Handgelenke beweglich sind. Schritt für Schritt wird nun das Zuwerfen erleichtert, indem die Arme nach und nach aus ihrer Fixierung befreit werden: zunächst die Ellenbogen (das heißt, jetzt sind die Oberarme an den Flanken «angewachsen»), schließlich auch die Schultergelenke.

Die Beteiligung des Schultergürtels (Schultergelenk, Schulterblatt und Schlüsselbein) selbst an kleineren Bewegungen des Armes kann mit Hilfe eines Partners gut erlebt werden. Dessen lockere Hand auf meinem Schulterblatt nimmt sehr deutlich die feinen Veränderungen wahr und macht auch mir selbst das Einbezogensein dieser Region bewusst. Dies hat unmittelbar zur Folge, dass der Arm gelöster geführt werden kann.

25.5 Berührungsparcours – zur Kontaktgestaltung

25.5.1 Ziel

Es wird deutlich, wie leicht die Hand im Kontakt sein muss, wie gering der Tonus und wie dicht und verbindlich trotzdem die Berührung gestaltet sein kann.

25.5.2 Beschreibung

Es wird ein Übungsparcours aufgebaut

a) zum Kontakt:
   - Handtuch auf glatter Oberfläche (zum Beispiel Tisch)

b) zur gelösten Hand:
   - weiches Fell
   - Schüssel mit warmem Wasser
   - feiner Sand
   - Luftballon mit Seife oder Puder
   - ungesponnene Wolle

c) zum wandernden Bewusstsein:
   - Kupferrolle/Flasche.

Erste Station:
Ein Handtuch liegt auf einer glatten Unterlage. Man bewegt sich mit der Hand möglichst satt auf dem Handtuch, ohne dass dieses Falten wirft. Dies entspricht der Qualität der flächig-anschmiegsamen Streichung. Wird der Kontakt so eng, dass das Tuch zu rutschen beginnt, ist die Dichte der Berührung überschritten, die bei der Einreibung am Höhepunkt des Crescendo liegt.

Zweite Station:
Die Hand bewegt sich über das Fell. Die Spannung in der Hand löst sich spontan. Die Berührung gestaltet sich warm und anschmiegsam.

Dritte Station:
Die Hand berührt eine Wasseroberfläche und löst sich wieder von ihr. Sie erlebt Sog- und Leichte-Kräfte, das «Gespräch» mit der «Haut des Wassers». Beim Tiefergehen entsteht das Erlebnis der Auftriebskraft als entgegenkommendem «Druck des Wassers». An dieser Stelle kann man darüber ins Gespräch kommen, was wir erleben, wenn wir z. B. beim Baden oder Schwimmen mit unserem ganzen Körper ins Wasser tauchen.

Vierte Station:
Die Hand bewegt sich zart und leicht auf der Sandoberfläche oder lässt den Sand durch die völlig gelösten Finger rieseln.

Fünfte Station:
Ein Luftballon wird mit Seife oder Puder eingerieben – zunächst der Form ganz gelöst folgend. Später ist hierbei auch die Erübung der wandernden Aufmerksamkeit oder der Verdichtung in die Tiefe des Gewebes und des folgenden Lösungsgeschehens möglich.

Sechste Station:
Es soll versucht werden, ungesponnene Wolle auseinanderzuzupfen. Dies wird nur gut gelingen, wenn man nicht reißt, sondern sacht-entspannt und behutsam vorgeht.

Siebte Station:
Hierfür muss die Erarbeitung der Übung zur wandernden Aufmerksamkeit vorangegangen sein (Abschnitt 25.6).

Man lässt die Hand über eine Kupferrolle oder Flasche rollen, dies zunächst ohne Lösung der Spannung in der Hand (wie ein Brett), dann mit Lösung. Erlebt wird der satte, weich-anschmiegsame Kontakt, in den der Prozess gelenkter Aufmerksamkeit eingebettet wird.

Weitere Gedanken zu diesen Elementen finden sich im Kapitel 22.1 (Übungen zur Schulung der Hände).

25.6 Wandernde Aufmerksamkeit

25.6.1 Ziel

Diese Übung ist eine große Hilfe, um die Begleitung der Rhythmischen Einreibung mit konzentrierter Bewusstseinsaktivität zu verdeutlichen und damit verstehen zu lernen.

25.6.2 Beschreibung

Jeder Teilnehmer sucht sich eine für ihn leicht zugängliche Naht an seiner Kleidung. Es geht darum,

1. die Naht zu spüren, während die Hand leicht und langsam darüberstreicht, zunächst von den Fingerbeeren in Richtung Handwurzel und umgekehrt, danach vielleicht auch quer durch die Hand,

2. dass die Handteile, die die Naht passiert haben, gelöst und locker sind. Prüfen kann man das, indem man einmal mit der anderen Hand an den Fingern spielt (sind sie steif oder beweglich?) oder das Handgelenk leicht bewegt.

3. nur an der Kontaktstelle zur Naht etwas Spannung aufzubauen.
   Eine Erläuterung dazu ist das Bild unzähliger Augen in der Hand. Sie sind jeweils geöffnet oder geschlossen, also wach im Bereich der Aufmerksamkeit, überall sonst schlafend.

4. Jetzt wird das Ganze wiederholt, diesmal aber an einer imaginären Naht.

5. Die Hand bleibt am Ort liegen, das Bewusstsein kreist in der Hand, am Rand entlang. Wird das Rund erlebt?

Die Übung kann statt an der Naht auch am Luftballon oder an einer Flasche gemacht werden, wobei man hierbei eben auf die Handfläche durchschauen kann und die wachen Augen fast offensichtlich erscheinen.

26. Wahrnehmungsübungen

26.1 Gegenstände blind ertasten

«Ich sehe mit fühlendem Aug´, fühle mit sehender Hand.»
Johann Wolfgang von Goethe

26.1.1 Ziel

Die Übung macht uns deutlich, dass wir uns im Alltag zu wenig auf die Wahrnehmung einlassen und mit unseren vorschnellen Begriffen den Weg zu einem freien Erkennen verbauen. (Wie hat der Patient ausgesehen? Hat er wirklich so ausgesehen? Oder sieht er für mich so aus, weil er gestern schon so aussah?)

«Der gedankenlose Reisende und der in abstrakten Begriffssystemen lebende Gelehrte sind gleich unfähig, sich eine reiche Erfahrung zu erwerben.»
Rudolf Steiner

26.1.2 Beschreibung

Jeder bekommt einen Gegenstand in die Hand, den er nicht sieht und nun ertasten muss. Der Gegenstand darf nicht zu einfach zu erkennen sein.

Das Ziel der Übung ist nicht, so schnell wie möglich herauszufinden, was man in der Hand hat, sondern vielmehr zu beobachten, wie ich dahin komme.

Gehe ich von Einzelheiten aus? Vom Gesamteindruck? Wie bildet sich allmählich die Vorstellung? Was kann ich alles über das Objekt erfahren, wenn ich mich ganz vom Wahrnehmen leiten lasse?

Was wird mit welchem Handteil besser wahrgenommen? (Beispielsweise liegt Schweres eher im Handteller, Filigranes wird mit den Fingerbeeren ertastet.)

Es besteht auch die andere Möglichkeit, die Übung vom Begriff aus zu gestalten. Jemand beschreibt ein Objekt, die Anderen bilden sich eine Vorstellung, zum Schluss werden alle Objekte ausgestellt und betrachtet.

26.2 Hand-Eindrücke

26.2.1 Ziel

Die Übung dient dem Zweck, sich nicht nur über die visuelle Wahrnehmung ein Urteil zu bilden, sondern auch andere Wahrnehmungsmöglichkeiten zu nutzen.

Durch das Ausschalten des Sehsinns tritt ein Verlust innerer Sicherheit ein, eine Orientierungslosigkeit und Befangenheit. Vertrauen ist gefordert, das tastende Lauschen nimmt jetzt eine wichtige Rolle ein.

26.2.2 Beschreibung

Die Teilnehmer bewegen sich mit geschlossenen Augen im Raum. Jeder sucht sich tastend einen Partner, oder die Partner werden vom Übungsleiter zusammengeführt. Alle sollen dabei möglichst nicht sprechen.

Jeder untersucht jetzt ganz in Ruhe die Hände des Anderen. Dafür werden nacheinander Aufgaben genannt:

Vergleichen Sie die Ober- und Unterseite der Hand, also die Beschaffenheit des Handrückens (knöchern, haarig, ...) mit der Muskulatur («Hügel und Täler») der Innenhand, oder: Achten Sie auf die Wärmeverhältnisse, die Feuchtigkeit, die Proportionen (z. B. Breite des Handtellers, Länge der Finger), die Gesamtgestalt der Hand (Form und Größe), die Beweglichkeit der Glieder.

Wie ist der Händedruck?

Zum Abschluss wird sich jeder eine Vorstellung davon bilden, zu wem diese Hand gehört.

Die Teilnehmer sollen dann die Hand sehenden Auges betrachten. So wird das Geheimnis gelüftet.

Die Erweiterung dieser Übung für einen zweitägigen Kurs könnte darin bestehen, dass die einzelnen Teilnehmer mit verbundenen Augen durch Ertasten verschiedener Hände die Hand vom Vortag wiedererkennen sollen.

Eine Variation der Übung: Eine kleine Gruppe von ca. vier Personen steht im Kreis, betrachtet, ertastet und vergleicht gegenseitig die Charakteristika der einzelnen Hände und zwar so lange, bis alle den Eindruck haben, sie könnten sie gut auseinanderhalten.

Nun werden einem Gruppenmitglied die Augen verbunden, und es soll so versucht werden, nur durch Erfühlen eine Hand dem richtigen Menschen zuzuordnen.

26.3 Wer bin ich?

26.3.1 Ziel

Man wird durch diese Übung aufmerksam darauf, dass sich in der berührenden Hand ein differenzierter Ausdruck des menschlichen Wesens findet. Durch die Hand spricht der Mensch.

26.3.2 Beschreibung

Wichtig ist die Ruhe im Raum.

Es bilden sich Gruppen von jeweils vier Teilnehmern. Diese sollten einander vertraut sein.

Einer aus der Gruppe dreht den Übrigen den Rücken zu, schließt die Augen und wird nun von den Anderen abwechselnd mit einem Abstrich oder einer kreisenden Bewegung berührt.

Er soll nun erraten, welche «Einreibung» von wem durchgeführt wurde. Woran lässt sich das erkennen?

26.4 Hülle erspüren

«... wer sich über die Wirklichkeit nicht hinauswagt, der wird nie die Wahrheit erobern.»

Friedrich Schiller

26.4.1 Ziel

Sinn der Übung ist die Erfahrung, dass die «Sphäre» eines Menschen beginnt, lange bevor man die physische Grenze erreicht hat. Dies ist für jede Berührung in der Pflege von Bedeutung.

Man lernt, mit den Händen zu lauschen.

26.4.2 Beschreibung

Je zwei Partner stehen sich mit einem gewissen Abstand gegenüber. Einer hält die Augen geschlossen und eine Handfläche nach vorne gerichtet. Der andere nähert sich mit seiner Hand langsam an. Dabei sollten beide sich darauf konzentrieren, ab welchem Moment sie die Nähe des Anderen bemerken und wie sie das spüren (Wärme, Kribbeln, Spannung, «Luftwand» oder «Staubfeld»). Wird ein fließender Übergang oder eher eine feste Grenze erlebt?

Welcher Handteil ist hier der sensibelste?

Man kann die Augen öffnen, sobald man den Anderen wahrnimmt, um zu prüfen, wie weit er noch entfernt ist.

Wache Aufmerksamkeit ist dabei sehr wichtig. Ist sie nicht vorhanden, nähert man sich bis zum Hautkontakt, ohne dass vorher etwas bemerkt wird.

27. Rhythmusübungen

27.1 Bälle im «Kurz-Lang» weitergeben

«Gib, indem du empfängst, und lerne im Geben empfangen.»

J. C. Lavater

27.1.1 Ziel

Man übt das Pendeln, den Wechsel zwischen Geben und Empfangen.

Um Freude am Rhythmus zu gewinnen, muss man eine gesunde Mitte finden: weder zu sehr bei sich bleiben, noch sich im Anderen verlieren.

27.1.2 Beschreibung

Die Teilnehmer stehen im Kreis, jeder hat einen kleinen Ball in der Hand (alle rechts oder links). Es wird ein Rhythmus vereinbart, z. B. «kurz-lang». Bei «kurz» wechselt der Ball von der einen in die andere Hand desselben Teilnehmers, bei «lang» wird der Ball an den Nachbarn weitergegeben. Je nach Rhythmus wechselt die Richtung beim Weiterreichen (z. B. bei «kurz-kurz-lang»), oder die Bälle laufen immer weiter im Kreis.

Alle Teilnehmer beginnen gleichzeitig. Je geübter sie sind, desto schneller kann beschleunigt werden.

27.2 Takt und Rhythmus

«Rhythmen sind geistig bewegtes Leben.»

Igor Strawinsky

27.2.1 Ziel

Ein spielerisches zum-Erlebnis-Bringen der Qualitäten von Takt, Rhythmus und Chaos steht hier im Vordergrund.

27.2.2 Beschreibung

Die ganze Gruppe steht im Kreis. Zuerst klatschen alle zusammen ganz gleichmäßig – so monoton, wie es geht. Dann wird nacheinander geklatscht. Jeder hat zunächst einen Schlag. Man einigt sich auf die Richtung. Auch die Lautstärke soll möglichst gleich getroffen werden.

Es soll Takt entstehen – also eine möglichst exakte «metronomhafte» Abfolge von Klatschgeräuschen.

Es empfiehlt sich, hierbei etwas penibel zu sein, denn nur so erlebt die Gruppe einerseits die große Schwierigkeit, überhaupt den Takt halten zu können, und andererseits wird das innerliche Aufsteigen des Bedürfnisses deutlicher, den Takt überwinden und Leben in die Sache bringen zu dürfen.

Die erzwungene Ermüdung und sachte Aggression machen schnell der Freude und dem Lachen Platz, wenn jetzt erlaubt wird,

- das Tempo und eventuell die Lautstärke vorsichtig zu drosseln oder zu steigern (es darf aber kein Bruch entstehen)
- den Schlag durch Wendung nach rechts oder links in eine andere Richtung weiterzugeben
- ihn gar durch die Mitte zuzuwerfen oder
- pro Takteinheit 1, 2 oder 3 Schläge zu geben.

Man sollte den Moment nicht verpassen, die Übung rechtzeitig abzubrechen, bevor sie ins Chaotische abgleitet. Jedoch wird auch dann klar werden, dass ein wenig Chaos belebender wirkt als die lange Fesselung an den Takt.

Zum Abschluss klatscht die Gruppe gemeinsam zunächst im Takt ganz leise, steigert Tempo und Lautstärke bis zum wilden Applaus und versucht, den Weg zurückzufinden zum ruhigen, gleichmäßigen Ausklingen.

27.3 Rhythmus und «sensibles Chaos»

«In allem pulsieren, an Nichts sich verlieren.»

Christian Morgenstern

27.3.1 Ziel

Primäres Ziel ist ein bewusstes Sich-Verbinden mit rhythmischen Abläufen.

Die Übung kann gut eingesetzt werden, wenn man die Teilnehmer wach machen und deren Bewusstsein für ihre Extremitäten wecken will.

27.3.2 Beschreibung

Die Teilnehmer stehen im Kreis.

Es wird ein nicht zu komplizierter Rhythmus (z. B. «lang-kurz-kurz-lang-lang») vorgegeben, den alle gemeinsam klatschen. Als Hilfestellung kann dazu gesprochen werden: «Klatsch in die Hände.»

Nun soll dieser Rhythmus dadurch entstehen, dass jeder der Teilnehmer eine bestimmte Anzahl von Schlägen übernimmt und der Nachbar die Reihe fortsetzt.

Es bestehen verschiedene Möglichkeiten, den Schwierigkeitsgrad zu steigern:

- Nur mit den Händen klatschen (in einer Richtung), das heißt, jeder übernimmt einen Schlag.
- Nur mit den Füßen stampfen (in einer Richtung, wobei der Beginn mit dem rechten Bein – also im Uhrzeigersinn verlaufend – für alle Rechtshänder einfacher zu sein scheint), das heißt, jeder übernimmt zwei Schläge.
- Jeder übernimmt drei Schläge: mit dem rechten Fuß, den Händen und dem linken Fuß (oder in der Gegenrichtung).

Eine Schwierigkeit besteht darin, den Rhythmus überhaupt halten zu können: Eine zu starke Konzentration führt zur Anspannung und lässt den Fluss durch zu schnellen Einsatz brechen. Unaufmerksamkeit führt zu Stockung und verzögertem Verlauf. Beides wirft auch alle Nachfolgenden aus der Bahn. Eine Hilfe kann hier sein, wenn jemand als Orientierung zentral den Rhythmus durchgehend vorklatscht oder man ihn dazu spricht.

27.4 Schwingen

27.4.1 Ziel

Diese Übung bietet sich an für einen Kurs, in dem Griffe und Einreibungen für spezielle Krankheitssituationen vermittelt werden sollen.

Sie hilft, ein Gefühl für Zustände plötzlicher Haltlosigkeit (z. B. Schock) oder Verkrampfung und Enge (z. B. Asthma) zu entwickeln.

27.4.2 Beschreibung

Zwei Partner legen ihre Hände (beide oder nur die rechte oder linke) aneinander und versuchen, im Hin- und Herpendeln gemeinsam einen Rhythmus zu finden. Das gleichmäßige Schwingen wird plötzlich überraschend von einem der beiden gestört (es wurde vor Beginn abgesprochen, wer diese Rolle übernimmt). Der andere soll beobachten, welche Reaktion in ihm aufkommt, wenn der Bruch der fließenden Bewegung erfolgt. Der «Störenfried» kann entweder ganz lasch werden und wegsacken oder erstarren beziehungsweise gar den Anderen festhalten.

Nach kurzer Unterbrechung soll sich wieder eine gemeinsame Pendelbewegung einspielen. Die Rollen werden nach einer Weile getauscht.

Im Theorieteil kann anschließend aufgezeigt werden, wie man Krankheit als Harmonieverlust verstehen kann, wenn z. B. entzündliche Stoffwechselprozesse oder sklerotische Tendenzen aus dem Nervensinnesbereich die Mitte, das Rhythmische System überwältigen.

Dem Ersten würde ein verwaschenes Zerfließen der Bewegungen entsprechen, dem Zweiten ein taktmäßiges, maschinenhaftes Hin und Her ohne Pausen.

27.5 Atemübung: Anspannen und Entspannen, Umkehrmomente

27.5.1 Ziel

Es zeigt sich, dass ein normaler Atemzug weit entfernt von den möglichen Extremen der Anspannung hin- und herschwingt.

Problematisch ist hier wie auch bei den Einreibungen, wenn die Prozesse des Verdichtens und Lösens nicht sauber ineinander übergehen. Entweder bedrängt man den Patienten dann oder man macht ihn «atemlos».

27.5.2 Beschreibung

Man fordert die Teilnehmer auf, mehrmals bewusst ein- und auszuatmen.

Dabei gibt es kurze Augenblicke der Umkehr, die wir kaum wahrnehmen, die aber für einen rhythmischen Wechsel unerlässlich sind. Zunächst jenen zwischen Ein- und Ausatmung, der einen «inneren Entschluss» zur Lösung braucht – wenn auch unbewusst bleibend. Aber nur so können wir wirklich ausatmen. Und dann den Moment nach der Ausatmung: eine Phase absoluter Ruhe und Entspannung, bevor ein neuer Atemzug beginnt.

Was passiert, wenn diese Umkehrmomente nicht erfolgen, wird durch die folgende Übung erlebbar: Man fordert die Teilnehmer auf, nachdem sie tief eingeatmet haben, in beibehaltener angespannter Haltung wieder auszuatmen. Das gelingt nur unter Einbeziehung der Atemhilfsmuskulatur, die die Luft herauspresst.

Vergisst man die Pause nach der Ausatmung, wird die Atmung hektisch-hechelnd. Von einem rhythmischen Wechselspiel der Atmung kann dann keine Rede mehr sein.

Nun sollen die Teilnehmer, nachdem sie eingeatmet haben, nicht zur Ausatmung übergehen, sondern weiter einatmen, solange es geht. Die Ausatmung wird als Erlösung erlebt.

Im letzten Schritt sollen sie einatmen und dann maximal ausatmen, um auch dieses Extrem zu erfahren.

27.6 Die innere Lösung am Beispiel der Faust

> «Spannung ist alles und Entladung. Und höchste Lebensweisheit, seine Spannung immer richtig zu entladen.»
>
> Christian Morgenstern

27.6.1 Ziel

Es ist für die rhythmische Gestaltung der Einreibebewegung wichtig, den winzigen Moment der inneren Lösung bewusst zu greifen. Dann gelingt der notwendige «Umschmelzungs-Vorgang» in den inneren Umkehrmomenten der Einreibung. Die isometrische Entladung der aufgebauten Hand-Spannung wird mit einem Qualitätswandel einhergehen.

27.6.2 Beschreibung

Alle Teilnehmer sollen sich auf ihre Hand konzentrieren.

Sie soll zur Faust geschlossen, dann geöffnet werden. Kann das innerlich Abgelaufene geschildert werden? Man kann die Phasen der Anspannung und Entspannung besprechen, kann auf dieselben Vorgänge in der Atmung und in anderen rhythmischen Prozessen hinweisen.

Wie gelingt nun der Übergang von der Anspannung in die Entspannung? Ein bekanntes Bild: Ein Affe greift nach einer Erdnuss durch ein engmaschiges Gitter. Weil er sie nicht mehr loslassen will, schafft er es nicht, seine Hand zurückzuziehen.

Genauso wenig schaffen wir es, unsere Faust zu lösen, wenn nicht der innere – wenn auch wenig bewusstwerdende – Entschluss fällt, loszulassen; die Muskeln verkrampfen.

Die Teilnehmer mögen versuchen, die Faust bei gleichbleibender Spannung zu öffnen. Man kommt so nicht über eine Krallhand hinaus.

Welche Befreiung ist dagegen zu erleben, wenn die Hand entschlossen in eine gelöste Haltung gelegt wird.

Die Spannung kann nur verschwinden, wenn etwas Anderes auftritt: Wie sich beim Öffnen der Faust die Beugekraft in eine befreiende Sogkraft verwandelt, so wird aus der Spannung am Höhepunkt jeder verdichtenden Einreibebewegung Wärme und Leichte.

27.7 Stabübung im Kreis

27.7.1 Ziel

Diese Übung lässt viele Elemente einer rhythmischen Tätigkeit erlebbar werden, vor allem das rechtzeitige Loslassen, ohne etwas mitzunehmen oder fallenzulassen, das Abgeben im richtigen Moment.

27.7.2 Beschreibung

Die Gruppe stellt sich im Kreis auf. Alle stellen ihren Stab senkrecht in eine Kreisform zur Mitte hin. Ein guter Abstand zueinander ist wichtig.

Die Aufgabe besteht darin, die Stäbe stehen zu lassen, während sich die Teilnehmer seitwärts weiterbewegen. Dafür gibt jemand die Kommandos «rechts» oder «links». Die Teilnehmer dürfen die Stäbe nur mit der flachen Hand halten, die sie dann beim Loslassen nach oben wegführen, um den Stab nicht umzuwerfen. Sie gehen in angegebener Richtung zum nächsten Stab, den sie, hoffentlich noch senkrecht stehend, antreffen und so gut mit der flachen Hand übernehmen können.

27.8 Umkehrmomente im Raum

> «Es teilt das Maß sich der Bewegung: dem Vor erwidert ein Zurück,
> und stürzt dich jenes in Erregung, gesellt ihr dies der Ruhe Glück.»
>
> Christian Morgenstern

27.8.1 Ziel

Es wird erlebbar, dass die Qualität eines Umkehrvorgangs im Sinne der Rhythmischen Einreibungen besser erreicht wird, wenn man es schafft, den Ausgangs- und Zielpunkt gleichzeitig im Bewusstsein zu halten.

27.8.2 Beschreibung

Die Teilnehmer stellen sich in zwei Reihen so im Gegenüber auf, dass erstens der ganze Raum zwischen ihnen liegt und zweitens jeder einen Partner auf der anderen Seite hat.

Die Übung beginnt damit, dass alle gemeinsam ganz ruhig aufeinander zugehen, bis sie sich fast berühren. Nun gehen sie wieder langsam zurück zum Ausgangspunkt. Die Teilnehmer sollen zunächst auf die Vorgänge des Annäherns und des Sich-wieder-Lösens achten. Die zwei Aufstellungslinien sollten sich möglichst geschlossen bewegen, dies verstärkt den Wahrnehmungseffekt.

Im weiteren Verlauf wird das Tempo nach und nach kräftig gesteigert. Immer deutlicher tritt der Moment der Wendung in den Vordergrund: Wie verhindert man einen Zusammenstoß? Wie bleibt die Bewegung trotzdem fließend?

Die Hilfestellung liegt darin, dass jeder sich vorstellen soll, er wäre durch ein langes (Gummi-)Band mit dem Rücken an seine Ausgangsstelle geknüpft.

Eine interessante Steigerung liegt darin, die Übung im Rückwärts-aufeinander-Zugehen zu machen. Hier wird man zusätzliche Aspekte zum Thema «vorne-hinten» gewinnen können. Die Nackenregion wird dabei zum Wahrnehmungsorgan.

Die Teilnehmer sollen im Weiteren versuchen, dasselbe mit geschlossenen Augen zu machen, und stehen bleiben, wenn sie spüren, dass ihr Partner sich nähert. Mit der Zeit wird man dafür erstaunlich sensibel.

27.9 Bild- und Objektbetrachtungen

27.9.1 Ziel

Bild- und Objektbetrachtungen in der Gruppe können ein Hilfsmittel sein, den Teilnehmern schwierig zu erklärende Qualitätsbegriffe zu verdeutlichen, z. B. im Zusammenhang mit für die Einreibungen verwendeten Substanzen.

27.9.2 Beschreibung

«Welches Wesen liegt dem Metall Gold zugrunde?» Hier könnte die Anregung folgen, dass jeder Teilnehmer für das nächste Treffen ein Bild oder Objekt sucht, in dem für ihn die Goldqualität einen Ausdruck findet. Ob das die Abbildung einer Pharaonenmaske, ein Mosaik mit Goldhintergrund, eine Ikone, der «Mann mit dem Goldhelm» von Rembrandt oder ein schlichter Ehering ist – die Gruppe wird so viele Aspekte zu Tage fördern, wie sie ein Referent alleine nur schwer so umfassend und verständlich darstellen könnte.

Oder: «Was hat Kupfer mit der Niere zu tun?» Man kann versuchen, mit einer Betrachtung von Botticellis «Die Geburt der Venus» eine Antwort zu finden. Vielleicht erzählt noch jemand die Sage dazu. So werden die Teilnehmer die Zusammenhänge erahnen und neugierig werden.

Ebenso kann man zum Thema Rhythmus die Charakteristika erarbeiten, wenn die Teilnehmer Dinge mitbringen, die für sie einen Aspekt des Rhythmischen ausdrücken.

28. Schlussbemerkung

Es soll zum Schluss noch einmal betont werden: Die Übungen sollen Freude machen, aber sie müssen auch ernst genommen werden, um ihren Sinn erfüllen zu können.

«Wie mancher hat es schon ausgesprochen, dass Heldentum ebenso leichter sein kann, als langsame, geduldige, unauffällige Selbsterziehung, wie eine Tat leichter sein kann als eine Handlung, ein Gefühl leichter als ein Empfinden.»

Christian Morgenstern

Teil 5:
Forschung

29. Erforschung der Rhythmischen Einreibungen nach Wegman/ Hauschka – eine strukturphänomenologische Untersuchung

Mathias Bertram, Thomas Ostermann

29.1 Einleitung

Seit der Etablierung der Pflege als wissenschaftliche Disziplin in den 1990er-Jahren existieren Möglichkeiten, die gerade in Deutschland etablierten komplementären pflegerisch-therapeutischen Verfahren akademisch zu erforschen. Das betrifft z. B. die «Basale Stimulation», die «Kinästhetik», «Feldenkrais», sowie diverse äußere Anwendungen und Formen der therapeutischen Berührung. Zu letzteren gehören die Rhythmischen Einreibungen nach Wegman/ Hauschka (im Folgenden kurz: Rhythmische Einreibungen), die im Rahmen der Anthroposophischen Pflege entwickelt wurden.

Neben dem Stand der Forschung zu Rhythmischen Einreibungen und verwandten Therapieformen werden in diesem Teil des Buches die Ergebnisse einer strukturphänomenologischen Studie zu diesem therapeutischen Verfahren vorgestellt [Bertram, 2005]. Diese Studie fokussiert die Fragestellung, was typische psychosomatische Reaktionsweisen von Menschen auf eine Rhythmische Einreibung sind und wie sich diese komplexen Muster leiblichen Agierens phänomenologisch deuten lassen.

29.2 Stand der Forschung

Aufgrund ihrer methodischen Verwandtschaft zu den Rhythmischen Einreibungen interessieren insbesondere Forschungsergebnisse zu den in den angelsächsischen Ländern seit den 1970er-Jahren etablierten Verfahren des «Therapeutic Touch», zur «klassischen Massage» und zu der in Deutschland von Bienstein und Fröhlich entwickelten «Basalen Stimulation». Die Vergleichbarkeit leitet sich von der Tatsache her, dass der therapeutische Zugang bei all diesen Verfahren ein unmittelbar sinnlicher ist.

Der Stand der Forschung über «Therapeutic Touch» wurde auf der Grundlage der Synopse von Sayre-Adams und Wright [1997] und einer Recherche in den Datenbanken MedLine® und Carelit® zusammengefasst. Insbesondere unter MedLine® sind vor allem klinische Studien gelistet; des Weiteren finden sich hier systematische Reviews, qualitative Studien und Fallbeschreibungen. Fasst man die Studien anhand ihrer Untersuchungsschwerpunkte zusammen, lassen sich folgende Wirkungen identifizieren: Reduzierung von Schmerz und Angst, Förderung von Entspannung und Wohlbefinden.

Auf eine produktiv das Schmerzerleben beeinflussende Wirkung weisen insbesondere zwei kontrollierte Studien hin: Smith und Mitarbeiter [Smith et al., 2002] konnten belegen, dass Therapeutic Touch die Bewältigung von chronischen Schmerzen unterstützen kann, und Meehan [1993] konnte zwar keinen unmittelbar schmerzreduzierenden Effekt nachweisen, ihre Daten geben jedoch einen Hinweis darauf, dass der Analgetikabedarf in der Untersuchungsgruppe sinkt. Diese und andere Befunde deuten neben der schmerzreduzierenden Wirkung auf eine Unterstützung der Bewältigung von Schmerz hin.

In dem Sammelband «Wirkprinzipien in der physikalischen Therapie» von Bühring und Saller [1986] fasst Peter Engel die wissenschaftlich validierten Wirkprinzipien der Massage zusammen. Zwar gebe es noch keine Theorie der Massage; auf der Grundlage empirischer Arbeiten lassen sich ihre Wirkungen jedoch folgendermaßen gliedern: Engel unterscheidet lokale Effekte, hervorgerufen durch mechanische Bewegung und Irritation der Gewebe, von Fernwirkungen, die reflektorisch durch die lokalen Reize ausgelöst werden. Diese betreffen sowohl das Nerven- als auch das Hormonsystem. Neben den unmittelbaren Wirkungen auf die Muskulatur wird «[...] den psychosomatischen Effekten der Massage [...] von vielen Therapeuten große Bedeutung beigemessen» [Bühring und Saller, 1986]. Während in den 1960er- bis 1980er-Jahren offenbar die unmittelbaren physikalischen und physiologischen Wirkungen im Vordergrund des Interesses standen, hat sich das Forschungsinteresse inzwischen deutlich verbreitert, wie die Recherche in der Datenbank MedLine® ergibt: Neben unmittelbaren Veränderungen physiologischer Parameter werden folgende Effekte berichtet: Nutzen der Massage als adjuvante Therapie in der Krebsbehandlung (Schmerzen, Müdigkeit und Stimmungslage betreffend); Stressreduktion und Entspannung/Schlaf; positive Wirkung auf Schmerzen. Zwei Studien weisen besonders die Differenz zwischen medikamentöser Therapie und physikalischen Verfahren zur Schmerzbehandlung hin. So schreiben Walach und Mitarbeiter, die Massagewirkung mit der Wirkung von Analgetika vergleichend: «[...] Relative changes are equal, but tend to last longer and to generalize more into psychologic domains.» [Walach et al., 2003]. Und Piotrowski und Mitarbeiter interpretieren ihre Ergebnisse: «Its greatest effect appears to be on the affective component (i. e., unpleasantness) of the pain.» [Piotrowski et al., 2003].

«Basale Stimulation» umfasst ein ganzes Bündel an teils sehr unterschiedlichen Maßnahmen, die darauf gerichtet sind, einem kranken oder behinderten Menschen ein Maximum an Orientierung in und Kommunikation mit seiner Umwelt zu ermöglichen. Es ist dabei das Ziel, die Ausdifferenzierung neuer adäquater, individuell sinnvoller Wahrnehmungs- und Aktivitätsmöglichkeiten zu fördern.

Die Recherche stützte sich auf die umfassende Synopse von Bienstein und Fröhlich [2012] und die Datenbank Carelit®. Insbesondere in Bezug auf mehrfachbehinderte, demente und komatöse Menschen konnte klar gezeigt werden, dass Möglichkeiten sinnvoller Interaktion jenseits konventioneller Kommunikationskanäle existieren, die z. B. die Rehabilitation unterstützen, die Orientierung verbessern, die Angst nehmen, beruhigen, oder die Schmerzsituation verbessern können. Vor diesem Hintergrund kann zweifelsfrei festgestellt werden, dass Möglichkeiten eines außersprachlichen leibnahen Dialogs existieren, die als adjuvante therapeutische Angebote der Pflege den Verlauf eines Lebens mit Behinderung oder Krankheit günstig beeinflussen können. Von besonderem Interesse in diesem Zusammenhang ist die sogenannte «ASE» (Atemstimulierende Einreibung), von der z. B. präoperativ ein stark beruhigender Effekt ausgehen kann [Bienstein und Fröhlich, 2012].

Die Rhythmischen Einreibungen wurden zunächst an der Universität Witten/Herdecke zum Gegenstand akademischer Forschung:

- Im Rahmen einer Projektarbeit Studierender der Pflegewissenschaft wurden unter standardisierten Bedingungen die Reaktionen verschiedener Parameter gesunder Probanden auf eine Rhythmische Einreibung gemessen. An den Ergebnissen war besonders interessant, «[...] dass sich die Probandinnen in einer für sie neuen, [...] mit verschiedenen Stressoren belasteten Situation befanden. Dennoch lässt sich zusammenfassend sagen, dass sowohl die Atem- als auch die Herzfrequenz während der Rhythmischen Fußeinreibung deutlich abnahm» [Buchholz et al., 1998]. Hier kündigt sich an, was die folgenden Studien bestätigten, dass sich nämlich infolge einer Einreibung eine Art Spannungsabbau einstellt.

- Im Rahmen einer standardisierten Anwendungsbeobachtung bei SchmerzpatientInnen konnte eine Reduzierung der Schmerzintensität nachgewiesen werden. Diese trat unmittelbar nach einer Einreibung mit Solum-Öl® auf und zeigte sich auch als Trend am Ende eines Behandlungsintervalls. Interessant ist die hier erfasste Differenzierung nach affektivem und sensorischem Schmerzerleben: In Bezug auf das Schmerzempfinden (sensorisch) traten geringere Effekte auf als in Bezug auf die emotionale Bewertung des Schmerzerlebens (affektiv) (vgl. **Abb. 29-1**). Eine Rhythmische Einreibung scheint also insbesondere die individuellen Möglichkeiten der Schmerzbewältigung positiv zu beeinflussen [Ostermann et al., 2008a und b; Ostermann et al., 2008c].
- Dieser Effekt auf Schmerzen konnte ebenfalls in einer Pilotstudie zum Testen qualitativer Methoden zur Erforschung der Rhythmischen Einreibungen bestätigt werden. Die Analyse der Ergebnisse in Bezug auf den Schmerz führte zu dem Konzept **Schmerztransformation**. «Dieses bezeichnet die Tatsache, dass Schmerz nicht einfach gesenkt oder betäubt wird durch eine Einreibung. Bei SchmerzpatientInnen findet vielmehr eine Art Klärung statt von einem diffusen zu einem gewissermaßen präzisen Schmerzerleben.» [Bertram, 2003]. Das heißt, dass PatientInnen ihren Schmerz differenzierter erleben und qualifizieren können; *es ist nicht mehr alles Schmerz.* Sie fühlen sich nicht länger beherrscht durch ihn. Das ist oft hilfreich, um Hilfe gezielter anbieten zu können. Die Parallele zu der oben genannten, den affektiven Schmerz betreffenden Anwendungsbeobachtung liegt auf der Hand: Der Schmerz verändert seine Bedeutung, kann präziser erlebt, beschrieben und bewältigt werden.
- Im Rahmen einer strukturphänomenologischen Studie beschrieb Bertram [2005] grundlegende therapeutische Muster als Wirkungen, die durch eine Rhythmische Einreibung ausgelöst werden können. Handlungsleitend für diese Studie war die durch

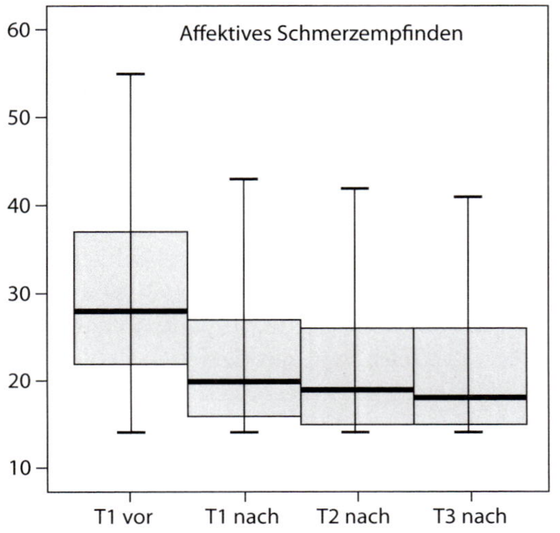

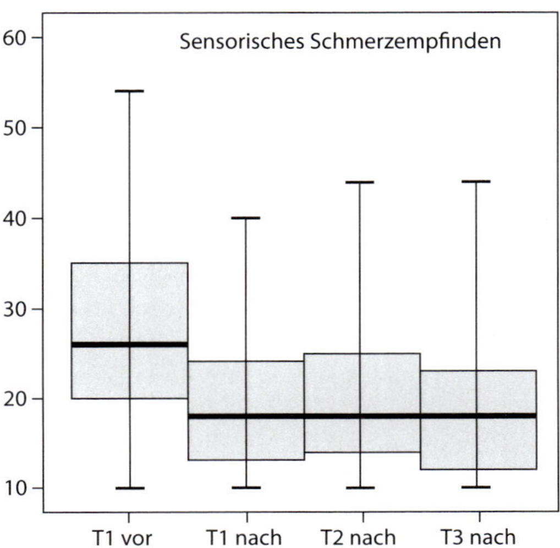

Abbildung 29-1: Schmerzempfindung im Zeitverlauf nach einer Therapie mit drei Rhythmischen Einreibungen bei Patienten mit Rückenschmerzen.

die bisherigen Ergebnisse begründete Annahme, dass nicht nur rigide Kausalzusammenhänge zwischen einer Rhythmischen Einreibung und einer durch diese verursachten spezifischen Wirkung erwartet werden können. So konnte die Hypothese bestätigt werden, dass eine Anwendung Auslöser einer ganzen Palette von Reaktionen sein kann, die auch noch zwischen verschiedenen Individuen differieren. Dennoch ist es möglich, typische Reaktionsgestalten zu identifizieren.

- Inzwischen sind Rhythmische Einreibungen bzw. Rhythmische Massagen mehrfach im Rahmen von Systemevaluationen der anthroposophischen Medizin untersucht worden. Dabei ging es um die Messung der Effekte komplexer therapeutischer Settings [Hamre et al., 2004, 2007, 2009, 2013]. Wälchli und Mitarbeiter konnten 2013 in ihrer prospektiven Kohortenstudie belegen, dass Rhythmische Massagen zu einer bedeutenden Verbesserung der Wärmeregulation führt [Wälchli et al., 2013].

29.3 Methodisches Vorgehen

Das in der naturwissenschaftlichen Medizin vorherrschende therapeutische Paradigma ist die Heteronomieorientierung [Matthiessen, 1994]: Heilung wird demnach durch eine Intervention von außen verursacht; diese kann z. B. ein Medikament oder eine Operation sein. In der Forschung dominiert die experimentelle Studie – vereinfacht ausgedrückt – als der Versuch, einen notwendigen Kausalzusammenhang zwischen einer Therapie und einer spezifischen Reaktion des Organismus statistisch zu belegen. Die Statistik ist hierbei eine Art Behelf, denn der individuelle Einzelfall fügt sich diesen Erwartungen durchaus nicht. Erst in der großen Zahl einer randomisierten Studie lassen sich solche Kausalzusammenhänge als Durchschnittswerte belegen.

Dieser Umstand offenbart, dass ein Organismus sich nicht in letzter Konsequenz fremdbeherrschen lässt, es bleibt auch in der allopathischen Medizin immer ein Rest an Autonomie, an Originalität eines Organismus, z. B. auf ein Medikament individuell zu reagieren. Diese autonomen Reaktionen sind in der Regel sinnvoll, haben gesundenden Charakter. Um diese autonomen und heilsamen Reaktionen wahrzunehmen, müssen Therapeuten, Pflegende und Ärzte einen Perspektivenwechsel vornehmen: Anstatt auf das Krankmachende (pathogene) mit dem Ziel zu schauen, es auszumerzen, müssen sie lernen, gesundende (salutogene) Prozesse zu erkennen und zu unterstützen. Das heteronomieorientierte Paradigma wird abgelöst durch die Anerkennung des autonomen Potenzials eines Organismus zur Selbstheilung [Antonovsky, 1997; Bühring, 1997; Hildebrandt et al., 1998].

Die sehr unterschiedlichen Reaktionen von Menschen auf eine Rhythmische Einreibung sind in diesem Sinn auf die je individuelle Leistung eines Organismus zur heilsamen Selbstregulation zurückzuführen. In der hier vorgestellten Studie geht es um die Rekonstruktion und das Verstehen dieser salutogenen Prozesse und um die Identifizierung komplexer Reaktionsmuster, die sich erst im Lauf von Tagen oder Wochen offenbaren. Inhaltlich basiert die Forschung auf zeitgenössischen Konzepten einer Leibphänomenologie [Böhme und Schiemann, 1997; Fuchs, 2000; Merleau-Ponty, 1966; Waldenfels, 2000]. Methodisch schließt sie daran in Form einer *Phänomenologie der Natur des Leibes* im Sinn der Forschungsart Goethes an, der im Rahmen seiner morphologischen Studien eine ebenso originelle wie produktive Art einer naturwissenschaftlichen Phänomenologie entwickelt hatte [Böhme, 1993; Böhme und Schiemann, 1997; Goethe, 1955; Plenter, 1998].

Anstelle der objektiven Beobachtung isolierter Variablen geht es hierbei darum, die subjektiv erlebte vieldimensionale Wirklichkeit von Menschen zu erfassen, bedeutende Phänomene herauszudestillieren und durch den systematischen Vergleich und die Kontrastierung Ordnung in ihnen zu entdecken. Diese Forschungsart kann als «strukturalistische Phänomenologie» bezeichnet werden [Böhme und Schiemann, 1997]. Sie kam in dieser Studie schwerpunktmäßig zum Einsatz. Ihre Besonderheit als Phänomenologie der Natur (des Menschen) besteht in dem «[...] Willen, Natur in ihrer sinnlichen Gegebenheit, und das heißt relativ zur leiblichen Existenz des Menschen, zu erfassen» [Böhme und Schiemann, 1997]. Es ging also im Gegensatz zur Sammlung objektiver Befunde um die systematische Erhebung subjektiver Befindlichkeiten.

In diesem Zusammenhang wurden 13 ExpertInnen für Rhythmische Einreibungen befragt. Die Anforderungen an jeden einzelnen Interviewpartner waren: pflegerische Grundausbildung, vieljährige therapeutische Erfahrung im Berufsfeld Pflege und mit den Rhythmischen Einreibungen, nachhaltige Anerkennung dieser Expertise bei KollegInnen und PatientInnen sowie Erzählkompetenz.

Die Interviews folgten einem schwach strukturierten Leitfaden. Die Nähe zum Forschungsgegenstand wurde mittels episodischer Interviews gewährleistet [Flick, 1999]. Dabei standen Berichte über persönliche Erfahrungen mit als bedeutend erkannten therapeutischen Effekten im Vordergrund. Den Schwerpunkt der Interviews bildeten narrative Erzählteile [Schütze, 1987]. Der Interviewer folgte im Wesentlichen der Maßgabe, die detailreiche Nacherzählung relevanter Situationen zu stimulieren. Das episodische Interview als Sonderform des narrativen Interviews ist besonders dazu geeignet, durch den von ihm induzierten «Gestalterschließungs-», «Kondensierungs-» und «Detaillierungszwang» [Flick, 1999] ein Wissen zu erschließen, das für den Informanten bedeutend und erzählbar ist, jedoch (noch) nicht theoretisch erschlossen war.

In der auf diesen empirischen Daten basierenden Analyse entstand durch phänomenologische Reduktion und Suche nach invarianten Strukturen und Mustern in den Daten eine Theorie der therapeutischen Wirkung der Rhythmischen Einreibungen.

29.4 Ergebnisse

Folgende drei Effekte konnten gefunden werden: **Lösen**, **Wiedereinssein** und **Neuvermögen**. Alle *kursiv* gesetzten Aussagen geben wörtliche Rede der InformantInnen, in Einzelfällen auch mündliche oder schriftliche Aussagen von PatientInnen wieder. **Fett** sind die aus den Daten generierten theoretischen Konzepte gesetzt.

Lösen ist ein Reaktionsmuster, das annähernd jeden Patienten betrifft, der positiv auf eine Rhythmische Einreibung reagiert. Dieses Erleben hat den Charakter von Befreitsein-von-etwas. Das kann das Loslassen einer Schonhaltung betreffen und geht oft mit einer mehr oder weniger tiefen körperlichen und/oder mentalen Entspannung einher. Verbunden damit sind meist lokale oder generalisierte Durchwärmungen. PatientInnen wirken nicht selten *aufgetaut* nach einer Anwendung, fühlen sich stärker, mobiler, vitaler. Dieses **Lösen** betrifft auch den affektiven und kognitiven Bereich. Ein verbreitetes Beispiel sind PatientInnen, denen eine abendliche Fußeinreibung hilft, einzuschlafen. Eine Patientin hatte das einer von uns befragten Krankenschwester gegenüber folgendermaßen ausgedrückt: *Wissen Sie, ich höre immer alles was draußen ist; ich kann auch am Schritt erkennen, wer an meiner Tür vorbei läuft von euch [...] ich weiß, wie der Herr Dr. Soundso läuft, und ich weiß, wie Schwester Soundso läuft, aber wenn ich hier liege und ich bekomme eine Einreibung, dann höre ich das gar nicht mehr; ich höre die Schritte draußen nicht mehr.* Es ist, als ob die PatientInnen *ihre Antennen einziehen*, nachdem sie sich vorher mit ihren Sinnen auf die ganze Station ausgebreitet zu haben scheinen. Insgesamt scheint **Lösen** eine gewisse Art von Fixierung der Aufmerksamkeit aufheben zu können; das kann z. B. einen Schmerz, ein Problem, einen zwanghaften Gedanken oder ein unangenehmes Gefühl betreffen. Nicht selten und für die PatientInnen oft völlig überraschend fließen Tränen. Es entsteht eine ungewohnte Offenheit.

Die Befunde zusammenfassend handelt es sich bei allen Ausprägungen von **Lösen** um eine Art leiblichen Befreitseins von einer in der Vergangenheit erworbenen, habitualisierten Art vegetativer, sensomotorischer, affektiver oder kognitiver Fixiertheit. Dieses und die folgenden empirischen Ergebnisse lassen sich leibphänomenologisch erklären (vgl. Abschnitt 29.5, Diskussion).

Die unter **Lösen** zusammengefassten Reaktionsmuster haben gewissermaßen eine Öffnerfunktion. Sie durchbrechen Stereotypien im Wahrnehmen, Reagieren und Handeln und bringen Prozesse (neu) in Bewegung. **Wiedereinssein** bezeichnet demgegenüber solche Erfahrungen, die im Anschluss an **Lösen** auf eine veränderte Selbstwahrnehmung schließen lassen. Menschen fühlen sich auf eine oft überraschende Art neu identisch mit ihrem Leib. Sie spüren sich deutlicher, bekommen ein neues Gefühl für die Grenzen und Möglichkeiten ihres Leibes. Das kann z. B. in der Mobilisierung als hilfreich erlebt werden. PatientInnen berichten auch, dass sie sich durch eine Einreibung in ihrer Leiblichkeit bedingungslos angenommen fühlen, z. B. trotz Gebrechen oder Adipositas schön fühlen können. Eine magersüchtige Patientin reflektierte: *Man fängt an, seinen Körper wieder zu akzeptieren und zu lieben* (Tagebucheintrag der Patientin, von ihrer betreuenden Krankenschwester im Hinblick auf das Interview erbeten). Dieses Erleben der eigenen inkarnierten Person als Ganzheit betrifft auch PatientInnen nach Amputationen. Insbesondere bei Brustkrebspatientinnen, bei denen das Gefühl des Versehrtseins und eines existenziellen unwiederbringlichen Verlusts stark im Vordergrund stehen kann, kann eine Rhythmische Einreibung dieses **Wiedereinssein** auslösen, eine überraschend beglückende Erfahrung.

Während alle Reaktionsmuster, die eine Veränderung des Selbsterlebens indizierten, unter der Kategorie **Wiedereinssein** zusammengefasst wurden, handelt es sich bei allen folgenden therapeutischen Effekten um solche, bei denen im Anschluss an die aktualisierte Selbstwahrnehmung das Auftauchen einer neuen Klarheit, Fähigkeit oder Entschlusskraft dominant erscheint. PatientInnen kommen oft in Situationen, die ihnen Entscheidungen abverlangen, denen sie sich nicht gewachsen fühlen, oder sie hadern mit ihrem Schicksal, den Umständen ihres Krankseins oder ihren Betreuern, die es ihnen nicht recht machen können. In solchen Fällen kann eine Einreibung bisweilen sehr prägnant eine neue Möglichkeit eröffnen, mit den Dingen umzugehen. Dieses **Neuvermögen** kann sich in einem neuen Interesse für den eigenen Körper und seine Pflege ausdrücken oder in einem neuen Engagement für die Therapie, die dann, anstatt sie zu erleiden, mit Engagement unterstützt wird. Aber auch in der palliativen Betreuung sterbender Menschen ist eine Rhythmische Einreibung bisweilen ein sehr wirksames Mittel bei der Unterstützung eines Menschen auf seinem letzten Lebensweg. Sie kann zu Klarheit verhelfen und die Möglichkeiten vergrößern, aktiv Anteil zu nehmen, anstatt diesen Prozess nur passiv zu erleiden. Eine Kollegin charakterisierte diese Potenz einer solchen Pflege mit folgenden Worten: *Es ist nichts Morbides in der Luft [...], es ist eine gesunde Atmosphäre.* Eine Rhythmische Einreibung als unmittelbar somatischer Dialog signalisiert Lebensbejahung auf jedem Schritt, den ein Mensch zu gehen hat.

Vor dem Hintergrund der durch diese Studie ermittelten drei Grundmuster können die Rhythmischen Einreibungen zusammenfassend als **Hilfe** charakterisiert werden, **den eigenen Weg fortsetzen zu können**, nicht im Sinne eines standardisierten Therapieverlaufs, sondern im Sinne der individuellen biografischen Gestalt eines Menschenlebens. Im Rahmen der Datenerhebung, -analyse und Konzeptualisierung wurde auch gezielt nach widersprechenden Ergebnissen gesucht – jedoch ohne Erfolg. Insofern gilt, dass alle erhobenen Daten konsistent in der Theorie aufgehen.

Abbildung 29-2 fasst die drei therapeutischen Muster formal zusammen.

Die grafische Stufung ergibt sich aus der Tatsache, dass **Lösen** gewissermaßen die Basisreaktion ist. Bleibt diese vollständig und nachhaltig aus, ist auch kaum ein weiterer produktiver Effekt zu erwarten. Weitere Rhythmische Einreibungen sind in einem solchen Fall nicht indiziert. **Wiedereinssein** und **Neuvermögen** sind Reaktionsmuster, die wesentlich subtiler und in der Regel zeitlich versetzt (oder oft erst als Folge einer Serie von Rhythmischen Einreibungen) auftreten. **Wiedereinssein** hat auf der Grundlage des Gelöstseins den Charakter, auf eine pathisch/gnostische Weise das Spüren des eigenen Leibes zu aktualisieren (vgl. «Leibphänomenologische Deutung der Ergebnisse», in Abschnitt 29.5). Auf dieser Grundlage der Identifizierung mit dem Leib, wie er aktuell fungiert (wahrnimmt und handelt), können schließlich im

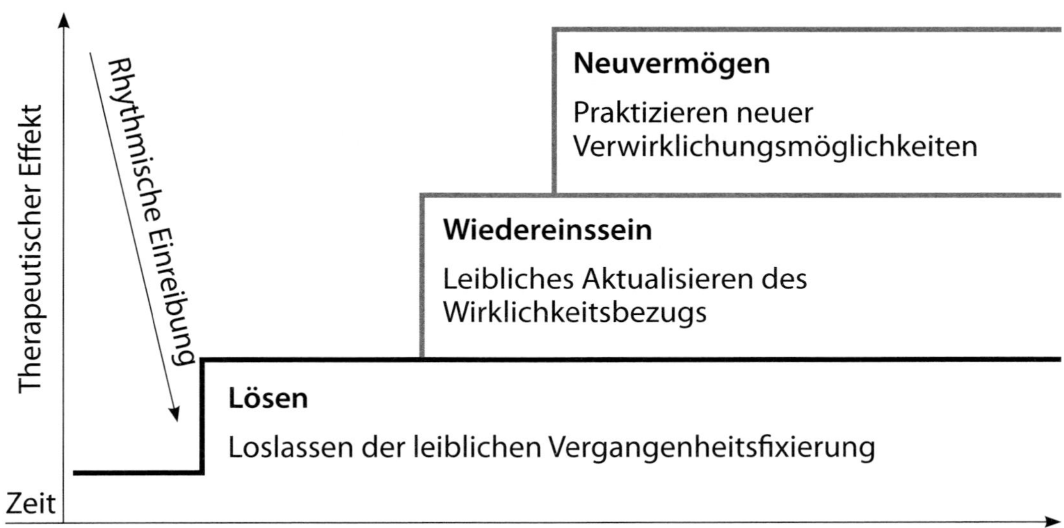

Abbildung 29-2: Stufenschema der therapeutischen Muster von Rhythmischen Einreibungen.

Sinne eines **Neuvermögens** eine Neubewertung vorgenommen, Entscheidungen getroffen oder Dinge getan werden, bei denen sich ganz neue Bewältigungsmöglichkeiten offenbaren. Die Angaben auf der Zeitachse in Abbildung 29-1 (Minuten; Stunden; Tage; Wochen) geben keine Messergebnisse wieder, sondern ein auf der Grundlage der Daten grob geschätztes Raster, von dem der Einzelfall durchaus abweichen kann.

29.5 Diskussion

Leibphänomenologische Deutung der Ergebnisse: Das Ziel dieser Untersuchung war die Entdeckung, Beschreibung und Erklärung typischer, durch eine Rhythmische Einreibung hervorgerufener psychosomatischer Reaktionsmuster. Wie bereits die Vorstudie [Bertram, 2003] zeigen konnte, erwies sich als eine paradigmatische Eigenschaft aller therapeutischen Reaktionen ihre Kontingenz: Durch eine bestimmte Teilkörper-Einreibung kann, muss aber nicht eine spezifische Reaktion ausgelöst werden; es sind mehrere Reaktionsweisen möglich, die sich anhand ihrer invarianten Merkmale als Muster rekonstruieren lassen. Diese Art der Kausalität lässt sich im Unterschied zu den linearen Ursache-Wirkungs-Zusammenhängen in den Naturwissenschaften als Auslöser- oder Kontingenzkausalität bezeichnen [Rosslenbroich, 2001; Luhmann, 1976]. Diese zu den Naturwissenschaften kategorial kontrastierende und für Lebenszusammenhänge typische Kausalität verweist auf den Organismus selbst als Verursacher ihm eigener Reaktionsmuster, die durch einen externen Stimulus nur ausgelöst werden können. Im therapeutischen Zusammenhang hat sich die Leibphänomenologie als geeignet erwiesen, diese Muster zu explorieren und zu deuten. Sie erfordert gleichwohl einen Perspektivenwechsel.

Aus der Perspektive der Naturwissenschaften ist der menschliche Körper ein Mechanismus mit bestimmten biochemischen Eigenschaften. Aus der Perspektive der zeitgenössischen Phänomenologie wird allerdings ein bedeutender «[...] Unterschied gemacht zwischen dem ‹fungierenden Leib›, der unser Leib ist, den wir erleben, den wir spüren, mit dem wir uns bewegen, und dem Körper, der auch ein bloßer Flugkörper sein kann und entsprechend als ‹Körperding› bezeichnet wird» [Waldenfels, 2000]. Der Körper ist unser Leib «[...] in der Perspektive der Fremderfahrung, d.h., wie er dem ärztlichen Blick erscheint, wie er naturwissenschaftlich erforscht wird und wie er durch Eingriffe von außen manipulierbar ist» [Böhme, 1993]. Der Leib ist demgegenüber mein Leib. Zwar teilt er bestimmte natürliche Eigenschaften mit der übrigen Natur (muss z.B. ernährt werden und ausscheiden), ist jedoch auch der Leib, mit dem ich pathisch und unentrinnbar verbunden bin. Diese Seite wird meist erst im Fall von Krankheit evident; vorher bleibt der Leib eher unauffällig, «[...] ermöglicht unsere Beziehungen zur Welt, aber er bleibt dabei gleichsam in unserem Rücken» [Fuchs, 2000]. Erst in der Krankheit wird (z.B. am schubförmigen Verlauf eines unkomplizierten grippalen Infekts über sieben Tage) erlebbar, was der Leib schon immer ist: eine lebendige Entität mit einer Eigengesetzlichkeit [Gutenbrunner und Hildebrand, 1998]. Das Virus verursacht den Infekt keineswegs; es löst ihn nur aus. Der fungierende Leib ist der Heiler seiner selbst, sofern salutogene Muster Teil dieser leiblichen Eigengesetzlichkeit sind. Diese Muster sind nicht auf die Körperlichkeit begrenzt, sondern haben auch eine affektive, kognitive und aktionale Dimension. In diesem Sinn sind pflegerelevante Phänomene Entwicklungsmuster autonomen leiblichen Agierens unter den Bedingungen des Leidens. **Lösen**, **Wiedereinssein** und **Neuvermögen** sind solche Entwicklungsmuster, die für die subjektive Bewältigung des Krankseins, Behindertseins oder Sterbens produktiv sind.

Auf der anderen Seite ist der fungierende Leib auch die Grundlage menschlicher Wahrnehmung und menschlichen Verstehens. Eine Wahrnehmung ist nicht, was sie dem nicht reflektierenden Beobachter zu sein scheint: ein Abbild der Wirklichkeit. Vielmehr ist sie der Konstrukteur dieser Wirklichkeit: Waldenfels [2000] schreibt über die Farbwahrnehmung: «[...] Goldstein hat bei seinen Versuchen gezeigt, dass diesen Farbqualitäten [...] bestimmte Bewegungsarten (z.B. gleitende oder abgehackte Bewegungen) entsprechen. [...] Im Falle der warmen Farben dominiert die Streckbewegung, im Falle der kalten Farben die Beugebewegung.» Wahrnehmen ist eine spezifische Aktivität der Leiblichkeit infolge eines spezifischen Reizes. Wahrnehmen bedeutet insofern leibliches Tun der Muster und Strukturen der Wirklichkeit. Eine somatische Therapie wie die Rhythmischen Einreibungen ist dementsprechend nichts anderes, als ein Auslöser für dem Leib immanente salutogene Muster.

Die affektive und psychische Dimension dieser Muster offenbart, dass sie neben den physiologischen auch pathische und gnostische Anteile haben [Fuchs, 2000]: Eine magersüchtige Patientin kann infolge einer Rhythmischen Einreibung tief entspannen; daneben erlebt sie sich gegebenenfalls auf eine für sie überraschende Art versöhnt mit ihrem Leib, empfindet pathisch eine Art Unversehrtsein und erkennt zumindest vorübergehend, dass dieser Leib nicht bekämpfens-, sondern schätzenswert ist, der gnostische Aspekt. Offensichtlich besitzen die Rhythmischen Einreibungen die Potenz, pathologische leibliche Gewohnheiten des Wahrnehmens und Erlebens zumindest vorübergehend aufzulösen, so dass der Leib in seiner aktuellen Wirklichkeit erspürt und ergriffen werden kann. Oder mit Merleau-Ponty [1966] ausgedrückt: Die «scholastische Existenz» des Leibes im Sinn eines gewohnheitsmäßigen oder zwanghaften Perpetuierens alter, inzwischen pathologischer Aktivitätsmuster, wird zumindest temporär oder teilweise aufgehoben.

Pflege des Menschen ist engagierter Mitvollzug des therapeutischen Prozesses im Sinn dieser autonomen salutogenen Muster. Und auch dieser Mitvollzug hat wie jede Wahrnehmung eine pathische und eine gnostische Dimension. Pflegende fühlen mit dem Patienten und erkennen heilsame Entwicklungen. Expertentum, wie Benner [1994] es versteht, hat immer diesen Doppelaspekt. Individuelle patientenorientierte Pflege erfahrener Pflegender ist geradezu ein Generator für dieses spezifische Wissen, wie es einem Leidenden subjektiv geht und welcher Hilfe er bedarf.

Dieses Expertenwissen ist die Basis der vorliegenden Studie. Eine strukturalistische pflegewissenschaftliche Phänomenologie besitzt insofern die Potenz, einen systematischen Zugang zu typischen Mustern des subjektiven Selbsterlebens und leiblichen Agierens pflegebedürftiger Menschen zu bahnen und diese auf einer Meta-Ebene zu modellieren. Wie die Literaturanalyse zeigte, lieferten auch zahlreiche Studien zu verwandten komplementären Verfahren (v.a. klassische Massage, Therapeutic Touch und Basale Stimulation) Indikatoren für die Konzepte **Lösen**, **Wiedereinssein** und **Neuvermögen**. Überdies widersprachen sie diesen Konzepten an keiner Stelle. Das berechtigt zu der vorsichtigen Hypothese, dass es sich bei diesen Konzepten womöglich um archetypische Muster der Reaktion menschlicher Organismen auf leiborientierte «nahsinnliche» [Schürenberg, 2003] therapeutische Interventionen handelt, eine Hypothese gleichwohl, die weiterer Prüfung bedarf.

29.6 Zusammenfassung

Die in den 1990er-Jahren begonnene Forschung über die Rhythmischen Einreibungen nach Wegman/Hauschka (RE) ist ein wesentlicher pflegewissenschaftlicher Beitrag zur Anerkennung komplementärer Verfahren der Pflege.

Auf der methodischen Basis einer durch Goethes Forschungsart inspirierten Leibphänomenologie wurde die Fragestellung untersucht: Was sind typische psychosomatische Reaktionsweisen von PatientInnen auf eine RE? Die durch theoretisches Sampling ermittelte Stichprobe bestand aus 13 PflegeexpertInnen für RE.

Es wurden drei typische Reaktionsmuster gefunden: Lösen, Wiedereinssein und Neuvermögen. Diese Muster beschränken sich nicht auf Veränderungen körperlicher Parameter, sondern deuten außer auf die physiologisch-vegetative auch auf eine seelisch-geistige Dimension hin.

Eine vorsichtige Interpretation der Ergebnisse kann den Schluss nahelegen, dass die hier generierten Konzepte als Archetypen menschlicher Reaktionen auf bestimmte Formen von therapeutischer Berührung verstanden werden können.

Verwendete Literatur

Antonovsky, A.: Salutogenese. Zur Entmystifizierung der Gesundheit. DGVT, Tübingen, 1997

Benner, P.: Stufen zur Pflegekompetenz. From Novice to Expert. Verlag Hans Huber, Bern, 1994

Bertram, M.: Probleme lösen durch Forschung. Pflegemagazin, 2001, 2: 4–10

Bertram, M.: Der therapeutische Prozess als Dialog. Methodologische Überlegungen und methodische Strategien zur Erforschung pflegerisch-therapeutischer Verfahren. In: Ostermann, T; Matthiessen, P. F. (Hrsg.): Einzelfallforschung in der Medizin. Bedeutung, Möglichkeiten, Grenzen. VAS, Frankfurt am Main, 2003, S. 104–134

Bertram, M.: Der therapeutische Prozess als Dialog – eine strukturphänomenologische Untersuchung der Rhythmischen Einreibungen nach Wegman/Hauschka. Pro Business, Berlin, 2005

Bertram, M.; Ostermann T.; Matthiessen, P. F.: Erforschung der Rhythmischen Einreibungen nach Wegman/Hauschka – eine strukturphänomenologische Untersuchung. Pflege, 2005, 4:227-235

Bienstein, C.; Fröhlich, A.: Basale Stimulation® in der Pflege. Die Grundlagen. 7., korrigierte, überarbeitete und ergänzte Auflage. Verlag Hans Huber, Bern, 2012

Böhme, G.: Alternativen der Wissenschaft. 2. Aufl. Suhrkamp, Frankfurt am Main, 1993

Böhme, G.; Schiemann, G..: Phänomenologie der Natur. Suhrkamp, Frankfurt am Main, 1997

Buchholz, G.; Herzog, S.; Krämer, K. C.: Welche Veränderungen ergeben sich durch die Rhythmische Fußeinreibung für die Atemfrequenz, die Herzfrequenz, die periphere Sauerstoffsättigung und die subjektive Entspannung? Universität Witten/Herdecke, Institut für Pflegewissenschaft. Projektbericht, als Manuskript gedruckt, Witten, 1998

Bühring, M.: Naturheilkunde. Grundlagen, Anwendungen, Ziele. C. H. Beck, München, 1997

Bühring, M.; Saller, R.: Wirkprinzipien in der physikalischen Therapie. Verlag für Medizin, Heidelberg, 1986

Danner; H.: Methoden geisteswissenschaftlicher Pädagogik. 4. Aufl. UTB, München, Basel, 1998

Flick, U.: Qualitative Forschung. Theorie, Methoden, Anwendung in Psychologie und Sozialwissenschaften. 4. Aufl. Rowohlt, Reinbek bei Hamburg, 1999

Fuchs, T.: Leib, Raum, Person. Entwurf einer phänomenologischen Anthropologie. Klett-Cotta, Stuttgart, 2000

Goethe, J. W. von: Naturwissenschaftliche Schriften. Christian Wegner, Hamburg, 1955

Große-Brauckmann, E.: Qualitätskriterien für Rhythmische Einreibungen nach Wegman/Hauschka. Aus:

Layer, Monika (Hrsg.): Praxishandbuch Rhythmische Einreibungen nach Wegman/Hauschka. Verlag Hans Huber, Bern, 2003, S. 57–117

Gutenbrunner, C.; Hildebrand, G. (Hrsg.): Handbuch der Balneologie und medizinischen Klimatologie. Springer, Berlin, Heidelberg, 1998

Hamre, H. J., Becker-Witt C, Glockmann A, Ziegler R, Willich SN, Kiene H.: Anthroposophic therapies in chronic disease: the Anthroposophic Medicine Outcomes Study (AMOS). Eur J Med Res. 2004;9(7): 351–360

Hamre, H. J., Witt CM, Glockmann A, Ziegler R, Willich SN, Kiene H. J: Rhythmical massage therapy in chronic disease: a 4-year prospective cohort study. Altern Complement Med. 2007;13(6):635–642

Hamre, H. J., Witt CM, Kienle GS, Schnürer C, Glockmann A, Ziegler R, Willich SN, Kiene H.J: Anthroposophic therapy for asthma: A two-year prospective cohort study in routine outpatient settings. Asthma Allergy. 2009; 24(2):111-28

Hamre, H. J., Kiene H, Glockmann A, Ziegler R, Kienle GS.: Long-term outcomes of anthroposophic treatment for chronic disease: a four-year follow-up analysis of 1510 patients from a prospective observational study in routine outpatient settings. BMC Res Notes. 2013; 6(1):269 [Epub ahead of print]

Hildebrandt, G.; Moser, M.; Lehofer, M.: Chronobiologie und Chronomedizin. Biologische Rhythmen. Medizinische Konsequenzen. Hippokrates, Stuttgart, 1998

Kleining, G.: Lehrbuch Entdeckende Sozialforschung. Band 1. Von der Hermeneutik zu qualitativen Heuristik. Beltz, Weinheim 1995

Luhmann, N.: Evolution und Geschichte. Geschichte und Gesellschaft, 1976, S. 284–309

Matthiessen, P. F.: Zum Paradigmenpluralismus in der Medizin. Hufelandjournal, 1994, 3: 61–71

Meehan, T. C.: Therapeutic touch and postoperative pain: a Rogerian research study. Nursing Science Quarterly, 1993, 2: 69–78

Merleau-Ponty, M.: Phänomenologie der Wahrnehmung. Walter de Gruyter & Co, Berlin, 1966

Ostermann, T., Blaser, G., Bertram, M., Michalsen, A., Matthiessen, P. F., Kraft, K.: Effects of Rhythmic Embrocation Therapy with Solum Öl® in chronic pain patients. A prospective observational study. Clinical Journal of Pain 2008a; 24(3): 237–243

Ostermann, T., Blaser, G., Bertram, M., Michalsen, A., Matthiessen, P. F., Kraft K.: Rhythmische Einreibung mit Solum Öl® bei Patienten mit chronischen Schmerzen – eine prospektive Anwendungsbeobachtung. Der Merkurstab 2008b; 61(5): 452–457

Ostermann, T., Bertram, M., Kraft, K.: Rhythmische Einreibungen als komplementäre Methoden der Anthroposophischen Pflege. KIM 2008c; 49(09):35–37

Penter, Rainer: Der Krankheitsprozess als Frage. Der Heilungsprozess als Antwort. Persephone, Dornach, 1998

Piotrowsky, M. M.; Paterson, C.; Mitchinson, A.; Kim, H. M.; Kirsh, M.; Hinshaw, D. B.: Massage as adjuvant therapy in the management of acute postoperative pain: a preliminary study in men. Journal of the American College of Surgeons, 2003, 6: 1037–1046

Ritt-Wollmersdorfer, A.; Watzl, A.: Ganzheitliche Pflege: Therapeutic Touch. Österreichische Pflegezeitschrift, 2003, 3: 34–35.

Rosslenbroich, B.: Das Verständnis des Organismus als zentrales Problem der Medizin. In: Forschende Komplementärmedizin und klassische Naturheilkunde, 2001: 125–136

Sayre-Adams, J.; Wright, S. G. (Hrsg.): Therapeutische Berührung in Theorie und Praxis. Ullstein Mosby, Wiesbaden, 1997

Schürenberg, A.: Basales Berühren. Eine Herleitung des Begriffs auf der Grundlage des Konzepts Basale Stimulation® in der Pflege und der Phänomenologie des Leibes im Sinne von B. Waldenfels und T. Fuchs. Universität Witten/Herdecke, Fakultät für Medizin, Studiengang Pflegewissenschaft. Bachelor-Arbeit, als Manuskript gedruckt, Witten, 2003

Schütze, F.: Das narrative Interview in Interaktionsfeldstudien I. Studienbrief der Fernuniversität Hagen. Hagen, 1987

Smith, D. W.; Arnstein, P.; Rosa, K. C.; Wells-Federman., C.: Effects of integrating therapeutic touch into a cognitive behavioral pain treatment program. Report of a pilot clinical trial. Journal of Holistic Nursing, 2002, 4: 367–387

Steinke, I.: Gütekriterien qualitativer Forschung. In: Flick, U.; Kardorff, E. von; Steinke, I. (Hrsg.): Qualitative Forschung. Ein Handbuch. Rowohlt, Reinbek bei Hamburg, 2000, S. 319–331

Strauss, A. L.: Grundlagen qualitativer Sozialforschung. 2. Aufl. UTB, München, 1998

Walach, H.; Gutlin, C.; Konig, M.: Efficacy of massage therapy in chronic pain: a pragmatic randomized trial. Journal of Alternative and Complementary Medicine, 2003, 6: 837–846.

Wälchli, C.; Salzwedel, G.; Krüerke, D. et al: Physiologic Effects of Rhythmical Massage: A Prospective Exploratory Cohort Study. Journal of Alternative and Complementary Medicine, 2013, Epub ahead of print. Zugriff vom 23.1.2014

Waldenfels, B.: Das leibliche Selbst. Suhrkamp, Frankfurt am Main, 2000

Waldenfels, B.: Einführung in die Phänomenologie. UTB, München, 2001

Zerssen, D. von; Koeller, D. M. Die Befindlichkeitsskala. Manual. Beltz, Weinheim, 1976

Nützliche Adressen

Unter andern folgende Institutionen bzw. Personen bieten Kurse «Rhythmische Einreibungen nach Wegman/Hauschka» an:

Deutschland

Akademie für Anthroposophische Pflege
D-89007 Ulm
www.fap-ulm.de

Akademie für Pflegeberufe an der Filderklinik
D-70794 Filderstadt
www.vfap.de

Carus-Akademie
D-22559 Hamburg
www.carusakademie.de

Dörthe-Krause-Institut
D-58313 Herdecke
www.gemeinschaftskrankenhaus.de

Gemeinschaftskrankenhaus Havelhöhe
D-14089 Berlin
www.krankenhaus-havelhoehe.de

Institut für Pflege und Gesellschaft
Birgitt Bahlmann
D-30657 Hannover
www.ipug.eu

Margarethe Hauschka-Schule
D-73087 Boll/Göppingen
www.margarethe-hauschka-schule.com

Klinik Öschelbronn
D-75223 Niefern-Öschelbronn
www.klinik-oeschelbronn.de

Lukaspflege e. V.
D-79117 Freiburg
www.lukaspflege.de

Paracelsus-Krankenhaus Unterlengenhardt
D-75378 Bad Liebenzell
www.paracelsuskrankenhaus.de

Pflegeseminar Dresden
D-01069 Dresden
www.gesundheitsinitiative-dresden.de

Schweiz

Monika Fingado
CH 4143 Dornach
www.monika-fingado.ch

Pflege integrativ
Monika Layer
CH-9545 Wängi
www.pflegeintegrativ.ch

Soleo Pflegeweiterbildung GmbH
CH-4144 Arlesheim
www.soleo-weiterbildung.ch

Österreich

Österreichisches Forum für Anthroposophische Pflege
A-1220 Wien

Weitere Informationen können Sie erhalten:
Verein Anthroposophische Pflege in der Schweiz www.apis-saes.ch; Verband für Anthroposophische Pflege e. V. www.vfap.de.

Autorenverzeichnis

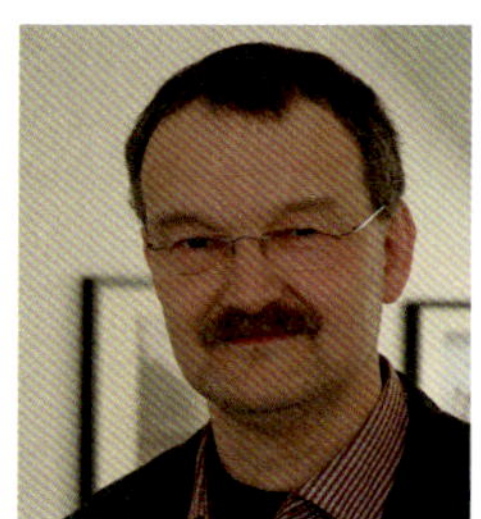

Dr. Mathias Bertram, Krankenpfleger, Experte für Anthroposophische Pflege (IFAN), Diplommedizinpädagoge und Pflegewissenschaftler. Seit 1985 am Gemeinschaftskrankenhaus (GKH) Herdecke, seit 1990 mit dem Schwerpunkt Aus- und Weiterbildung am Dörthe-Krause-Institut (DKI) am GKH tätig. 1997 bis 2012 Evaluation der pflegewissenschaftlichen Studiengänge am Departement für Pflegewissenschaft der Universität Witten/Herdecke (UWH). Aktuelle Arbeitsschwerpunkte: Aus-, Weiterbildung und Lehre am DKI und der UWH sowie Forschung und Lehre zu komplementären Pflege- und Therapieverfahren am Lehrstuhl für gemeindenahe und familienorientierte Pflege an der UWH.

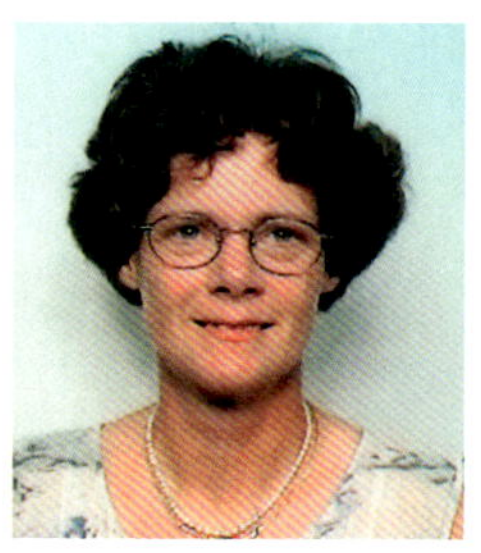

Monika Fingado lebt in Arlesheim, Schweiz. Sie ist Pflegefachfrau, Ausbilderin für Rhythmische Einreibungen und Craniosacral-Therapeutin. Langjährige Mitarbeit in der Ita Wegman-Klinik, Arlesheim, in Pflege und Weiterbildung. Seit 2010 ist sie freiberuflich tätig in einer eigenen Pflegepraxis in Arlesheim. Sie ist Autorin von Fachbüchern über Wickel und Kompressen und Rhythmische Einreibungen.

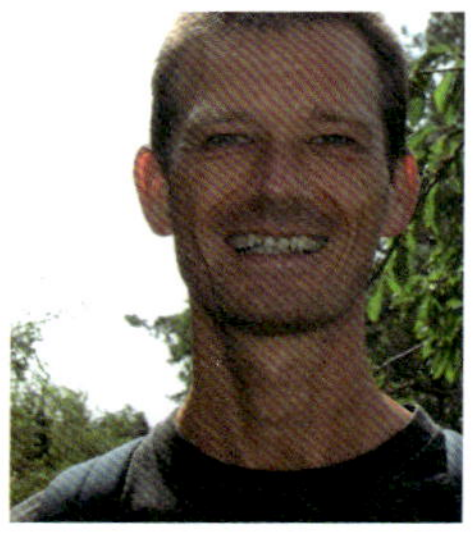

Hermann Glaser ist nach Abitur, Zivildienst (Altenpflege) und Ausbildung in der Gesundheits- und Krankenpflege seit 1990 in der Filderklinik bei Stuttgart tätig. Nach dreijähriger Mitarbeit in einem praxisintegrierten Studienprojekt (zu Themen wie Bezugspflege, Äußere Anwendungen, Visitengestaltung, Dienstzeitenmodelle etc.) übernahm er 14 Jahre lang die Leitung einer internistischen Pflegegruppe.

Seit 2007 ist er am Zentrum für Integrative Onkologie und als Praxisanleiter der Freien Krankenpflegeschule an der Filderklinik tätig. Als Ausbilder für Rhythmische Einreibungen nach Wegman/Hauschka hält er öffentliche Fachseminare und -vorträge über Äußere Anwendungen, die Rhythmischen Einreibungen und die Behandlung chronischer Wunden in der anthroposophischen Pflege. Mehrere Publikationen zu diesen Schwerpunkten wurden von ihm verfasst.

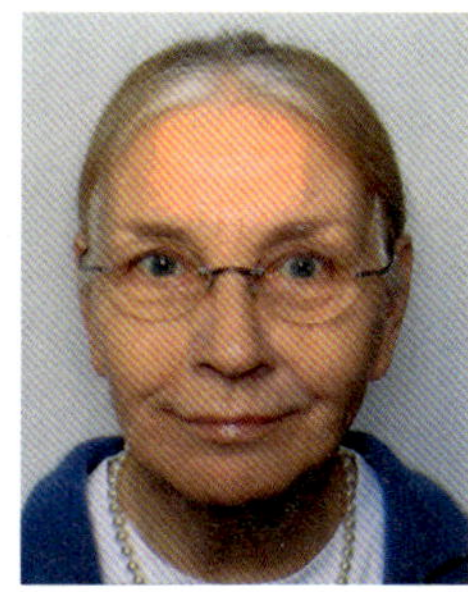

Edelgard Große-Brauckmann, lebt in Bad Sassendorf/Soest. Sie ist Pflegefachfrau, -lehrerin, Ausbildung in klassischer und Rhythmischer Massage nach Dr. Ita Wegman, Expertin für Anthroposophische Pflege (IFAN). Schwerpunktthema: Rhythmische Einreibungen nach Wegman/Hauschka (RE) in der Aus-, Fort- und Weiterbildung für RE. Seit 1993 freiberuflich tätig – vor allem im europäischen und weiteren Ausland. Verschiedene Veröffentlichungen zum Thema.

Rolf Heine lebt in Filderstadt, Deutschland. Er ist Gesundheits- und Krankenpfleger und Experte für Anthroposophische Pflege (IFAN). Er ist Leiter der Akademie für Pflegeberufe an der Filderklinik bei Stuttgart sowie Mitarbeiter der Pflegedienstleitung der Filderklinik. Er koordiniert das Internationale Forum für Anthroposophische Pflege an der Medizinischen Sektion der Freien Hochschule für Geisteswissenschaft in Dornach, Schweiz. Internationale Vortrags- und Dozententätigkeit.

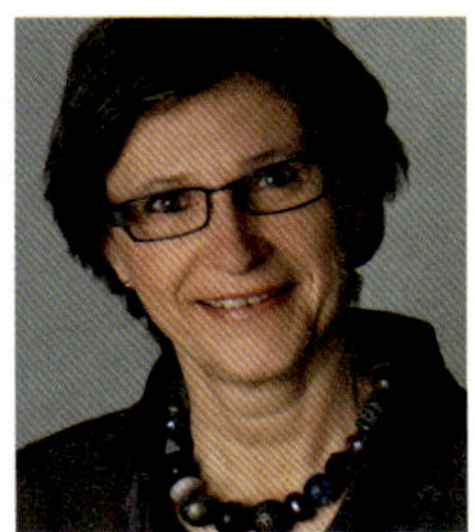

Monika Layer MAS lebt in Wängi, Schweiz. Sie ist Pflegefachfrau, Lehrerin für Pflegeberufe, MAS in Public Management, Expertin für Anthroposophische Pflege (IFAN), Expertin für Rhythmische Einreibungen nach Wegman/Hauschka (IFAN), Heilpflanzenexpertin. Sie ist Mitglied des Leitungskreises des Internationalen Forums für Anthroposophische Pflege und Vorstandsmitglied des Vereins für Anthroposophische Pflege Schweiz APIS.

Bis 2009 hatte sie Lehr- und Führungsaufgaben in Spitälern in Deutschland und der Schweiz in Aus-, Fort- und Weiterbildung von Pflegeberufen. Seit 2009 ist sie Fachleiterin Pflege für Integrative Medizin am Zentrum für Integrative Medizin des Kantonsspitals St. Gallen sowie freiberuflich tätig. Arbeitsschwerpunkte sind Lehrtätigkeit und Beratung in den Äußeren Anwendungen/Anthroposophischer Pflege sowie Leitung bzw. Begleitung von Projekten. Sie ist Autorin verschiedener Publikationen zu diesen Schwerpunkten.

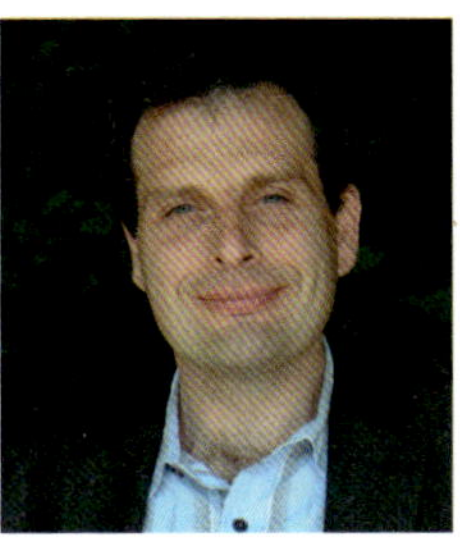

Prof. Thomas Ostermann ist Professor für Forschungsmethoden und Informationssysteme in der Komplementärmedizin an der Fakultät für Gesundheit der Universität Witten/Herdecke. Neben der Entwicklung von Forschungsmethoden für die Versorgungsforschung gilt sein Interesse der Durchführung von systematischen Übersichtsarbeiten und Meta-Analysen sowie der gesundheitsökonomischen Evaluation in der Komplementärmedizin. Prof. Dr. Ostermann ist in mehreren Editorial Boards tätig und Autor zahlreicher Publikationen im Bereich der Komplementärmedizin.

Sachwortverzeichnis

E

F

G

Anzeigen